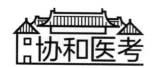
协和医考

全科住院医师规范化培训
结业专业理论考核指导

吴春虎　编

U0277041

中国协和医科大学出版社
北　京

图书在版编目（CIP）数据

全科住院医师规范化培训结业专业理论考核指导／吴春虎编 . —北京：中国协和医科大学出版社，2023.9

（协和医考）

ISBN 978 – 7 – 5679 – 2073 – 6

Ⅰ. ①全…　Ⅱ. ①吴…　Ⅲ. ①家庭医学 – 岗位培训 – 自学参考资料　Ⅳ. ①R499

中国版本图书馆 CIP 数据核字（2022）第 189929 号

协和医考

全科住院医师规范化培训结业专业理论考核指导

编　　者：	吴春虎	
责任编辑：	张秋艳	
封面设计：	邱晓俐	
责任校对：	张　麓	
责任印制：	张　岱	

出版发行： 中国协和医科大学出版社

（北京市东城区东单三条 9 号　邮编 100730　电话 010 – 65260431）

网　　址： www. pumcp. com

经　　销： 新华书店总店北京发行所

印　　刷： 三河市龙大印装有限公司

开　　本： 850mm×1168mm　　1/16

印　　张： 16

字　　数： 390 千字

版　　次： 2023 年 9 月第 1 版

印　　次： 2023 年 9 月第 1 次印刷

定　　价： 65.00 元

ISBN 978 – 7 – 5679 – 2073 – 6

PREFACE

住院医师规范化培训的目标是培养具有良好职业道德和专业能力的合格临床医师，通过考核者可获得"住院医师规范化培训合格证书"。

一、考试介绍

住院医师规范化培训考核由过程考核和结业考核（包含理论考核和临床实践技能考核）组成，目的在于考查医师的专业基础知识和临床基本技能。

1. 时间安排 结业理论考核一般实行全国统一考试，由国家卫生健康委人才交流服务中心制定统一考试时间。临床实践技能考核，由各省级卫生健康行政部门根据《住院医师规范化培训结业考核实施办法（试行)》自行制定时间。

2. 考试形式、题型 结业理论考核采用计算机答题的形式，考试题型包括单选题、共用题干单选题和案例分析题（不定项选择题）。答题时，共用题干单选题和案例分析题不能退回上一问，只能进入下一问。临床实践技能考核的考站设计、考核内容等根据基地实际情况进行调整。

二、本书特色

为了帮助考生更方便、更有效地复习，编者以最新住院医师规范化培训结业理论考核大纲为框架，根据大纲对不同考点的要求，在充分研究历年考试内容的基础上，总结考试要点，精心编写本书。

本书合理安排内容，全面覆盖重要知识点，重点突出、详略得当，可帮助考生提高应试能力。在正文部分穿插部分思维导图，简洁明了，有助于梳理知识脉络，加深记忆。部分章节设置"考点直击"板块，通过经典例题引出相应考点，以点带面地帮助考生梳理知识，为考生提供考查角度和解题思路，利于考生循序渐进地复习。

希望广大考生能合理复习，充分利用本书，顺利通过住院医师规范化培训结业理论考核。由于编写人员经验水平有限，书中难免有疏漏或不足之处，恳请各位考生与学者批评指正。如有疑问，可扫描下方二维码，会有专属微信客服解答。

编 者
2023 年 6 月

CONTENTS 目　录

第三篇　基本技能

第一篇　公共理论

第一章　政策法规

第一节　卫生法基本理论

1. 卫生法的主要形式　①宪法中卫生方面的规范。②卫生法律。③卫生行政法规。④地方性法规、自治法规中卫生方面的规范。⑤卫生行政规章。⑥卫生标准。⑦有关卫生方面的法律解释。⑧卫生方面的国际条约。

2. 卫生法的效力

（1）卫生法对人的效力：人包括自然人和法所拟制的人。

（2）卫生法的空间效力：指卫生法效力的地域范围。

（3）卫生法的时间效力：指卫生法效力的起止时间和对其实施前的行为有无溯及力。卫生法的溯及力指新法对施行前已经发生的行为或事件是否有适用效力。

第二节　医疗机构管理法律制度

1. 医疗机构执业

（1）任何单位或个人，未取得"医疗机构执业许可证"或者未经备案，不得开展诊疗活动。

（2）必须将"医疗机构执业许可证"、诊疗科目、诊疗时间和收费标准悬挂于明显处所。

（3）必须按照核准登记或者备案的诊疗科目开展诊疗活动。

（4）不得使用非卫生技术人员从事医疗卫生技术工作。

（5）工作人员上岗工作，必须佩戴载有本人姓名、职务或者职称的标牌。

（6）未经医师（士）亲自诊查患者，医疗机构不得出具疾病诊断书、健康证明书或死亡证明书等证明文件；未经医师（士）、助产人员亲自接产，医疗机构不得出具出生证明书或死产报告书。

2. 医疗机构的法律责任

（1）医疗机构违反规定，逾期不校验"医疗机构执业许可证"仍从事诊疗活动的，由县级以上人民政府卫生行政部门责令其限期补办校验手续；拒不校验的，吊销其"医疗机构执业许可证"。

（2）医疗机构违反规定，诊疗活动超出登记范围或者备案范围的，由县级以上人民政府卫生行政部门予以警告，责令其改正，没收违法所得，并可以根据情节处以 1 万元以上 10 万元以下罚款；情节严重的，吊销其"医疗机构执业许可证"或责令其停止执业活动。

（3）医疗机构违反规定，使用非卫生技术人员从事医疗卫生技术工作的，由县级以上人民政府卫生行政部门责令限期改正，并可以处以 1 万元以上 10 万元以下罚款；情节严重的，吊销其"医疗机构执业许可证"或责令其停止执业活动。

（4）医疗机构违反规定，出具虚假证明文件的，由县级以上人民政府卫生行政部门予以警告；造成危害后果的，可以处以 1 万元以上 10 万元以下罚款；对直接责任人员由所在单位或上级机关给予行政处分。

第三节　医师法律制度

1. 参加医师资格考试的条件

（1）具有下列条件之一的，可以参加执业医师资格考试。

1）具有高等学校相关医学专业本科以上学历，在执业医师指导下，在医疗卫生机构中参加医学专业工作实践满 1 年。

2）具有高等学校相关医学专业专科学历，取得执业助理医师执业证书后，在医疗卫生机构中执业满 2 年。

（2）具有高等学校相关医学专业专科以上学历，在执业医师指导下，在医疗卫生机构中参加医学专业工作实践满 1 年的，可以参加执业助理医师资格考试。

2. 医师在执业活动中享有的权利

（1）在注册的执业范围内，按照有关规范进行医学诊查、疾病调查、医学处置、出具相应的医学证明文件，选择合理的医疗、预防、保健方案。

（2）获取劳动报酬，享受国家规定的福利待遇，按照规定参加社会保险并享受相应待遇。

（3）获得符合国家规定标准的执业基本条件和职业防护装备。

（4）从事医学教育、研究、学术交流。

（5）参加专业培训，接受继续医学教育。

（6）对所在医疗卫生机构和卫生健康主管部门的工作提出意见和建议，依法参与所在机构的民主管理。

（7）法律、法规规定的其他权利。

3. 医师在执业活动中履行的义务

（1）树立敬业精神，恪守职业道德，履行医师职责，尽职尽责救治患者，执行疫情防控等公共卫生措施。

（2）遵循临床诊疗指南，遵守临床技术操作规范和医学伦理规范等。

（3）尊重、关心、爱护患者，依法保护患者隐私和个人信息。

（4）努力钻研业务，更新知识，提高医学专业技术能力和水平，提升医疗卫生服务质量。

（5）宣传推广与岗位相适应的健康科普知识，对患者及公众进行健康教育和健康指导。

（6）法律、法规规定的其他义务。

4. 不予注册的情形　①无民事行为能力或限制民事行为能力。②受刑事处罚，刑罚执行完毕不满 2 年或被依法禁止从事医师职业的期限未满。③被吊销医师执业证书不满 2 年。④因医师定期考核不合格被注销注册不满 1 年。⑤法律、行政法规规定不得从事医疗卫生服务的其他情形。受理申请的卫生健康主管部门对不予注册的，应当自受理申请之日起 <u>20 个工作日内</u>书面通知申请人和其所在医疗卫生机构，并说明理由。

5. 医师考核　国家实行医师定期考核制度。

（1）县级以上人民政府卫生健康主管部门或其委托的医疗卫生机构、行业组织应当按照医师执业标准，对医师的<u>业务水平</u>、<u>工作业绩</u>和<u>职业道德</u>状况进行考核，考核周期为 3 年。

（2）对考核不合格的医师，县级以上人民政府卫生健康主管部门应当责令其<u>暂停执业活动</u><u>3 个月至 6 个月</u>，并接受相关专业培训。

第四节　医疗事故与损害法律制度

1. 医疗事故的预防与处置　发生下列重大医疗过失行为的，医疗机构应当在 <u>12 小时内</u>向所在地卫生行政部门报告：①导致患者死亡或者可能为二级以上的医疗事故。②导致 3 人以上人身损害后果。③国务院卫生行政部门和省、自治区、直辖市人民政府卫生行政部门规定的其他情形。

2. 医疗机构承担赔偿责任的情形　①未尽到说明义务。②未尽到与当时医疗水平相应的诊疗义务。③泄露患者隐私。

3. 病历资料的填写、复制、封存和启封

（1）因紧急抢救未能及时填写病历的，医务人员应当在抢救结束后 <u>6 小时内</u>据实补记，并加以注明。

（2）患者有权查阅、复制其门诊病历、住院志、体温单、医嘱单、化验单（检验报告）、医学影像检查资料、特殊检查同意书、手术同意书、手术及麻醉记录、病理资料、护理记录、医疗费用以及国务院卫生主管部门规定的其他属于病历的全部资料。

（3）发生医疗纠纷需要封存、启封病历资料的，应当在医患双方在场的情况下进行。封存的病历资料可以是原件，也可以是复制件，由医疗机构保管。

（4）病历资料封存后医疗纠纷已经解决，或者患者在病历资料封存满 3 年未再提出解决医疗纠纷要求的，医疗机构可以自行启封。

4. 尸检　患者死亡，医患双方对死因有异议的，应当在患者死亡后 <u>48 小时内</u>进行尸检；具备尸体冻存条件的，可以延长至 7 天。

第五节　母婴保健法律制度

1. 产前诊断　孕妇有下列情形之一的，医师应当对其进行产前诊断：①羊水过多或过少的。②胎儿发育异常或胎儿有可疑畸形的。③妊娠早期接触过可能导致胎儿先天缺陷的物质的。④有遗传病家族史或曾经分娩过先天性严重缺陷婴儿的。⑤初产妇年龄<u>超过 35 周岁</u>的。

2. 医疗保健机构许可　医疗保健机构依照《中华人民共和国母婴保健法》规定开展婚前

医学检查、遗传病诊断、产前诊断以及施行结扎手术和终止妊娠手术的，必须符合国务院卫生行政部门规定的条件和技术标准，并经县级以上地方人民政府卫生行政部门许可。

3. 母婴保健工作人员许可 从事遗传病诊断、产前诊断的人员，必须经过省、自治区、直辖市人民政府卫生行政部门的考核，并取得相应的合格证书。从事婚前医学检查、施行结扎手术和终止妊娠手术的人员，必须经过县级以上地方人民政府卫生行政部门的考核，并取得相应的合格证书。

4. 法律责任

（1）出具虚假医学证明文件的法律责任：从事母婴保健技术服务的人员出具虚假医学证明文件的，依法给予行政处分；有下列情形之一的，由原发证部门撤销相应的母婴保健技术执业资格或者医师执业证书：①因延误诊治，造成严重后果的。②给当事人身心健康造成严重后果的。③造成其他严重后果的。

（2）违反规定进行胎儿性别鉴定的法律责任：违反规定进行胎儿性别鉴定的，由卫生行政部门给予警告，责令停止违法行为；对医疗、保健机构直接负责的主管人员和其他直接责任人员，依法给予行政处分。进行胎儿性别鉴定两次以上的或者以营利为目的进行胎儿性别鉴定的，并由原发证机关撤销相应的母婴保健技术执业资格或者医师执业证书。

第六节 传染病防治法律制度

1. 概述

（1）方针和原则：国家对传染病防治实行预防为主的方针，防治结合、分类管理、依靠科学、依靠群众的原则。

（2）分类：见表1-6-1。

表1-6-1 传染病分类

分类	疾病种类
甲类传染病	鼠疫、霍乱
乙类传染病	新型冠状病毒感染、人感染H7N9禽流感、炭疽、严重急性呼吸综合征（传染性非典型肺炎）、艾滋病、病毒性肝炎、脊髓灰质炎、人感染高致病性禽流感、麻疹、肾综合征出血热、狂犬病、流行性乙型脑炎、登革热、细菌性和阿米巴性痢疾、肺结核、伤寒和副伤寒、流行性脑脊髓膜炎、百日咳、白喉、新生儿破伤风、猩红热、布鲁菌病、淋病、梅毒、钩端螺旋体病、血吸虫病、疟疾、猴痘
丙类传染病	流行性感冒（包括甲型H1N1流感）、流行性腮腺炎、风疹、急性出血性结膜炎、麻风病、流行性和地方性斑疹伤寒、黑热病、棘球蚴病（包虫病）、丝虫病、手足口病、除霍乱、细菌性和阿米巴性痢疾、伤寒和副伤寒以外的感染性腹泻病

（3）甲类传染病预防控制措施的适用：除甲类传染病外，对乙类传染病中严重急性呼吸综合征、肺炭疽，采取甲类传染病的预防、控制措施。

2. 控制措施

（1）医疗机构发现甲类传染病时，应及时采取的措施：①对患者、病原携带者，予以隔离治疗，隔离期限根据医学检查结果确定。②对疑似患者，确诊前在指定场所单独隔离治疗。③对医疗机构内的患者、病原携带者、疑似患者的密切接触者，在指定场所进行医学观察和采取其他必要的预防措施。

（2）对拒绝隔离治疗或隔离期未满擅自脱离隔离治疗的，可由公安机关协助医疗机构采取强制隔离治疗措施。

3. 紧急措施　传染病暴发、流行时，县级以上地方人民政府应当立即组织力量，按照预防、控制预案进行防治，切断传染病的传播途径，必要时，报经上一级人民政府决定，可以采取下列紧急措施并予以公告：①限制或停止集市、影剧院演出或其他人群聚集的活动。②停工、停业、停课。③封闭或封存被传染病病原体污染的公共饮用水源、食品以及相关物品。④控制或者扑杀染疫野生动物、家畜家禽。⑤封闭可能造成传染病扩散的场所。

第七节　药品及处方管理法律制度

1. 药品管理

（1）**按假药处理的情形**：①药品所含成分与国家药品标准规定的成分不符。②以非药品冒充药品或以他种药品冒充此种药品。③变质的药品。④药品所标明的适应证或功能主治超出规定范围。

（2）**按劣药处理的情形**：①药品成分的含量不符合国家药品标准。②被污染的药品。③未标明或更改有效期的药品。④未注明或更改产品批号的药品。⑤超过有效期的药品。⑥擅自添加防腐剂辅料的药品。⑦其他不符合药品标准的药品。

2. 处方书写规则

（1）患者一般情况、临床诊断填写清晰、完整，并与病历记载相一致。

（2）每张处方限于1名患者的用药。

（3）字迹清楚，不得涂改；如需修改，应当在修改处签名并注明修改日期。

（4）药品名称应当使用规范的中文名称书写，没有中文名称的可以使用规范的英文名称书写；药品用法可用规范的中文、英文、拉丁文或缩写体书写，但不得使用"遵医嘱""自用"等含混不清字句。

（5）患者年龄应当填写实足年龄，新生儿、婴幼儿写日、月龄，必要时要注明体重。

（6）西药和中成药可以分别开具处方，也可以开具一张处方，中药饮片应当单独开具处方。

（7）开具西药、中成药处方，每一种药品应当另起一行，每张处方不得超过5种药品。

（8）中药饮片处方的书写，一般应当按照"君、臣、佐、使"的顺序排列。

（9）开具处方后的空白处画一斜线以示处方完毕。

3. 处方开具

（1）处方开具当天有效。特殊情况下需延长有效期的，由开具处方的医师注明有效期限，但有效期最长不得超过3天。

（2）处方一般不得超过7天用量；急诊处方一般不得超过3天用量。

（3）除需长期使用麻醉药品和第一类精神药品的门（急）诊癌症疼痛患者和中、重度慢性疼痛患者外，麻醉药品注射剂仅限于医疗机构内使用。

（4）为门（急）诊患者开具的麻醉药品注射剂、第一类精神药品注射剂，每张处方为一次常用量；控缓释制剂，每张处方不得超过 7 天常用量；其他剂型，每张处方不得超过 3 天常用量。第二类精神药品一般每张处方不得超过 7 天常用量。

（5）为门（急）诊癌症疼痛患者和中、重度慢性疼痛患者开具的麻醉药品、第一类精神药品注射剂，每张处方不得超过 3 天常用量；控缓释制剂，每张处方不得超过 15 天常用量；其他剂型，每张处方不得超过 7 天常用量。

（6）对于需要特别加强管制的麻醉药品，盐酸二氢埃托啡处方为一次常用量，仅限于二级以上医院内使用；盐酸哌替啶处方为一次常用量，仅限于医疗机构内使用。

（7）医疗机构应当要求长期使用麻醉药品和第一类精神药品的门（急）诊癌症患者和中、重度慢性疼痛患者每 3 个月复诊或随诊一次。

4. 处方管理　医疗机构应对出现超常处方 3 次以上且无正当理由的医师提出警告，限制其处方权；限制处方权后，仍连续 2 次以上出现超常处方且无正当理由的，取消其处方权。

5. 处方保存　处方由调剂处方药品的医疗机构妥善保存。普通处方、急诊处方、儿科处方保存期限为 1 年，医疗用毒性药品、第二类精神药品处方保存期限为 2 年，麻醉药品和第一类精神药品处方保存期限为 3 年。

第八节　血液管理法律制度

1. 献血　国家实行无偿献血制度，提倡 18 周岁至 55 周岁的健康公民自愿献血。血站对献血者每次采集血液量一般为 200ml，最多不得超过 400ml，两次采集间隔期不少于 6 个月。

2. 医疗机构临床用血申请管理

（1）同一患者一天申请备血量少于 800ml 的，由具有中级以上专业技术职务任职资格的医师提出申请，上级医师核准签发后，方可备血。

（2）同一患者一天申请备血量在 800～1600ml 的，由具有中级以上专业技术职务任职资格的医师提出申请，经上级医师审核，科室主任核准签发后，方可备血。

（3）同一患者一天申请备血量达到或超过 1600ml 的，由具有中级以上专业技术职务任职资格的医师提出申请，科室主任核准签发后，报医务部门批准，方可备血。

（4）上述规定不适用于急救用血。

第九节　突发公共卫生事件的应急处理条例

1. 医疗卫生机构职责　突发事件监测机构、医疗卫生机构和有关单位发现下列需要报告情形之一的，应当在 2 小时内向所在地县级人民政府卫生行政主管部门报告：①发生或可能发生传染病暴发、流行。②发生或发现不明原因的群体性疾病。③发生传染病菌种、毒种丢失。④发生或可能发生重大食物和职业中毒事件。接到报告的卫生行政主管部门应当在 2 小时内向本级人民政府报告，并同时向上级人民政府卫生行政主管部门和国务院卫生行政主管部门报告。

2. 法律责任　医疗卫生机构有下列行为之一的，由卫生行政主管部门责令改正、通报批评、给予警告；情节严重的，吊销"医疗机构执业许可证"；对主要负责人、负有责任的主管人员和其他直接责任人员依法给予降级或撤职的纪律处分；造成传染病传播、流行或对社会公众健康造成其他严重危害后果，构成犯罪的，依法追究刑事责任：①未依照规定履行报告职责，隐瞒、缓报或谎报的。②未依照规定及时采取控制措施的。③未依照规定履行突发事件监测职责的。④拒绝接诊患者的。⑤拒不服从突发事件应急处理指挥部调度的。

第二章　循证医学与临床科研设计

1. 概念　循证医学是将最优的研究证据与临床医师的技能、经验和患者的期望、价值观三者完美结合，并在特定条件下付诸临床治疗、预防、诊断、预后等医学实践的实用性科学。

2. 实践步骤　①提出明确的临床问题。②系统全面查找证据。③评估证据的真实性和有效性。④应用最佳证据指导临床决策。⑤进行后效评价。

3. 系统评价　是寻求证据最常用也最有效的方法。

（1）过程与步骤：①确立题目。②收集文献。③选择文献。④评价文献。⑤收集数据。⑥分析数据。⑦解释结果。⑧更新系统评价。

（2）Meta 分析：是运用定量统计学方法汇总多个研究结果的系统评价。其中不同研究间的各种变异称为异质性。处理方法：①采用随机效应模型可对异质性进行部分纠正。②亚组分析。③多元回归模型。④Meta 回归。⑤混合效应模型来解释异质性的来源。⑥若异质性过大，特别在效应方向上极其不一致，不宜做 Meta 分析。

4. 常用病因学研究设计类型　见表 2 - 0 - 1。

表 2 - 0 - 1　常用病因学研究设计类型

研究设计类型			特点
观察性研究	描述性研究	病例报告	①快、无对照、无设计。②用于提供病因线索
		横断面研究	①有设计、无对照。②描述分布，寻找病因线索
	分析性研究	病例对照研究	①按有无疾病分组。②由果及因，可初步验证因果关系
		队列研究	①按暴露状况分组。②由因及果，验证因果关系
实验性研究		随机对照试验	①随机化分组，人为干预。②可验证因果关系，研究疗效、副作用

1）病例对照研究的特点：①只客观收集研究对象的暴露情况，而不给予任何干预措施，属于观察性研究。②研究方向是回顾性的，由"果"及"因"。③可以观察一种疾病与多种因素之间的关联。

2）队列研究的特点：①研究结局是亲自观察获得，一般较可靠。②论证因果关系的能力较强。③能直接估计暴露因素与发病的关联强度。④一次可观察多种结局。⑤观察时间长，易发生失访偏倚。⑥不宜用于研究发病率很低的疾病。

3）偏倚：指在研究或推论过程中所获得的结果系统地偏离真实值，属于系统误差，包括选择偏倚、信息偏倚和混杂偏倚。

5. 随机对照试验（RCT）　三大基本原则：①设立对照，对照组的类型包括安慰剂对照、空白对照和阳性对照。②随机分组，随机化的基本类型包括简单随机、区组随机和分层随机。③采用盲法，按设盲程度不同可分为双盲、单盲和开放性。

第三章　医学伦理学

第一节　医学伦理学的理论基础和规范体系

1. 医学伦理的基本原则　尊重原则、不伤害原则、有利原则和公正原则。

2. 医学伦理基本规范的内容　①以人为本，践行宗旨。②遵纪守法，依法执业。③尊重患者，关爱生命。④优质服务，医患和谐。⑤廉洁自律，恪守医德。⑥严谨求实，精益求精。⑦爱岗敬业，团结协作。⑧乐于奉献，热心公益。

3. 医务人员的行为规范　①尊重科学。②规范行医。③重视人文。④规范文书。⑤严格报告。⑥认真履责。⑦严格权限。⑧规范试验。

第二节　医患关系伦理

1. 医患关系伦理的特征　①明确的目的性和目的的统一性。②利益的相关性和社会价值实现的统一性。③人格权利的平等性和医学知识上的不对称性。④医患冲突或纠纷的不可避免性。

2. 医患关系模式　见表3-2-1。

表3-2-1　医患关系模式

模式	适用对象
主动-被动模式	处于昏迷、休克、精神病发作期的患者，严重智力低下者及婴幼儿等难以表达主观意志者
指导-合作模式	多数患者
共同参与模式	有一定医学知识背景者或长期的慢性病患者

3. 患者的道德权利　①平等医疗权。②知情同意权。③隐私保护权。④损害索赔权。⑤医疗监督权。

4. 患者的道德义务　①配合医师诊疗。②遵守医院规章制度。③给付医疗费用。④保持和恢复健康。⑤支持临床实习和医学发展。

5. 构建和谐医患关系的伦理要求　①医患双方应密切地沟通与交流。②医患双方应自觉维护对方的权利。③医患双方应自觉履行各自的义务。④医患双方应加强道德自律并遵守共同的医学道德规范。

第三节　临床诊疗中的伦理问题

医务人员在临床诊疗中应遵守的伦理原则　患者至上原则、最优化原则、知情同意原则、保密守信原则。

第四节　死亡医学伦理

1. 脑死亡哈佛标准　①对外部的刺激和内部的需要无接受性、无反应性。②自主的肌肉运动和自主呼吸消失。③诱导反射消失。④脑电波平直或等电位。凡符合以上 4 条标准，持续 24 小时测定，每次不少于 10 分钟，反复检查多次结果一致者，可宣告死亡。但体温过低（<32.2℃）或刚服用过大剂量巴比妥类等中枢神经系统抑制药物者除外。

2. 脑死亡标准的伦理意义　①有利于科学准确地判定人的死亡。②有利于维护死者的尊严。③有利于节约卫生资源和减轻家属的负担。④有利于器官移植技术的开展。

第五节　生命科学发展中的伦理问题

1. 基因诊断的伦理争议　基因取舍、基因歧视、基因隐私问题。

2. 基因治疗的伦理争议　疗效的不确定性、卫生资源分配的公平性问题、基因设计问题。

3. 基因诊疗的伦理原则　①坚持人类尊严与平等原则。②坚持知情同意原则。③坚持科学性原则。④坚持医学目的原则。

第六节　健康伦理

1. 健康伦理　是对关于人们维护自身健康、促进他人健康和公共健康等过程中的伦理问题进行研究的学问，公共健康伦理是其重要的内容。

2. 健康权利　人人有权享受为维持他本人和家属的健康和福利所需的生活水准，包括食物、衣着、住房、医疗和必要的社会服务；在遭到失业、疾病、残废、守寡、衰老或在其他不能控制的情况下丧失谋生能力时，有权享受保障。

第七节 医学道德的评价、监督和修养

1. 医学道德评价的具体标准 ①是否有利于患者疾病的缓解和康复（首要标准）。②是否有利于人类生存环境的保护和改善。③是否有利于优生和人群的健康、长寿。④是否有利于医学科学的发展和社会的进步。

2. 医学道德评价的方式 社会舆论、传统习俗、内心信念。

3. 医学道德修养的根本途径 坚持实践。

4. 医学道德修养的方法 自我反省、见贤思齐、坚持慎独。

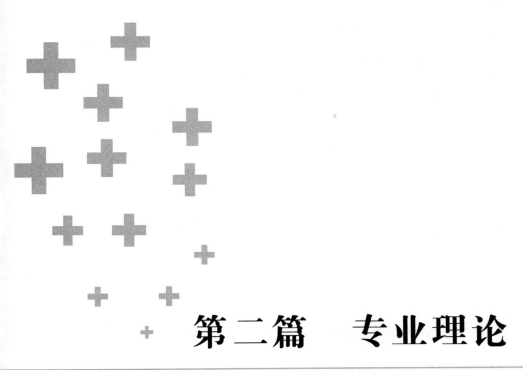

第二篇　专业理论

第四章 专业相关基础理论知识

第一节 康复医学

1. 概念 康复是应用所有措施，旨在减轻残疾和残障状况，并使残疾者和患者有可能不受歧视地成为社会的整体。康复医学旨在加速人体伤病后的恢复进程，预防和/或减轻其后遗功能障碍程度。

2. 社区康复常用的技术 包括物理治疗（含运动疗法）、作业治疗、言语治疗、心理治疗、康复工程、康复护理文体治疗、针灸、按摩治疗、职业咨询、社会服务、药物疗法等，其中前 5 项治疗是康复治疗的基础。

第二节 临床科研设计

1. 研究问题的确立 包括提出问题、查阅文献、形成假设、科研立项。

2. 研究设计

（1）科研设计的主要内容：①专业设计，包括研究对象、研究因素、效应和指标 3 个基本要素。②统计学设计，基本原则包括对照、随机、盲法、重复等科学原则。

（2）科研设计的常用类型和研究方法：见图 4-2-1。

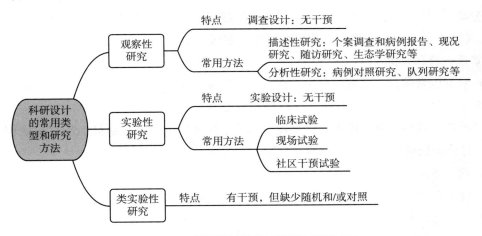

图 4-2-1 科研设计的常用类型和研究方法

3. 预试验

4. 研究资料的收集、整理与分析

5. 科研报告和论文的撰写 报告或论文内容主要包括前言（研究背景和立项依据、预期研究目的）、研究对象、研究方法、研究结果、讨论等部分。

6. 研究结果的发表、推广与应用

第三节 社区卫生服务管理

1. 概念 社区卫生服务管理是指在特定环境中，为了有效地实现共同目标并完成任务，合理确定组织成员、任务及各项活动之间的关系，对资源进行合理配置的过程，也是正确处理人们相互关系的管理活动。

2. 社区卫生服务管理的特征 ①必须具有目标。②必须进行分工与合作。③组织要有不同层次的权利与责任制度。

3. 社区卫生服务计划的方法 包括定性、定量、滚动式计划方法等。定性方法包括甘特图法、头脑风暴法、德尔菲法等；定量方法包括需求量法、需要量法、要求量法等。

4. 制定社区卫生人力培训计划的原则 ①突出重点。②机构需求要与个人需求相结合。③系统性、渐进性。④可操作性、整体性。

5. 社区卫生服务机构医疗设备管理的特点 安全性和有效性（首要特点）、效益性、计量性、结合性、前瞻性。

第四节 社区预防保健

1. 分类 根据其内容和目的，社区预防保健可分为一级预防（病因预防或发病前期预防）、二级预防（临床前期预防）和三级预防（临床预防）。

2. 常用内容和方法

（1）对就医者的健康教育与健康咨询：建立健康行为的咨询内容主要包括合理饮食、适量运动、戒烟限酒、疫苗接种、日常卫生、合理用药等。

（2）筛检与周期性健康检查：常见慢性非传染性疾病的筛选包括高血压、2型糖尿病、血脂异常、骨质疏松症、乳腺癌自查和筛查等。

（3）免疫预防。

（4）化学预防。

（5）临床营养指导。

第五节　实用卫生统计与流行病学原理和方法

1. 常用社区卫生统计指标　见图 4 – 5 – 1。

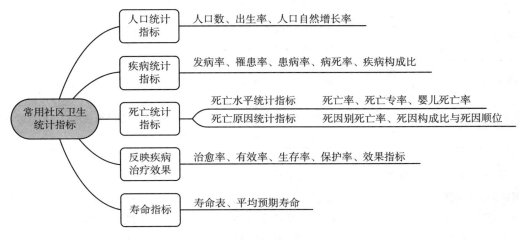

图 4 – 5 – 1　常用社区卫生统计指标

2. 常用公式　见表 4 – 5 – 1。

表 4 – 5 – 1　常用公式

指标	公式
死亡率	(某人群某年死亡总人数/同年平均人口数)×K
死因构成比	(某年某死因死亡总人数/同年各死因死亡总人数)×100%
疾病别死亡率	(某年因某病死亡总人数/同年平均人口数)×K
发病率	(某时期内新发病例数/同时期平均人口数)×K
期间患病率	(某时期内病例总数/同时期平均人口数)×K
时点患病率	(某时点病例总数/调查人数)×K
某病病死率	(某时期内因某病死亡人数/同时期患该病患者数)×100%
疾病构成比	[某种（类）疾病例数/各种疾病总例数]×100%

注：K 为比例基数。

3. 统计表与统计图

（1）统计表可分为简单表和复合表（或组合表）。

（2）常用统计图可分为条图、百分构成图、线图、直方图、散点图、统计地图等。

4. 流行病学研究对象的 3 个层次　疾病、伤害、健康状态。

5. 流行病学研究的方法　见表 4 – 5 – 2。

表 4 – 5 – 2　流行病学研究的方法

分类	常用方法	特点
描述性研究	现况研究、筛检、生态学研究等	客观地观察和记录事物或现象的状态和特征，进而分析描述事物或现象特点与规律。用于发现病因线索，但不能确认病因
分析性研究	病例对照研究、队列研究	有比较地进行分析，以找出疾病发生发展的相关因素。病例对照研究只能论证疾病与因素间是否存在关联，不能确认因果关系
实验性研究	临床试验、现场试验、社区干预试验	必须对观察对象施加某种干预，主要用于评价干预措施的效果
理论性研究		使用数学公式明确地和定量地表达病因、宿主和环境之间构成的疾病流行规律，同时从理论上探讨不同防治措施的效应

6. 现况调查　也称横断面调查、患病率调查等。按设计要求在某一人群用一定方法收集特定时间内疾病的描述性资料，以描述疾病的分布及观察某些因素与疾病（健康）之间的关联。

（1）普查：①有足够的人力、物资和设备用于发现病例和及时治疗。②普查的疾病患病率较高。③疾病的检查方法、操作技术不很复杂，试验的灵敏性和特异性均较高。

（2）抽样调查：遵循随机化的原则，才能获得有较好代表性的样本，并通过样本信息推断总体。常用的抽样方法有单纯随机抽样、系统抽样、分层抽样、整群抽样。

7. 病例对照研究

（1）基本原理：病例对照研究是以现在确诊的患有某特定疾病的患者作为病例组，以不患有该病但具有可比性的个体作为对照组，通过询问、实验室检查或复查病史，搜集既往各种可能的危险因素的暴露史，测量并比较病例组与对照组中各因素的暴露比例，经统计学检验，若两组差别有意义，则可认为因素与疾病之间存在着统计学上的关联。

（2）病例与对照的基本来源：见图 4 – 5 – 2。

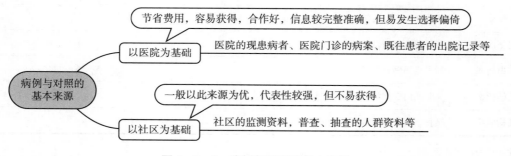

图 4 – 5 – 2　病例与对照的基本来源

8. 社区干预试验　以人群作为整体进行实验观察，常用于对某种预防措施或方法进行考核或评价。

第六节 临床心理咨询

1. 精神疾病

（1）患者常见的心理问题：①对自身所患疾病的认识不符合实际。②伴发焦虑和抑郁情绪。③反复诉述躯体症状而无阳性检查所见。

（2）干预措施：①建立良好的医患关系。②加强对疾病知识的科普宣传教育，正视疾病，配合治疗。③认真排除或确定存在的器质性疾病，积极治疗躯体疾病。④对焦虑、抑郁等负性情绪和躯体形式障碍的诉述，给予某种抗焦虑药或抗抑郁药治疗。⑤探讨心理病因，正确认识疾病，学会放松训练和转移对疾病的过度注意，必要时采取某些有针对性的心理治疗。⑥严重者或处理困难时，应请精神科医师协助诊治，或转往精神专科医院治疗。

2. 依赖综合征（酒精依赖和药物依赖）

（1）很难自行戒除，多需在精神专科住院治疗，并杜绝成瘾物质的来源。

（2）缓慢撤除成瘾物质。

（3）对症治疗，包括支持性药物治疗和心理治疗等。

3. 心身疾病

（1）由临床各科医师进行处理，需从生物、心理、社会等方面进行综合性治疗。

（2）帮助患者消除致病的心理社会因素。

（3）相应器官系统病变的生物学治疗。

（4）心理治疗贯穿治疗全程。

（5）应用抗焦虑和抗抑郁药。

第五章　全科医学概论

第一节　全科医学与全科医师

1. 概念　全科医学是面向个人、家庭与社区，整合临床医学、预防医学、康复医学以及人文社会学科相关内容于一体的综合性医学专业学科，其范围涵盖各种年龄、性别、器官系统的各类健康问题和疾病。

2. 基本原则　包括以人为中心、以家庭为单位、以社区为基础、以预防为导向、连续性、综合性、可及性、协调性、以团队合作为基础。

3. 以人为中心的服务模式

（1）生物－心理－社会医学模式：基本观点是以患者为中心。进入患者的世界、了解患者的个性是以人为中心的健康照顾的基础。

（2）全科医师应诊中的主要任务：①确认并处理现患问题。②管理连续性问题。③适时提供预防性照顾。④改善患者的就医遵医行为。其体现了全科医疗为人们提供基本的、个体化的、持续的、全面综合的医疗服务的主旨。

（3）以患者为中心的接诊步骤：即 LEARN 模式，包括倾听（listen，L）、解释（explain，E）、容许（acknowledge，A）、建议（recommend，R）、协商（negotiate，N）。

（4）全科医疗的问诊方式：BATHE 问诊方法，即背景（background，B）、情感（affect，A）、烦恼（trouble，T）、处理（handling，H）、移情（empathy，E）。

4. 全科医师临床思维方式和诊疗策略

（1）全科医学临床思维的基本特征：主要体现在以患者为中心、以问题为导向、以证据为基础的临床思维；体现生物－心理－社会医学模式；遵循辩证思维、逻辑思维的基本认识规律；坚持科学的批判性思维。

（2）全科医疗中临床诊断思维原则：①以人为中心的原则。②假设有病的原则。③假设是常见病的原则。④假定是器质性疾病的原则。⑤重要疾病优先检查的原则。⑥一元和多元有机结合的原则。⑦可能优于肯定的原则。⑧从整体观点出发的原则。⑨基于循证诊断的原则。

（3）全科医疗诊断思维：建立初步诊断；验证、修正诊断；确定最终诊断。

（4）Murtagh 安全诊断策略：①具有这种症状和体征的常见疾病有哪些。②有没有重要的不能被忽略的疾病。③有没有容易被遗漏和忽略的疾病。④患者是否患有潜在而常有许多共同特征的疾病。⑤患者是不是有什么话还没有说。

5. 生命周期和临床预防原则

（1）维护全生命周期健康：见表 5－1－1。

表 5 – 1 – 1　维护全生命周期健康

分类	内容
妇幼健康促进	针对婚前、妊娠前、妊娠期、儿童期等阶段特点，引导家庭科学孕育健康新生命，健全出生缺陷防治体系
中小学健康促进	动员家庭、学校和社会共同维护中小学生身心健康。引导学生从小养成健康生活习惯，进行体育锻炼，预防近视、肥胖等疾病
职业健康保护	针对不同职业人群，倡导健康工作方式，落实用人单位主体责任和政府监管责任，预防和控制职业病危害
老年健康促进	面向老年人普及膳食营养、体育锻炼、定期体检、健康管理、心理健康以及合理用药等知识。健全老年健康服务体系，完善居家和社区养老政策，推进医养结合，探索长期护理保险制度，打造老年宜居环境，实现健康老龄化

（2）临床预防医学的一般原则：①选择适宜技术降低人群发病率、伤残率及死亡率。②选择适合干预的危险因素。③选择适当的疾病开展临床预防工作。④遵循个体化的原则。⑤健康咨询与健康教育优先的原则。⑥医患双方共同决策的原则。⑦效果与效益兼顾的原则。

第二节　以家庭为单位的健康照顾

1. 概念　家庭是人在社会中生存而产生的普遍而特殊的社会团体。

2. 家庭结构　包括外在结构和内在结构。外在结构即家庭的类型。内在结构包括家庭的角色、权力结构、沟通形式和家庭的价值观。

（1）家庭的类型：见表 5 – 2 – 1。

表 5 – 2 – 1　家庭的类型

类型		定义	特征
核心家庭（主要）		指父母及未婚子女组成的家庭，也包括无子女夫妇和养父母及养子女组成的家庭	规模小、人数少，结构简单、关系单纯、只有一个权力和活动中心，其利益及资源易于分配，便于作出决定
扩展家庭	主干家庭	指由一对已婚子女同其父母、未婚子女或未婚兄弟姐妹构成的家庭	是核心家庭的扩大，有一个权力中心，或者还有一个次中心，又称为"直系家庭"
	联合家庭	指两对或两对以上的同代夫妇及其未婚子女组成的家庭	家庭结构复杂、人员庞大，又称为"复式家庭"或"大家庭"
其他		包括单身家庭、单亲家庭、丁克家庭、同居家庭、独居家庭、群居体家庭、少年家庭等	非传统形式的家庭形态有其特殊的心理行为及健康问题

（2）家庭的权力结构：见表 5 – 2 – 2。

表5-2-2 家庭的权力结构

类型	特点
传统权威型	以社会传统确认家庭的权威。如传统公认的父亲、长子，而不考虑他的社会地位、职业、收入、健康、能力等
工具权威型	以负责供养家庭、掌握经济大权的人为权威。如长兄、长姐
感情权威型	在家庭感情生活中起决定作用的人主宰大权，其他的家庭成员因对他（她）的感情而承认其权威。如母亲、妻子
分享权威型	家庭成员均可分享权力，共同决策、共同承担家庭义务，以个人的兴趣和能力为家庭贡献力量。这是理想的家庭权力类型

（3）角色：是家庭成员在家庭中的特定身份，代表着他（她）在家庭中所应承担的职能，反映出他（她）在家庭中的相对位置及与其他成员之间的相互关系。每个成员在家庭中扮演着各自的家庭角色，这种身份是社会客观赋予的，而不是自己认定的。由于角色的变换，产生角色期待、角色学习、角色冲突。

（4）沟通：是家庭成员间相互交换信息、沟通感情、调控行为和维持家庭稳定的有效手段，也是评价家庭功能状态的重要指标。家庭沟通通过发送者（S）、信息（M）和接受者（R）完成，即S-M-R传递轴。任一环节出现问题，都会影响沟通的效果。家庭功能不良时，出现成员间的沟通异常，语言掩饰，交流缺乏明朗。

（5）价值观：是家庭判断是非的标准，以及对某件事情的价值所持的态度。

3. 家庭的功能 ①感情需求。②性和生殖的需求。③抚养和赡养。④社会化功能。⑤经济功能。⑥赋予成员地位。

4. 家庭对健康的影响

（1）家庭饮食、生活、行为习惯与健康：慢性病的诱因多与不良的生活方式、饮食习惯、行为相关。

（2）婚姻与健康

1）夫妻相亲相爱、家庭稳定，使家庭具有凝聚力，良好的家庭氛围促使机体心理平衡，子女健康成长。

2）不幸的婚姻、离婚、分居或寡居，带来负面情绪。高度负面情绪常会越过生理阈值发生疾病危机。

3）重建的双核心家庭，往往带来角色的压力，情绪耗尽、透支健康。

4）家庭破裂是健康的重要危机，对孩子有广泛影响。

（3）家庭与成长：患儿非发作性惊厥与低社会阶层、精神疾病、父母亲情剥夺和不良保健有关；意外事件及安全伤害的发生明显与父母防范意识淡薄相关；人格障碍多与家庭环境及家庭教养有关；长期营养缺乏会影响发育成长等。

（4）家庭对儿童社会化的影响：儿童的躯体和行为异常与家庭病理有密切的关系。父母亲情的长期剥夺与自杀、抑郁、社会病理人格相关。

（5）家庭经济与健康：经济对健康的影响与年龄有关，年龄越小、相关性越大。

（6）家庭关系不良与健康：父母长期高应激状态对子女智力和行为都有影响。

5. 家庭对疾病的影响　有些疾病受到家族遗传因素和母亲妊娠期各种因素的影响而产生。遗传病的获得不仅是生物遗传，还有心理、精神的遗传。传染性疾病及呼吸道疾病在家庭中更易传播。慢性病的长期照顾多依靠家庭。疾病预防应从家庭做起。家庭功能良好、相互作用模式正常，可有效预防心理疾病。

6. 家庭生活周期　是指家庭遵循社会与自然的规律所经历的产生、发展与消亡的过程。根据家庭在各个发展时期的结构和功能将家庭生活周期分为 8 个阶段，即新婚期、第一个孩子出生、有学龄前儿童、有学龄儿童、有青少年、孩子离家创业、空巢期和退休期。家庭可以在任何一个阶段开始或结束。

7. 家庭评估　包括家庭基本资料收集、家系图、家庭圈、家庭功能 APGAR 量表、生态图、家庭凝聚度和适应度等。

（1）家系图：一般在 10~15 分钟完成。其画法应遵循的原则如下。①内容一般包括三代人。②可从最年轻的一代开始往上追溯，也可从患者这一代开始上下展开。③不同性别、角色和关系用不同的结构符号来表示。④同代人中年龄大的排在左边，年龄小的排在右边，并在每个人的符号旁边注上年龄、出生或死亡日期、遗传病或慢性病等资料；还可以根据需要，在家系图上标明家庭成员的基本情况和家庭中的重要事件。⑤标出在同一处居住的成员。⑥家系图中的符号要简明扼要。

（2）家庭圈：以患者的观点看待家庭成员与自己的关系，自绘的圈形图，是一种患者主观评价的方法。有利于医师探讨家庭的互动关系及家庭的动态表征。

（3）生态图（ECO‑MAP 图）：以社会的观点进行家庭评估，有助于指出家庭所处社会环境的基本特质，亦可用于治疗。

第三节　社区卫生保健

1. 社区为导向的基层医疗（COPC）　是指将以个人为单位、治疗为目的的基层医疗与以社区为单位、重视预防保健的社区医疗两者有机结合的基层工作。

（1）基本要素：①基层医疗单位。②社区内特定的人群。③明确的解决社区主要健康问题的实施过程。

（2）COPC 分级：见表 5‑3‑1。

表 5‑3‑1　COPC 分级

分级	内容
0 级	无社区的概念，未开展 COPC，不了解所在社区的健康问题，只对就医的患者提供非连续性的照顾
1 级	对所在社区的健康统计资料有所了解，但缺乏社区内个人健康问题的资料，根据医师个人的主观印象来确定健康问题的优先顺序及解决方案
2 级	对所在社区的健康问题有进一步的了解，有间接调查得到的社区健康问题资料，具备制订计划和评价的能力

续表

分级	内容
3级	通过社区调查或建立的个人健康档案资料，已掌握所服务社区90%以上居民的个人健康状况，针对社区内的健康问题已采取对策，但缺乏有效的干预策略
4级	对社区内每一居民均建立个人健康档案、家庭健康档案，已采取有效的预防保健和疾病治疗措施，建立社区内健康问题资料的收集渠道和评价系统，具备解决社区健康问题的能力和协调管理社区资源的能力

（3）实施中的困难与障碍：①经费补充困难。②对COPC的概念认识不清，全科医师提供COPC的服务能力不足。③相关机构、组织缺乏统一认识，相互之间协作精神差。

2. 社区诊断

（1）概念：社区诊断也称社区卫生需求评价，是社区卫生工作者运用社会学、人类学和流行病学的研究方法，收集社区卫生状况、社区居民健康状况、社区卫生资源、社区居民需求以及卫生服务提供与利用情况，发现存在的主要健康问题，确定需要优先解决的社区主要卫生问题的过程，为进一步制订社区卫生服务干预计划提供科学依据。

（2）步骤：①收集资料。②分析社区主要健康问题，提出初步的卫生服务需求。③确定社区需解决健康问题的优先权。④提出社区健康干预方案。⑤写出社区诊断报告。

3. 社区常见慢性病的管理技能

（1）概述：慢性病起病隐匿、病因和发病机制复杂、进展缓慢、可防可控、难以治愈。我国居民死因排在前五位的是恶性肿瘤、脑血管病、心脏病、呼吸系统疾病和损伤及中毒。我国慢性病发病的四大类危险因素是吸烟、缺乏锻炼、酗酒和不合理膳食。预防慢性病的关键是提高人们对疾病预防的认识，做到早发现、早诊断、早治疗。

（2）慢性病的社区预防策略

1）高危人群策略：主要是对疾病风险高的个体，针对致病危险因素采取干预措施，降低其未来发病风险。

2）全人群策略：是针对人群中危险暴露的决定因素采取措施，降低整个人群危险因素的暴露水平。全人群策略可以使大多数人受益，即使个体因预防而获得的收益微不足道，但给整个人群带来的累积收益非常可观。

第六章　老年医学

1. 老年人患病特点　①不易获得完整的病史。②个体差别大。③发病的自觉症状及体征不典型。④多种疾病同时存在。⑤合并症复杂。⑥伴有复杂心理社会因素。

2. 老年人合理用药原则　①掌握用药指征，合理选择药物。②掌握好最佳的用药剂量，根据年龄、体重和体质情况而定。③掌握好用药的最佳时间。

第七章　内科疾病

第一节　高血压

1. 概述　原发性高血压是以体循环动脉压升高为主要临床表现的心血管综合征，通常简称为高血压。高血压是心脑血管疾病发病和死亡的主要危险因素。

2. 临床表现　多数起病缓慢，缺乏特异性症状；常见头晕、头痛、颈项强直、疲劳、心悸等，典型高血压头痛在血压下降后可消失；较重者有视物模糊、鼻出血等。并发症包括脑血管病、心力衰竭和冠心病、慢性肾衰竭、主动脉夹层。

3. 原发性高血压心血管危险分层

（1）既往标准：见表7-1-1。

表7-1-1　原发性高血压心血管危险分层的既往标准

分级	标准	危险分层（根据其他危险因素和病史分层）
1级高血压	收缩压140~159mmHg 和/或舒张压90~99mmHg	低危、中危、高危和很高危
2级高血压	收缩压160~179mmHg 和/或舒张压100~109mmHg	中危、高危和很高危
3级高血压	收缩压≥180mmHg 和/或舒张压≥110mmHg	高危、很高危

（2）最新推荐标准：我国成人高血压的诊断标准为收缩压 ≥ 130mmHg 和/或舒张压≥80mmHg。

1）血压水平分级：①1级，收缩压130~139mmHg 和/或舒张压80~89mmHg。②2级，收缩压≥140mmHg 和/或舒张压≥90mmHg。

2）简化心血管危险分层

A. 高危患者：①收缩压≥140mmHg 和/或舒张压≥90mmHg 者。②收缩压130~139mmHg 和/或舒张压80~89mmHg 伴临床合并症、靶器官损害或≥3个心血管危险因素者。

B. 非高危患者：收缩压130~139mmHg 和/或舒张压80~89mmHg 且未达到上述高危标准者。

4. 诊断　高血压的诊断可依据诊室血压测量、家庭血压监测和24小时动态血压监测，如有条件，可优先选择24小时动态血压监测。

5. 鉴别诊断　原发性高血压应与继发性高血压（表7-1-2）相鉴别。

表7-1-2　继发性高血压

疾病	典型表现
肾实质性高血压	高血压；伴明显蛋白尿、血尿和贫血
肾血管性高血压	血压升高进展迅速、突然加重；上腹部和背部肋脊角处可闻及血管杂音
原发性醛固酮增多症	多数情况下血压为轻中度升高；可有肌无力、周期性瘫痪、烦渴、多尿等
嗜铬细胞瘤	阵发性血压升高；伴心动过速、头痛，出汗，面色苍白
皮质醇增多症	高血压；向心性肥胖、满月脸、水牛背、皮肤紫纹、毛发增多等
主动脉狭窄	上臂血压升高，下肢血压不高或降低；肩胛区、胸骨旁、腋部可有动脉搏动和杂音；腹部听诊可有血管杂音

6. 治疗

（1）生活方式干预：①饮食干预。②运动干预。③减压干预。④减重干预。⑤戒烟限酒。⑥综合生活方式干预。

（2）启动降压药物治疗的情况：①收缩压≥140mmHg和/或舒张压≥90mmHg，推荐立即启动降压药物治疗。②收缩压130~139mmHg和/或舒张压80~89mmHg伴临床合并症，推荐启动降压药物治疗。③收缩压130~139mmHg和/或舒张压80~89mmHg伴靶器官损害或≥3个心血管危险因素，可以启动降压药物治疗。④心血管危险分层为非高危，即收缩压130~139mmHg和/或舒张压80~89mmHg的患者，伴0~2个心血管危险因素，可进行3~6个月的生活方式干预，若收缩压仍≥130mmHg和/或舒张压≥80mmHg，可考虑启动降压药物治疗。

（3）药物治疗：原则为小剂量、优先选择长效制剂、联合用药和个体化。多数无并发症或合并症者可单独或者联合使用噻嗪类利尿药、β受体阻断药、钙通道阻滞药、血管紧张素转换酶抑制药、血管紧张素Ⅱ受体阻断药。必要时可用2种或2种以上药物联合治疗。常用联合治疗方案有β受体阻断药与钙通道阻滞药，利尿药与血管紧张素转换酶抑制药（ACEI）或血管紧张素受体阻断药（ARB），钙通道阻滞药与ACEI或ARB，钙通道阻滞药与利尿药。3种降压药的联合治疗方案除有禁忌证外，必须包含利尿药。

7. 转诊指征　见表7-1-3。

表7-1-3　高血压患者转诊指征

情况	转诊指征
初诊高血压	①合并严重的靶器官损害或临床情况。②鉴别原发性与继发性高血压。③需要进一步明确高血压诊断及心血管疾病危险分层。④因其他疾病诊疗需要到上级医院进一步检查。⑤妊娠和哺乳期妇女
复诊高血压	①在改善生活方式的基础上，按照初始治疗方案治疗2~3个月，血压不达标者。②难治性高血压。③血压控制平稳，再度出现血压升高并难以控制者。④随访过程中，出现新的、基层无法处理的不良反应或其他严重临床疾病

第二节　冠状动脉粥样硬化性心脏病

考点直击

【病历摘要】

男，64 岁。发作性胸痛 3 天，加重 4 小时。

患者 3 天前劳累后出现发作性心前区钝痛，放射至颈部和左上臂，持续 5~10 分钟，舌下含化硝酸甘油片后可自行缓解，未就诊。4 小时前上述症状加重，呈压榨性剧痛，伴胸闷、心悸、恶心，无呕吐，合硝酸甘油 2 片后无缓解，遂送来急诊。患病以来无发热及咯血，大小便正常。既往无高血压及糖尿病病史。吸烟史 40 年，约 25 支/天。

查体：体温 36.7℃，脉搏 58 次/分，呼吸 18 次/分，血压 120/70mmHg。神志清楚，口唇无发绀，颈静脉无怒张，双肺呼吸音清晰，未闻及干、湿啰音。心界不大，心率 58 次/分，心律不齐，心音减弱，未闻及杂音。腹平软，肝脾肋下未触及，双下肢无水肿。

辅助检查：肌钙蛋白 T（cTnT）1.0ng/ml（正常值 < 0.05ng/ml）。高密度脂蛋白胆固醇（HDL－Ch）0.53mmol/L，低密度脂蛋白胆固醇（LDL－Ch）1.9mmol/L。心电图：窦性心律，PR 间期固定，部分 P 波后无 QRS 波群，Ⅱ、Ⅲ、aVF 导联可见病理性 Q 波及 ST 段呈弓背向上抬高。

【病例分析】

1. 诊断　①冠状动脉粥样硬化性心脏病，急性下壁心肌梗死。②二度房室传导阻滞。③心功能Ⅰ级（Killip 分级）。④血脂代谢异常。

2. 诊断依据

（1）冠状动脉粥样硬化性心脏病，急性下壁心肌梗死

1）老年男性，急性起病，血脂异常及吸烟史。

2）和劳累有关的胸痛并逐渐加重，疼痛放射至颈部和左上肢，舌下含服硝酸甘油后症状不能缓解。

3）心电图示Ⅱ、Ⅲ、aVF 导联可见病理性 Q 波及 ST 段呈弓背向上抬高。

4）辅助检查见肌钙蛋白 T 水平升高。

（2）二度房室传导阻滞：心电图示窦性心律，PR 间期固定，部分 P 波后无 QRS 波群。

（3）心功能Ⅰ级（Killip 分级）：未闻及干、湿啰音。

（4）血脂代谢异常：高密度脂蛋白胆固醇降低。

3. 鉴别诊断　①不稳定型心绞痛。②急性肺栓塞。③主动脉夹层。④急性心包炎。

4. 进一步检查

（1）动态监测心电图、心肌坏死标记物。

（2）血常规、凝血功能、血生化检查。

（3）血气分析及胸部 X 线检查。

（4）超声心动图及动态心电图。

（5）腹部 B 超。

5. 治疗原则

（1）绝对卧床，吸氧，心电监护，低脂饮食。

（2）应用吗啡、哌替啶等镇痛。

（3）使用抗凝及抗血小板聚集药物。

（4）再灌注治疗。

（5）处理并发症、冠状动脉粥样硬化性心脏病二级预防。

1. 概述 冠状动脉粥样硬化性心脏病，简称冠心病（CHD），是指冠状动脉发生粥样硬化引起管腔狭窄或闭塞，导致心肌缺血缺氧或坏死而引起的心脏病，也称缺血性心脏病。

2. 危险因素 年龄（男性≥45 岁，女性≥55 岁）；早发冠状动脉粥样硬化性心脏病家族史；吸烟；高血压；高胆固醇或高低密度脂蛋白胆固醇；低高密度脂蛋白胆固醇；高甘油三酯；高血糖；胰岛素抵抗；糖尿病；有明确的脑血管或周围血管阻塞的既往史；重度肥胖；较少运动；社会心理因素等。

3. 分型 隐匿型冠状动脉粥样硬化性心脏病、心绞痛、心肌梗死、缺血性心肌病和猝死。

4. 分类 见图 7 - 2 - 1。

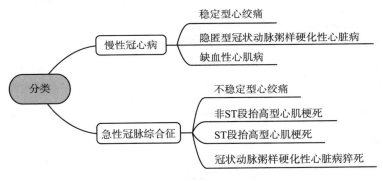

图 7 - 2 - 1 冠心病的分类

5. 稳定型心绞痛 是临床上最常见的心绞痛。

（1）临床表现

1）症状：以发作性胸痛为主要表现，发作常由体力劳动或情绪激动（如愤怒、焦急、过度兴奋等）所诱发。胸痛常为压迫、发闷或紧缩性，也可有烧灼感，但不像针刺或刀扎样锐性痛，偶伴濒死感。主要位于胸骨体后，可波及心前区，常放射至左肩、左臂内侧达环指和小指，或至颈、咽或下颌部。一般持续数分钟，多为 3~5 分钟，一般不超过半小时。一般在停止原来诱发症状的活动后或舌下含用硝酸甘油可缓解。

2）体征：平时一般无异常体征。心绞痛发作时常见心率加快、血压升高、表情焦虑、皮肤冷或出汗，有时出现第四或第三心音奔马律。可有暂时性心尖部收缩期杂音。

（2）心电图检查

1）静息时心电图：约半数患者在正常范围，也可有陈旧性心肌梗死的改变或非特异性 ST

段和 T 波异常。有时出现房室或束支传导阻滞或室性、房性期前收缩等心律失常。

2）心绞痛发作时心电图：绝大多数患者可出现暂时性心肌缺血引起的 ST 段移位。常见反映心内膜下心肌缺血的 ST 段压低（≥0.1mV），发作缓解后恢复；也可出现 T 波倒置；平时有 T 波持续倒置者，发作时可变为直立（"假性正常化"）。

（3）分级：见图 7 - 2 - 2。

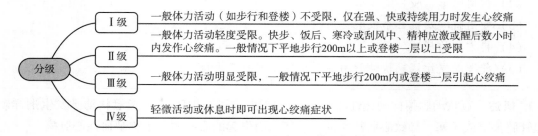

图 7 - 2 - 2　心绞痛的分级

（4）鉴别诊断：见表 7 - 2 - 1。

表 7 - 2 - 1　心绞痛的鉴别诊断

鉴别项目	特点
急性心肌梗死	疼痛部位、性质与稳定型心绞痛相仿，但程度更重、时间更长，硝酸酯的作用减弱甚至无效
心脏神经症	是排他诊断，患者常诉胸痛，为短暂的刺痛或较持久的隐痛，且胸痛部位经常变动。患者常喜欢不时地深吸一大口气或做叹息性呼吸，常伴有心悸、疲乏等神经衰弱的症状
肋间神经痛和肋软骨炎	疼痛常累及 1~2 个肋间，但并不一定局限在前胸，为刺痛或灼痛，多为持续性而非发作性，咳嗽、用力呼吸和身体转动可使疼痛加剧，沿神经走行处有压痛，手臂上举活动时局部有牵拉疼痛；后者一般在肋软骨处有压痛

（5）治疗：见图 7 - 2 - 3。

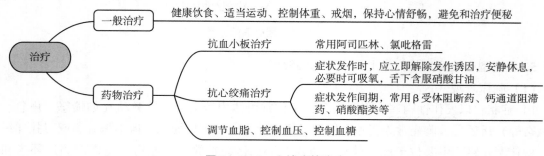

图 7 - 2 - 3　心绞痛的治疗

（6）转诊指征：①不稳定型心绞痛。②突然出现阿 - 斯综合征者，应立即实施心肺复苏，待初级复苏成功后在监护治疗下转往上级医院抢救。

6. 急性心肌梗死　多数由冠状动脉粥样斑块破裂、血栓形成所致。

（1）临床表现

1）胸痛为最早且最常见的症状，多位于胸骨后，呈压榨样，难以忍受。持续时间长，含服硝酸甘油不缓解。常伴有大汗、恶心呕吐、头晕和濒死感。部分患者无胸痛，以糖尿病患者和老年人多见。

2）患者多表现焦虑、辗转不安、大汗淋漓、面色苍白、四肢冰冷。前壁心肌梗死在发病1~2小时内常伴有交感神经亢进，心率加快和/或血压上升；下壁梗死则可伴有副交感神经亢进，心率减慢和/或低血压。

3）可有心音减弱，心尖部可出现第三心音（S3）或第四心音（S4），心尖部收缩期杂音可见于乳头肌功能不全所致的二尖瓣反流；透壁性心肌梗死累及心包，可听到心包摩擦音。患者就诊时可有各种心律失常、低血压、急性左心衰竭和休克表现。

4）发病第一周时体温可升高，但一般不超过38℃；血压变化不一，多数透壁性心肌梗死发生后，收缩压较梗死前下降10~15mmHg。

（2）辅助检查

1）特征性心电图动态改变：①ST段抬高型，起病最早期可出现异常高耸的T波，之后ST段明显抬高，弓背向上与直立的T波形成单向曲线，数小时或稍后ST段逐渐恢复至等电位线，T波倒置，发病1~2天内出现病理性Q波，同时R波减小。②非ST段抬高型，ST段明显压低，T波倒置，ST-T的改变持续1~2天或2天以上。最初6~12小时内心电图可无明显改变，2~3天后才出现有诊断意义的图形。

2）心肌坏死标志物：①肌红蛋白（Mb）起病后2小时开始升高，12小时达高峰，24~48小时恢复正常。②肌酸激酶（CK）、CK同工酶（CK-MB）起病后4~6小时开始升高，12~24小时达高峰，3~4天恢复正常。③肌钙蛋白T和肌钙蛋白I起病后3~4小时开始升高，用于诊断急性心肌梗死，敏感性及特异性均较高，持续时间长达1周以上。

（3）并发症：①乳头肌功能失调或断裂。②心脏破裂。③栓塞。④心室壁瘤。⑤心肌梗死后综合征。

（4）鉴别诊断：见表7-2-2。

表7-2-2 急性心肌梗死的鉴别诊断

鉴别项目	临床表现
主动脉夹层	多因主动脉壁动脉瘤发生破裂，可同时出现血压升高，胸痛性质剧烈可放射至背部、腹部下肢等
急性心包炎	多见于年轻人，疼痛多位于心前区、上腹部及颈部，持续存在，为刀割样锐痛，深吸气、体位改变和吞咽时加重，坐位或前倾位及憋气时减轻，早期可出现发热及心包摩擦音
急性肺栓塞	表现为胸痛、咯血、呼吸困难，血压下降，多发生于术后、长期卧床等

（5）治疗

1）卧床休息，解除焦虑，吸氧。适当给予镇静药。

2）镇痛药仅在必要时使用。

3）监护血压、心率、心律及呼吸等生命体征。如出现心室颤动（室颤）或室性心动过速（室速）等致命性心律失常，应予非同步（室颤）或同步（室速）直流电复律。室速的药物治疗首选胺碘酮。

4）ST段抬高型心肌梗死应尽早行心肌再灌注治疗。无介入治疗条件而有溶栓指征者应及时溶栓治疗。

5）积极治疗并发症。

（6）转诊指征：患者出现症状 12 小时内就诊且为 ST 段抬高型急性心肌梗死时，若血流动力学指标稳定，应积极将患者转往能提供再灌注治疗和监护的上级医院救治；如患者血流动力学不稳定，先实施积极抢救治疗，然后转院。

第三节　心力衰竭

1. 概述　心力衰竭简称心衰，由于心室收缩功能下降，射血功能受损，心排血量不能满足机体代谢的需要，器官、组织血液灌注不足，同时出现肺循环和/或体循环淤血。慢性心力衰竭是大多数心血管疾病的最终归宿，也是最主要的死亡原因。

2. 常见诱因　呼吸道感染（最常见、最重要）、感染性心内膜炎、心律失常（如心房颤动）、血容量增加、过度体力劳累或情绪激动、治疗不当、原有心脏病变加重或并发其他疾病。

3. 病因　原发性心肌损害、心脏负荷过重（图 7 - 3 - 1）。

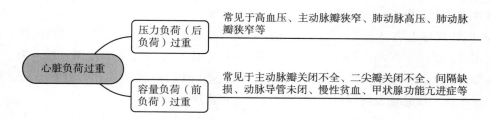

图 7 - 3 - 1　心脏负荷过重

4. 心力衰竭分期　见表 7 - 3 - 1。

表 7 - 3 - 1　心力衰竭分期

分期	特点
A 期	患者存在心力衰竭高危因素，目前尚无心脏结构或功能异常，也无心力衰竭的症状和/或体征
B 期	患者无心力衰竭的症状和/或体征，但已出现心脏结构改变，如左心室肥厚、无症状瓣膜性心脏病、既往心肌梗死史等
C 期	患者已有心脏结构改变，既往或目前有心力衰竭的症状和/或体征
D 期	患者虽经严格优化内科治疗，但休息时仍有症状，常伴心源性恶病质，须反复长期住院

5. 心功能分级

（1）Killip 分级（表 7 - 3 - 2）：用于评估急性心肌梗死时心力衰竭的严重程度。

表7-3-2　Killip 分级

分级	依据
Ⅰ级	无心力衰竭的临床症状与体征
Ⅱ级	有心力衰竭的临床症状与体征；肺部 50% 以下肺野湿啰音，心脏第三心音奔马律
Ⅲ级	严重的心力衰竭临床症状与体征；严重肺水肿，肺部 50% 以上肺野湿啰音
Ⅳ级	心源性休克

（2）NYHA 分级（表7-3-3）：适用于慢性单纯左心衰竭、射血分数降低的心力衰竭患者的心功能分级。

表7-3-3　NYHA 分级

分级	依据
Ⅰ级	日常活动量不受限制，一般活动不引起疲乏、心悸、呼吸困难或心绞痛
Ⅱ级	体力活动轻度受限，休息时无自觉症状，一般活动可出现心力衰竭症状
Ⅲ级	体力活动明显受限，小于平时一般活动即引起心力衰竭症状
Ⅳ级	患者不能从事任何体力活动，休息状态下也出现心力衰竭的症状，体力活动后加重

6. 慢性心力衰竭

（1）临床表现：见表7-3-4。

表7-3-4　慢性心力衰竭的临床表现

项目	症状	体征
左心衰竭（以肺淤血及心排血量降低为主）	①不同程度的呼吸困难，一般为渐进性，最先出现劳力性呼吸困难，其后依次发展至夜间阵发性呼吸困难和端坐呼吸，严重时可出现急性肺水肿。②咳嗽、咳痰和咯血，通常为白色泡沫样痰，偶出现痰中带血，严重时出现咳粉红色泡沫样痰和咯血。③乏力、疲倦、头晕、心悸等。④少尿及肾功能损害症状	①两肺底闻及湿啰音，是左心衰竭的特征；支气管黏膜充血、分泌物过多和/或痉挛可引起哮鸣音；急性肺水肿时两肺布满大水泡音和哮鸣音。②心脏听诊可闻及肺动脉瓣区第二心音亢进、第三心音奔马律，查体可发现心脏扩大等原有心脏病的体征
右心衰竭（以体循环淤血为主）	①消化道症状，如腹胀、食欲缺乏、恶心、呕吐等，是右心衰竭最常见的症状。②劳力性呼吸困难	①对称性可凹陷性水肿，首先出现于身体最低垂的部位。②颈静脉搏动增强、充盈、怒张（主要体征），肝颈静脉回流征阳性则更具特征性。③肝大。④心脏体征，除原有基础心脏病相应体征外，可因右心室显著扩大而出现三尖瓣关闭不全的反流性杂音

1）右心衰竭继发于左心衰竭而形成的全心衰竭，当右心衰竭出现之后，右心排血量减少，阵发性呼吸困难等肺淤血症状有所减轻。

2）扩张型心肌病等表现为左、右心室同时衰竭者，肺淤血症状往往不严重，主要表现为左心衰竭心排血量减少的相关症状和体征。

（2）辅助检查：见表7-3-5。

表7-3-5 慢性心力衰竭的辅助检查

检查方法	内容
实验室检查	①利钠肽，常用脑钠肽（BNP）。②肌钙蛋白。③血常规、尿常规、肝肾功能、血糖、血脂、电解质等
心电图	无特异性，但能帮助判断心肌缺血、既往心肌梗死、传导阻滞及心律失常等
胸部X线检查	是确诊左心力衰竭肺水肿的主要依据，并有助于心力衰竭和肺部疾病的鉴别
超声心动图	能更准确地评价各心腔大小变化及心瓣膜结构及功能，方便快捷地评估心功能和判断病因，是诊断心力衰竭最主要的仪器检查
放射性核素检查	放射性核素心血池显影能准确地评价心脏大小和左室射血分数（LVEF）
心脏磁共振	是评价心室容量、室壁运动的金标准。增强磁共振能为心肌梗死、心肌炎、心包炎、心肌病、浸润性疾病提供诊断依据
心-肺吸氧运动试验	仅适用于慢性稳定性心力衰竭患者
有创性血流动力学检查	可计算心脏指数及肺小动脉楔压，直接反映左心功能

（3）鉴别诊断：见表7-3-6。

表7-3-6 慢性心力衰竭的鉴别诊断

疾病	鉴别点
支气管哮喘	多见于青少年，有过敏史，发作时双肺可闻及典型哮鸣音，咳出白色黏痰后呼吸困难常可缓解；测定血浆BNP水平对鉴别心源性和支气管哮喘有较大参考价值
心包积液、缩窄性心包炎	由于腔静脉回流受阻，可引起颈静脉怒张、肝大、下肢水肿等表现，超声心动图检查可确诊
肝硬化腹水伴下肢水肿	应与慢性右心衰竭鉴别，除基础心脏病体征有助于鉴别外，非心源性肝硬化不会出现颈静脉怒张等上腔静脉回流受阻的体征

（4）治疗：见表7-3-7。

表7-3-7 慢性心力衰竭的治疗

项目	具体内容
一般治疗	①生活方式管理，包括健康教育、体重管理、饮食管理。②急性期限制体力活动，卧床休息；稳定期适当活动，根据病情在不诱发症状的前提下从床边小坐开始逐步增加有氧运动。③病因治疗、避免诱发因素
药物治疗	①利尿药，是心力衰竭治疗中改善症状的基石，是心力衰竭治疗中唯一能够控制体液潴留的药物，但不能作为单一治疗，常用袢利尿药、噻嗪类利尿药等。②肾素-血管紧张素-醛固酮系统（RAAS）抑制药，首选ACEI，当ACEI引起干咳、血管性水肿时，不能耐受者可改用ARB，但已使用ARB且症状控制良好者不需换为ACEI。③β受体阻断药。④正性肌力药。⑤伊伐雷定
非药物治疗	①心脏再同步化治疗。②植入型心律转复除颤器。③左室辅助装置。④心脏移植

7. 急性心力衰竭

（1）临床表现

1）突发严重呼吸困难，呼吸频率常达 30~50 次/分，强迫坐位、面色灰白、发绀、大汗、烦躁，同时频繁咳嗽，咳粉红色泡沫状痰。极重者可因脑缺氧而致神志模糊。

2）发病伊始可有一过性血压升高，病情如未缓解，血压可持续下降直至休克。

3）听诊时两肺满布湿啰音和哮鸣音，心尖部第一心音减弱，率快，同时有舒张早期第三心音奔马律，肺动脉瓣第二心音亢进。

4）持续性低血压，收缩压降至 90mmHg 以下持续 30 分钟以上，肺毛细血管楔压（PCWP）≥18mmHg，心脏指数（CI）≤2.2L/（min·m²），伴组织低灌注状态，如皮肤湿冷、苍白和发绀，尿量显著减少，意识障碍，代谢性酸中毒，提示心源性休克。

（2）辅助检查

1）胸部 X 线片显示早期间质水肿时，上肺静脉充盈、肺门血管影模糊、小叶间隔增厚；肺水肿时表现为蝶形肺门；严重肺水肿时，为弥漫满肺的大片阴影。

2）重症患者采用漂浮导管行床旁血流动力学监测，肺毛细血管楔压随病情加重而升高，心脏指数则相反。

（3）治疗：见表 7-3-8。

表 7-3-8 急性心力衰竭的治疗

项目	具体内容
一般处理	①半卧位或端坐位，双腿下垂，以减少静脉回流。②立即高流量鼻管给氧，严重者采用无创呼吸机持续气道正压通气（CPAP）或双水平气道正压通气。③静脉通道开放，留置导尿管，心电监护及经皮血氧饱和度监测等。④出入量管理
一般药物治疗	①镇静，吗啡 3~5mg 静脉注射，老年患者可减量或改为肌内注射。②快速利尿，呋塞米 20~40mg 于 2 分钟内静脉注射，4 小时后可重复 1 次。③氨茶碱，解除支气管痉挛，并可增强心肌收缩、扩张外周血管。④洋地黄类药物，毛花苷 C 静脉给药最适用于有快速心室率的心房颤动并心室扩大伴左心室收缩功能不全者
血管活性药物	①血管扩张药，如硝普钠、硝酸酯类、α 受体阻断药。②正性肌力药物，如 β 受体兴奋药、磷酸二酯酶抑制药、左西孟旦。③血管收缩药
非药物治疗	①机械通气。②连续性肾脏替代治疗

第四节　心律失常

1. 诊断　见表 7-4-1。

表 7-4-1　心律失常的诊断

诊断要点	内容
病史	①发作的诱因和频率，起止方式，发作时的症状和体征。②既往是否有类似心律失常发作史，以及家族成员中是否有类似发作史。③是否有已知心脏疾病病史。④是否有引起心脏病变的全身性疾病，如甲状腺功能亢进症。⑤是否有服药史，尤其是抗心律失常药物、洋地黄和影响电解质的药物。⑥是否有植入人工心脏起搏器史等
查体	除检查心率与节律外，某些心脏体征有助于心律失常的诊断
心电图检查	是诊断心律失常最重要的一项无创伤性检查技术。心电图分析原则：①根据 P 波形态特征确定其节律，判断基本心律是窦性心律还是异位心律。②测定 PP 或 RR 间期，计算心房率或心室率有无心动过速或过缓，以及心律不齐。③测定 PR 间期和 QT 间期，判断有无延长或缩短。④比较 PP 间期和 RR 间期，寻找心房律和心室律的关系

2. 分类

（1）房性期前收缩：由心内、心外疾病引起，如风湿性心脏病二尖瓣病变、冠状动脉粥样硬化性心脏病、高血压、甲状腺功能亢进症和低钾血症，也可见于健康人。

1）心电图：①提前发生的 P 波，形态与窦性 P 波略有不同。②PR 间期 >0.12 秒。③QRS 波群形态正常；房性期前收缩伴室内差异性传导时，QRS 波群可宽大畸形。④代偿间歇一般不完全。

2）治疗：①一般无须抗心律失常药物治疗。②努力寻找并去除导致房性期前收缩的诱因。③对症状明显者或房性期前收缩诱发室上性心动过速者，可用 β 受体阻断药、普罗帕酮等。④对症状严重且药物治疗无效的单源性房性期前收缩者，可尝试行导管消融治疗。

（2）心房颤动（房颤）：常见于多种心脏疾病，甲状腺功能亢进症是引起房颤的主要心外疾病，且为可逆性病因。

1）心电图：①P 波消失，代之以 f 波。②f 波频率为 350~600 次/分，其大小、形态和振幅不同。③心室律绝对不规则，未治疗时常为 100~160 次/分；发生完全性房室传导阻滞时，心室律可完全均齐。④QRS 波群形态正常；发生室内差异性传导时，QRS 波群可宽大畸形。

2）治疗：①转复窦性心律，抗凝、复律、导管消融、外科消融。②维持窦性心律，可使用氟卡尼、普罗帕酮、胺碘酮、索他洛尔等抗心律失常药物。③控制心室率，主要使用 β 受体阻断药、非二氢吡啶类钙通道阻滞药（维拉帕米等）和洋地黄类药物。④抗凝治疗。

（3）阵发性室上性心动过速：通常无器质性心脏病表现，少数患者可由心脏疾病或药物等诱发。

1）心电图：①心率 150~250 次/分，节律规则。②QRS 波群形态与时限正常，但发生室内差异性传导或原来存在束支传导阻滞时，QRS 波形可宽大畸形。③逆行 P 波（Ⅱ、Ⅲ、aVF 导联倒置）常埋藏于 QRS 波群内或位于其终末部分，P 波与 QRS 波群保持恒定关系。④起始突然，通常由一个房性期前收缩触发，下传的 PR 间期显著延长，随之引起心动过速发作。

2）治疗：①刺激迷走神经。②静脉注射腺苷、维拉帕米、普罗帕酮、毛花苷 C、伊布利特等。③直流电复律。④超速起搏。⑤射频消融。

（4）室性期前收缩：可见于正常人，也可由心内、心外疾病、药物不良反应或中毒和电解质紊乱引起。

1）心电图：①提前出现的 QRS 波群，其前无 P 波。②提前出现的 QRS 波群宽大畸形，时限通常超过 0.12 秒。③代偿间期完全。④位于两个正常窦性心搏之间、无代偿间期的期前收缩称间位性室性期前收缩。⑤室性期前收缩和前一个正常窦性激动的偶联时间恒定。若不恒定，且长的两个异位搏动间的距离是最短的两个异位搏动间距离的整倍数时，诊断为室性并行心律。

2）治疗：①无器质性心脏病者原则上不用抗心律失常药物治疗。②室性期前收缩伴左心室收缩功能低下（LVEF < 40%）者，主要选用 I_b 类和Ⅲ类抗心律失常药物。常用的药物有利多卡因、美西律、胺碘酮和索他洛尔（LVEF < 30% 时不应使用索他洛尔）。③室性期前收缩伴左心室收缩功能正常者，可选用普罗帕酮、氟卡尼、索他洛尔、利多卡因、美西律、胺碘酮和 β 受体阻断药。④对于症状严重，尤其是伴有心功能减退，并且药物治疗无效者，导管消融治疗可以有效减轻症状并改善心功能。

（5）阵发性室性心动过速：常见于器质性心脏病，以冠状动脉粥样硬化性心脏病特别是急性心肌梗死发生率最高。

1）心电图：①3 个或以上的室性期前收缩连续出现。②QRS 波群宽大畸形，时限超过 0.12 秒；ST-T 波方向与 QRS 波群主波方向相反。③心室率通常为 100~250 次/分；心律规则，但亦可稍不规则。④P 波与 QRS 波群无固定关系，形成室房分离；偶尔个别或所有心室激动逆传，夺获心房。⑤通常发作突然。⑥心室夺获与室性融合波。

2）治疗：非器质性心脏病患者，非持续性室速如无晕厥及其他症状发作时无须治疗；持续性室速无论有无症状，均应积极治疗；器质性心脏病患者，无论是持续性，还是非持续性，均需治疗，终止发作，预防复发。对反复发作并且猝死危险性高的患者可行植入式心脏复律除颤器治疗。

（6）尖端扭转型室速：是多形性室速的一种特殊类型，因发作时 QRS 波群的振幅与波峰呈周期性改变，宛如围绕等电位线连续扭转而得名，频率 200~250 次/分。当室性期前收缩发生在舒张晚期，落在前面 T 波的终末部时（R-on-T）可诱发室速。应努力寻找和去除导致 QT 间期延长的获得性病因，停用明确或可能诱发尖端扭转型室速的药物。治疗上首先给予静脉注射镁盐。

（7）心室扑动与心室颤动：常见于缺血性心脏病。抗心律失常药物，特别是引起 QT 间期延长与尖端扭转的药物，严重缺氧、缺血、预激综合征合并房颤与极快的心室率、电击伤等亦可引起。

1）心电图：心室扑动呈正弦图形，波幅大而规则，QRS 波呈单形性，频率 150~300 次/分

（通常在 200 次/分以上），有时难与室速鉴别。室颤的波形、振幅与频率均极不规则，无法辨认 QRS 波群、ST 段与 T 波。急性心肌梗死不伴有泵功能衰竭或心源性休克的原发性室颤，可由于舒张早期的室性期前收缩落在 T 波上触发室速，然后演变为室颤。

2）治疗：终止室颤最有效的方法是非同步电除颤。

（8）房室传导阻滞：常见病因有冠状动脉粥样硬化性心脏病、心肌炎、心肌病、急性风湿热、药物中毒、电解质紊乱、结缔组织病和原发性传导束退化症。一度和二度Ⅰ型房室传导阻滞可见于健康人。

1）分度及心电图表现：见表 7 - 4 - 2。

表 7 - 4 - 2　分度及心电图表现

分度	心电图表现
一度房室传导阻滞	每个心房冲动都传导至心室，但 PR 间期超过 0.20 秒。房室传导系统的任何部位发生传导缓慢，均可导致 PR 间期延长。QRS 波群形态正常者，房室传导延缓部位几乎都位于房室结，极少数为希氏束
二度Ⅰ型房室传导阻滞	PR 间期进行性延长直至一个 P 波受阻不能下传心室；相邻 RR 间期呈进行性缩短，直至一个 P 波不能下传心室；包含受阻 P 波在内的 RR 间期小于正常窦性 PP 间期的两倍
二度Ⅱ型房室传导阻滞	心房冲动传导突然阻滞，但 PR 间期恒定不变。下传搏动的 PR 间期正常或延长。2∶1 房室阻滞可属二度Ⅰ型或Ⅱ型房室传导阻滞。若同时记录到 3∶2 阻滞，第二个心动周期之 PR 间期延长者，便可确诊为二度Ⅰ型房室传导阻滞
三度房室传导阻滞	心房与心室活动各自独立，互不相关；心房率快于心室率，心房冲动来自窦房结或心房异位节律；心室起搏点通常在阻滞部位稍下方。如位于希氏束及其近邻，心室率 40~60 次/分，QRS 波群正常，心律亦较稳定；如位于室内传导系统的远端，心室率可低至 40 次/分以下，QRS 波群增宽，心室节律亦常不稳定

2）治疗：①一度房室传导阻滞与二度Ⅰ型房室传导阻滞心室率不太慢者，无须特殊治疗。②二度Ⅱ型与三度房室传导阻滞如心室率显著缓慢，伴有明显症状或血流动力学障碍，甚至阿 - 斯综合征发作者，应给予起搏治疗。③对于症状明显、心室率缓慢者，应及早给予临时性或永久性心脏起搏治疗。

第五节　急性上呼吸道感染

1. 概述　急性上呼吸道感染简称上感，通常病情较轻、病程短、有自限性，预后良好。

2. 病因　急性上感多由病毒引起，包括鼻病毒、冠状病毒、腺病毒、流感和副流感病毒以及呼吸道合胞病毒、埃可病毒和柯萨奇病毒等。部分上感为细菌引起，可单纯发生或继发于病毒感染，多见口腔定植菌溶血性链球菌。

3. 分型　见表 7 - 5 - 1。

表 7 – 5 – 1　急性上呼吸道感染的分型

分型	临床表现
普通感冒	起病较急，初期有咽部干、痒或烧灼感，可有喷嚏、鼻塞、流清水样鼻涕等症状。2~3 天后鼻涕变稠，常伴咽痛，可出现流泪、咳嗽、声音嘶哑等。常无全身症状和发热，有时可出现低热、轻度畏寒和头痛。鼻黏膜充血、水肿，有分泌物，咽部轻度充血等
流行性感冒	①单纯型：最常见，类似普通感冒。②肺炎型：表现为高热、烦躁、呼吸困难、咳血痰和明显发绀；肺部呼吸音减低，可闻及湿啰音和/或哮鸣音；胸部 X 线片可见单、双侧广泛性小结节性浸润。上述症状常进行性加重，抗感染药物治疗无效。病程 1~4 周，多数患者可逐渐恢复，少数因呼吸和/或循环衰竭死亡。③中毒型：少见，肺部体征不明显，常持续高热、谵妄，甚至昏迷，儿童可发生抽搐。④胃肠型：以消化道症状为主要表现
以咽炎为主要表现的上呼吸道感染	以咽痒、咽痛为主，可伴流涕、鼻塞、咳嗽，并可有头痛、发热等全身不适。咽部黏膜充血、水肿，咽侧后壁、扁桃体淋巴滤泡增殖肿胀，有时见黏液或脓性分泌物，颌下淋巴结常肿大并有压痛。病程多为 3~7 天，可自愈。部分患者伴发下呼吸道感染

4. 辅助检查　病毒感染时白细胞计数正常或偏低，淋巴细胞比例升高；细菌感染时，白细胞计数增多，中性粒细胞比例升高。一般无须明确病原学检查。必要时可行病毒分离和鉴定方法确定病毒的类型，细菌培养和药敏试验有助于细菌感染的诊疗。

5. 鉴别诊断　见表 7 – 5 – 2。

表 7 – 5 – 2　急性上呼吸道感染的鉴别诊断

疾病	鉴别要点
变应性鼻炎	起病急骤，主要为鼻腔发痒、频繁喷嚏、流出多量清水样鼻涕；发作与气温突变或接触变应原有关；可见鼻腔黏膜苍白、水肿；鼻分泌物涂片可见大量嗜酸性粒细胞
急性气管 – 支气管炎	咳嗽、咳痰，血白细胞计数可增多，鼻部症状较轻，X 线胸片常见肺纹理增强
急性传染病	麻疹、脊髓灰质炎、脑炎等早期常有上呼吸道感染症状，易混淆

6. 治疗　见表 7 – 5 – 3。

表 7 – 5 – 3　急性上呼吸道感染的治疗

方法	具体内容
对症治疗	轻症者无须特殊处理。重症或发热患者应卧床休息，多饮水，口服解热镇痛药；鼻塞流涕者可用 1% 麻黄碱或萘甲唑林和抗组胺药；咳嗽、咳痰可用镇咳祛痰药；咽痛可用溶菌酶、草珊瑚含片、华素片或雾化治疗等
抗病毒治疗	金刚烷胺及其衍生物甲基金刚乙胺可用于甲型流感的预防和治疗。神经氨酸酶抑制药如奥司他韦能有效治疗和预防甲、乙型流感，早期使用可减轻症状。中药如板蓝根、大青叶等也被广泛使用
抗生素治疗	如有细菌感染，可选用青霉素类、大环内酯类、氟喹诺酮类等。单纯病毒感染者不必应用抗菌药物

第六节　哮喘

1. 概述　支气管哮喘简称哮喘，主要特征包括气道慢性炎症，气道对多种刺激因素呈高反应性，可逆性气流受限以及随病程反复而导致的气道重构。

2. 临床表现

（1）症状：主要是发作性伴哮鸣音的呼气性呼吸困难或发作性胸闷和咳嗽。严重者可出现端坐呼吸、干咳或咳白色黏液痰，甚至发绀等。夜间及凌晨发作和加重，可在数分钟内发作，经数小时至数天，用支气管舒张药后缓解或自行缓解。咳嗽变异性哮喘以咳嗽为唯一症状。运动性哮喘多于运动后出现胸闷、咳嗽和呼吸困难。

（2）体征：非发作期可无异常体征。发作时胸部叩诊呈过清音，可闻及广泛的哮鸣音，呼气相延长。重度哮喘发作时，哮鸣音消失常提示病情危重。同时还可出现心率加快、奇脉、胸腹矛盾运动和发绀。

3. 辅助检查　见表 7 – 6 – 1。

表 7 – 6 – 1　哮喘辅助检查

检查项目	内容
痰液检查	可见较多嗜酸性粒细胞
呼吸功能检查	包括通气功能检测、支气管激发试验、支气管舒张试验、呼气流量峰值（PEF）及其变异率测定
动脉血气分析	严重哮喘发作时可出现缺氧。由于过度通气可使 $PaCO_2$ 下降，pH 上升，表现为呼吸性碱中毒。病情进一步恶化，可同时出现缺氧和 CO_2 滞留，表现为呼吸性酸中毒
胸部 X 线检查	哮喘发作时可见两肺透亮度增加，呈过度通气状态，缓解期多无明显异常
特异性变应原检测	包括体外和体内试验

4. 诊断标准　符合下列（1）~（4）条或第（4）、（5）条者，可诊断为哮喘。

（1）反复发作喘息、气急、胸闷、咳嗽等，多与接触变应原、冷空气、物理或化学性刺激以及上呼吸道感染、运动等有关。

（2）发作时双肺可闻及散在或弥漫性、以呼气相为主的哮鸣音，呼气相延长。

（3）上述症状和体征可经治疗缓解或自行缓解。

（4）除外其他疾病所引起的喘息、气急、胸闷和咳嗽。

（5）临床表现不典型者，如无明显喘息或体征应有下列三项中至少一项阳性：①支气管激发试验或运动试验阳性。②支气管舒张试验阳性。③平均每天 PEF 昼夜变异率 > 10% 或 PEF 周变异率 > 20%。

5. 鉴别诊断

（1）左心衰竭引起的呼吸困难：患者多有高血压、冠状动脉粥样硬化性心脏病、风湿性心脏病等病史和体征，突发气急，端坐呼吸，阵发性咳嗽，常咳出粉红色泡沫痰，两肺可闻及广泛的湿啰音和哮鸣音，左心界扩大，心率加快，心尖部可闻及奔马律。胸部 X 线检查可见心脏增大、肺淤血征。若一时难以鉴别，可雾化吸入 β₂ 受体激动药或静脉注射氨茶碱缓解症状后进一步检查。忌用肾上腺素或吗啡。

（2）慢性阻塞性肺疾病：多见于中老年人，多有长期吸烟或接触有害气体的病史和慢性咳嗽史，喘息长年存在，有加重期。双肺呼吸音明显下降，可有肺气肿体征，两肺或可闻及湿啰音。对中老年患者，用支气管舒张药和口服或吸入激素做治疗性试验可能有所帮助。

（3）上气道阻塞：中央型支气管肺癌、气管支气管结核、复发性多软骨炎等气道疾病或异物气管吸入，导致支气管狭窄或伴发感染时，可出现喘鸣或类似哮喘样呼吸困难，肺部可闻及哮鸣音。根据病史，痰细胞学或细菌学检查，胸部影像、支气管镜检查，常可明确诊断。

（4）变态反应性支气管肺曲霉病（ABPA）：常以反复哮喘发作为特征，可咳出棕褐色黏稠痰块或咳出树枝状支气管管型。痰嗜酸性粒细胞数增加，痰镜检或培养可查及曲霉。胸部 X 线片呈游走性或固定性浸润病灶，CT 可显示近端支气管呈囊状或柱状扩张。曲霉抗原皮肤试验呈双相反应，曲霉抗原特异性沉淀抗体（IgG）测定阳性，血清总 IgE 显著升高。

6. 治疗

（1）脱离变应原。

（2）药物治疗

1）哮喘治疗药物分类：见表 7−6−2。

表 7−6−2 哮喘治疗药物分类

分类	药物
缓解性药物	短效 β₂ 受体激动药（SABA）
	短效吸入型抗胆碱药（SAMA）
	短效茶碱
	全身用糖皮质激素
控制性药物	吸入型糖皮质激素（ICS）
	白三烯调节剂
	长效 β₂ 受体激动药（LABA，不单独使用）
	缓释茶碱
	色甘酸钠
	抗 IgE 抗体
	抗白介素−5（IL−5）抗体
	联合药物（如 ICS/LABA）

2）糖皮质激素：是目前控制哮喘最有效的药物。ICS 是目前哮喘长期治疗的首选药物，常用药物有倍氯米松、布地奈德等。口服激素，用于吸入激素无效或需要短期加强治疗者，常用泼尼松和泼尼松龙。重度或严重哮喘发作时应及早静脉给予激素，可选择琥珀酸氢化可的松。

3）β₂ 受体激动药：SABA 为治疗哮喘急性发作的首选药物，首选吸入给药，常用药物有沙丁胺醇和特布他林。LABA 与 ICS 联合是目前最常用的哮喘控制性药物。常用 LABA 有沙美特罗和福莫特罗。LABA 不能单独用于哮喘的治疗。

4）白三烯调节剂：是目前除 ICS 外唯一可单独应用的哮喘控制性药物，可作为轻度哮喘 ICS 的替代治疗药物和中、重度哮喘的联合治疗用药，尤其适用于阿司匹林哮喘、运动性哮喘和伴有变应性鼻炎哮喘患者的治疗。常用药物有孟鲁司特和扎鲁司特。

（3）重度哮喘发作的治疗：持续雾化吸入 SABA，联合雾化吸入短效抗胆碱药、激素混悬液以及静脉茶碱类药物，吸氧。尽早静脉应用激素，待病情得到控制和缓解后改为口服给药。注意维持水、电解质平衡，纠正酸碱失衡，当 pH < 7.20 且合并代谢性酸中毒时，应适当补碱。经过上述治疗，临床症状和肺功能无改善甚至继续恶化，应及时给予机械通气治疗，指征主要包括呼吸肌疲劳、$PaCO_2 \geqslant 45mmHg$，意识改变（需进行有创机械通气）。预防呼吸道感染。

第七节　肺炎

1. 概述　肺炎指终末气道、肺泡和肺间质的炎症，可由病原微生物、理化因素、免疫损伤、过敏及药物所致。病因以感染最常见。细菌性肺炎是最常见的肺炎，也是最常见的感染性疾病之一。

2. 分类　见图 7 - 7 - 1。

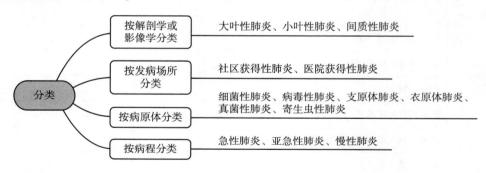

图 7 - 7 - 1　肺炎的分类

3. 社区获得性肺炎（CAP）

（1）临床诊断：①新近出现的咳嗽、咳痰，或原有呼吸道疾病症状加重，并出现脓性痰；伴或不伴胸痛。②发热 > 38℃。③新近出现或进展性肺部浸润性病变。④肺实变体征和/或湿啰音。⑤血白细胞计数 $> 10 \times 10^9/L$ 或 $< 4 \times 10^9/L$，伴或不伴核左移。以上第 1 项加 2 ~ 5 项中任何一项，并除外肺结核、肺部肿瘤、非感染性肺间质性疾病、肺水肿、肺不张、肺栓塞、肺嗜酸性粒细胞浸润症、肺血管炎等，CAP 的临床诊断确立。

（2）病原学诊断：住院患者应做 2 次血培养、痰涂片与培养。重症 CAP 应做军团菌有关检测。

（3）病情评估

1）凡有 2 项或 2 项以上的下列危险因素者均应住院治疗：年龄≥65 岁；生活在养老机构；有基础疾病；意识障碍；高热或体温不升；呼吸频率≥30 次/分；心率≥125 次/分；血压 <

90/60mmHg；周围血白细胞计数 $>20 \times 10^9/L$ 或 $<4 \times 10^9/L$；血细胞比容 $<30\%$；动脉血 pH $\leqslant$ 7.30；迁徙性病灶。

2）重症肺炎的诊断标准（表7-7-1）：凡符合1条主要标准或3条次要标准即可诊断。

表7-7-1　重症肺炎的诊断标准

标准分类	诊断标准
主要标准	①呼吸衰竭需要气管插管机械通气。②感染性休克经积极的液体复苏后仍需要使用血管活性药物治疗
次要标准	①呼吸频率 $\geqslant 30$ 次/分。②$PaO_2/FiO_2 \leqslant 250$。③双侧或多叶炎症。④意识障碍和/或定向障碍。⑤血尿素氮 $\geqslant 7.14mmol/L$。⑥收缩压 $<90mmHg$ 需要积极的液体复苏

（4）抗感染治疗（表7-7-2）：临床诊断一旦成立，应尽早开始经验性抗感染治疗，48~72小时内根据治疗反应并结合病原学诊断报告调整治疗。

表7-7-2　CAP的抗感染治疗

患者情况	常见病原体	推荐抗感染治疗药物
门诊无基础疾病和危险因素患者	肺炎链球菌、肺炎支原体、肺炎衣原体、流感嗜血杆菌等	新大环内酯类，阿奇霉素、克拉霉素等；多西环素或根据本地区耐药情况选择；β-内酰胺类，必要时联合大环内酯类
伴基础疾病和/或危险因素患者	肺炎链球菌、流感嗜血杆菌、需氧革兰阴性杆菌、金黄色葡萄球菌、卡他莫拉菌等	β-内酰胺类联合大环内酯类/多西环素，或具有显著抗肺炎链球菌活性的喹诺酮类单用
需要住院患者	肺炎链球菌、流感嗜血杆菌、复合菌（包括厌氧菌）、需氧革兰阴性杆菌、金黄色葡萄球菌、呼吸道病毒等	静脉使用β-内酰胺类或β-内酰胺类/酶抑制药复方制剂，联合口服或静脉用大环内酯类/多西环素，或联合大环内酯类，或呼吸喹诺酮类
重症患者	肺炎链球菌、需氧革兰阴性杆菌、嗜肺军团菌、肺炎支原体、呼吸道病毒、流感嗜血杆菌等	①无铜绿假单胞菌感染危险因素者：静脉应用β-内酰胺类+静脉氨基糖苷类，或呼吸喹诺酮类。②铜绿假单胞菌感染危险因素者：静脉应用抗假单胞菌β-内酰胺类+静脉抗假单胞菌喹诺酮类，或静脉抗假单胞菌β-内酰胺类+静脉氨基糖苷类+大环内酯类

4. 医院获得性肺炎（HAP）

（1）临床诊断：①新近出现咳嗽、咳痰，或原有呼吸道疾病症状加重，并出现脓性痰，伴或不伴胸痛。②发热 $>38℃$。③肺实变体征和/或湿啰音。④血白细胞计数 $>10 \times 10^9/L$ 或 $<4 \times 10^9/L$，伴或不伴核左移。胸部 X 线片显示新出现或进展性肺部浸润性病变合并以上之一者，在排除其他基础疾病如肺不张、心力衰竭和肺水肿、药物性肺损伤、肺栓塞和急性呼吸窘迫综合征（ARDS）等后可作出临床诊断。

（2）病原学诊断：常规做血培养、痰培养，对部分重症肺炎在经验性治疗无效时，可衡量利弊选择行侵袭性技术如防污染样本毛刷和支气管肺泡灌洗采样，进行病原学检查。

（3）抗感染治疗（表7-7-3）：疗程应个体化。多数情况下有效的抗感染治疗疗程可缩短至7~8天，部分患者可用至14天，出现肺脓肿、伴有免疫功能损害者应适当延长疗程。

表 7 - 7 - 3 HAP 的抗感染治疗

分类	治疗
早发、轻中症 HAP	可选择静脉使用第二、三代头孢菌素，β - 内酰胺类/β - 内酰胺酶抑制药，青霉素过敏者选用氟喹诺酮类
晚发、重症 HAP	可选择静脉使用左氧氟沙星或环丙沙星或氨基糖苷类联合下列药物之一：抗假单胞菌 β - 内酰胺类、广谱 β - 内酰胺类/β - 内酰胺酶抑制药、亚胺培南或美罗培南。存在金黄色葡萄球菌感染危险因素时，应加用万古霉素、替考拉宁或利奈唑胺

（4）健康指导：患者取半坐位以减少吸入危险性；切实执行无菌操作制度；尽可能缩短人工气道留置和机械通气时间，减少鼻胃插管和缩短留置时间；尽量避免或减少使用 H_2 受体阻断药和抗酸药；加强营养支持疗法。

5. 肺炎链球菌肺炎

（1）临床表现

1）症状：发病前常有受凉、淋雨、疲劳、醉酒、病毒感染史，多有上呼吸道感染的前驱症状。起病急骤，高热、寒战，全身肌肉酸痛，体温在数小时内升至 39~40℃，高峰在下午或傍晚，或呈稽留热。可有患侧胸部疼痛，放射到肩部或腹部，咳嗽或深呼吸时加剧。痰少，可带血或呈铁锈色。食欲缺乏，偶有恶心、呕吐、腹痛或腹泻，易被误诊为急腹症。

2）体征：呈急性热病容，面颊绯红，鼻翼扇动，皮肤灼热、干燥，口角及鼻周有单纯疱疹；病变广泛时可出现发绀。有脓毒症者，可出现皮肤、黏膜出血点，巩膜黄染。早期肺部体征无明显异常，仅有胸廓呼吸运动幅度减小，叩诊稍浊，听诊可有呼吸音减低及胸膜摩擦音。肺实变时叩诊浊音，触觉语颤增强并可闻及支气管呼吸音。消散期可闻及湿啰音。心率加快，有时心律不齐。重症患者有肠胀气，上腹部压痛多与炎症累及膈胸膜有关。重症感染时可伴休克、急性呼吸窘迫综合征及神经精神症状。

（2）辅助检查

1）血白细胞计数增多，中性粒细胞比例多在 0.8 以上，并有核左移。年老体弱、酗酒、免疫功能低下者，白细胞计数可不增多，但中性粒细胞比例仍升高。痰直接涂片做革兰染色及荚膜染色镜检，如发现典型的革兰染色阳性、带荚膜的双球菌或链球菌，可初步作出病原学诊断。痰培养 24~48 小时可以确定病原体。

2）胸部影像学检查，早期仅见肺纹理增粗，或受累的肺段、肺叶稍模糊。随病情进展，表现为大片炎症浸润阴影或实变影，在实变阴影中可见支气管充气征，肋膈角可有少量胸腔积液。在消散期，炎症浸润逐渐吸收，可有片状区域吸收较快而呈现"假空洞"征，多数病例在起病 3~4 周后才完全消散。

（3）治疗：见表 7 - 7 - 4。

表 7 - 7 - 4　肺炎链球菌肺炎治疗

方式	治疗
抗菌药物治疗	首选青霉素，用药途径及剂量视病情轻重及有无并发症而定
支持疗法	卧床休息，补充足够的蛋白质、热量及维生素。密切监测病情变化，防止休克
并发症的处理	经抗菌药物治疗后，高热常在 24 小时内消退，或数日内逐渐下降。若体温降而复升或 3 天后仍不降者，应考虑肺炎链球菌的肺外感染，如脓胸、心包炎或关节炎等；若持续发热应寻找其他原因

6. 肺炎支原体肺炎

（1）临床表现

1）发病初有乏力、头痛、咽痛、发冷、发热、肌肉酸痛、食欲缺乏、恶心、呕吐等，头痛显著。发热高低不一。2~3 天后出现明显的呼吸道症状。发热可持续 2~3 周。热度恢复正常后尚可有咳嗽，咳嗽可延长至 6 周左右。极少数病例可伴发中枢神经症状。

2）查体可见咽部中度充血，耳鼓膜常有充血，颈淋巴结可肿大，少数病例有斑丘疹、红斑或唇疱疹。胸部一般无明显异常体征，约半数可闻及干或湿啰音。

（2）辅助检查：见表 7 - 7 - 5。

表 7 - 7 - 5　肺炎支原体肺炎的辅助检查

检查项目	表现
胸部 X 线检查	肺纹理增多，肺实质可有多形态的浸润形阴影，近肺门阴影较模糊，以下叶多见，也可呈斑点状、斑片状或均匀模糊阴影。约 1/5 有少量胸腔积液。约半数为单叶或单肺段分布，有时浸润广泛、有实变
血常规	白细胞计数正常或减少，少数可达（10~15）×10^9/L 或以上，以中性粒细胞为主
痰、鼻和喉拭子培养	可获肺炎支原体，但需时约 3 周，发病 2 周后，约半数病例产生抗体
红细胞冷凝集试验	滴定效价在 1:32 以上，恢复期效价 4 倍升高的意义大

（3）治疗：大环内酯类（如阿奇霉素、红霉素、罗红霉素、克拉霉素等）、喹诺酮类（如左氧氟沙星、莫西沙星）均可用于肺炎支原体肺炎的治疗，疗程 10~14 天。

第八节 慢性阻塞性肺疾病

1. 临床表现 慢性阻塞性肺疾病（COPD）的临床表现见图 7-8-1。

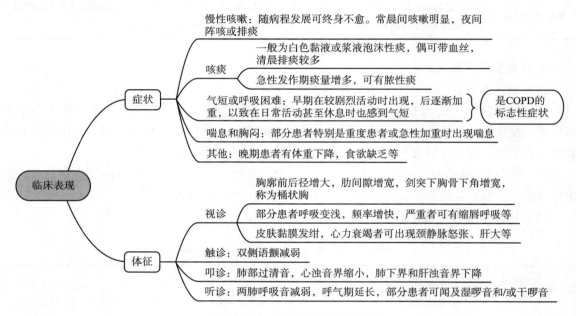

图 7-8-1 COPD 的临床表现

2. 分级 见图 7-8-2。

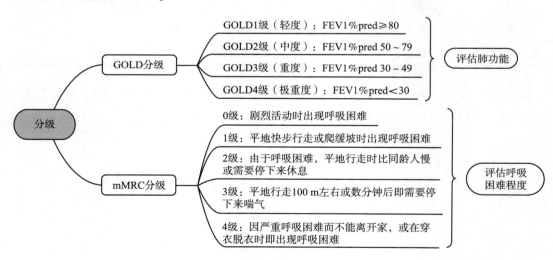

图 7-8-2 COPD 的分级

3. 辅助检查

（1）肺功能检查：是判断持续气流受限的主要客观指标。吸入支气管扩张药后，第一秒用力呼气量/用力肺活量（FEV_1/FVC）<70% 可确定为持续气流受限。肺总量（TLC）、功能残

气量（FRC）和残气量（RV）升高，肺活量（VC）降低，表明肺过度充气。

（2）胸部 X 线检查：COPD 早期胸片无异常变化。以后可出现肺纹理增粗、紊乱等非特异性改变，也可出现肺气肿。

（3）胸部 CT 检查：主要临床意义在于排除其他具有相似症状的呼吸系统疾病。

（4）血气检查：对确定发生低氧血症、高碳酸血症、酸碱平衡失调以及判断呼吸衰竭的类型有重要价值。

4. 诊断 根据吸烟等高危因素史，临床症状、体征等资料，临床可以高度怀疑 COPD，明确诊断依赖于肺功能检查证实有不完全可逆的气流受限，同时要排除其他已知病因气流受限的疾病。少数患者无咳嗽、咳痰症状，仅肺功能检查发现 $FEV_1/FVC < 70\%$，同时 FEV_1 占预计值低于正常值下限，在除外其他疾病后，也可诊断为 COPD。

5. 鉴别诊断 见表 7 - 8 - 1。

表 7 - 8 - 1　COPD 的鉴别诊断

疾病	鉴别要点
哮喘	早年发病，每天症状变化快，夜间和清晨症状明显，也可有过敏史，鼻炎和/或湿疹、有哮喘家族史
充血性心力衰竭	胸部 X 线片示心脏扩大、肺水肿，肺功能提示有限制性通气功能障碍，而非气流受限
支气管扩张症	大量脓痰，常伴有细菌感染，粗湿啰音、杵状指，胸部 X 线片或者 CT 提示支气管扩张，管壁增厚
肺结核	所有年龄均可发病，胸部 X 线片示肺浸润性病灶或者结节状、空洞样改变，微生物检查可确诊，流行地区高发
闭塞性细支气管炎	发病年龄较轻、不吸烟，可能有类风湿关节炎病史或者烟雾接触史，呼吸相 CT 显示低密度影
弥漫性泛细支气管炎	多为男性非吸烟者，几乎均有慢性鼻窦炎，胸部 X 线片和高分辨率 CT 示弥漫性小叶中央结节影和过度充气征

6. 治疗

（1）稳定期治疗

1）教育与管理：劝导吸烟患者戒烟，是减慢肺功能损害最有效的措施。

2）支气管扩张药：是现有控制症状的主要措施，可依据患者病情严重程度、用药后患者反应等因素选用。常用 β_2 受体激动药、抗胆碱药、茶碱类药。

3）糖皮质激素：对高风险患者，长期吸入糖皮质激素与长效 β_2 受体激动药的联合制剂可增加运动耐量、减少急性加重频率、提高生活质量。

4）祛痰药：对痰不易咳出者可应用。

5）长期家庭氧疗（LTOT）：对 COPD 并发慢性呼吸衰竭者可提高生活质量和生存率。使用指征：①$PaO_2 \leq 55mmHg$ 或 $SaO_2 \leq 88\%$，有或没有高碳酸血症。②PaO_2 55 ~ 60mmHg，或 $SaO_2 < 89\%$，并有肺动脉高压、右心衰竭或红细胞增多症（血细胞比容 > 0.55）。一般用鼻导管吸氧，氧流量为 1.0 ~ 2.0L/min，吸氧时间 > 15h/d。

（2）急性加重期治疗

1）确定急性加重的原因及病情的严重程度，最多见的原因是<u>细菌或病毒感染</u>。

2）支气管扩张药：有严重喘息症状者可给予较大剂量雾化吸入治疗。

3）低流量吸氧：发生低氧血症者可用鼻导管吸氧，或通过可调试通气面罩吸氧。鼻导管给氧时，吸入的氧浓度为 <u>28%~30%</u>，避免吸入氧浓度过高引起二氧化碳潴留。

4）抗生素：患者呼吸困难加重，咳嗽伴痰量增加、有脓性痰时，应依据患者所在地常见病原菌及其药物敏感情况积极选用抗生素治疗。

5）糖皮质激素：对需要住院治疗的急性加重期患者可考虑应用泼尼松龙。

7. 转诊　COPD 急性发作治疗后无好转，出现呼吸衰竭、气胸等并发症，转至一级医院或专科医院治疗，病情稳定后转回社区医院随访。

第九节　慢性胃炎

考点直击

【病历摘要】

男，35 岁。发作性上腹胀痛不适 5 年。

患者于 5 年前过量进食后出现上腹部隐痛，伴恶心，无发热、呕吐及腹泻，自服硫糖铝、法莫替丁后疼痛症状缓解。此后每当饮食不当即感上腹隐痛、胀满，症状时轻时重，可伴嗳气，偶有胃灼热、反酸。患病以来，食欲正常，无剧烈腹痛发作，也无呕血、黑便及体重下降等症状。既往体健，否认慢性肝炎、糖尿病和高血压病史，无手术史，吸烟 15 年，每天 20 支。

查体：体温 36.5℃，脉搏 72 次/分，呼吸 15 次/分，血压 125/80mmHg。一般情况好，浅表淋巴结无肿大，睑结膜无苍白，巩膜无黄染。心肺未见异常。腹部平坦，无胃型及蠕动波，腹壁柔软，剑突下偏左轻压痛，无反跳痛，胆囊区无压痛，肝、脾肋下未触及，移动性浊音（－），肝浊音界存在，肠鸣音正常。

辅助检查：胃镜检查示胃窦黏膜充血，色泽红白相间，以红相为主，可见散在出血点和少量糜烂。腹部 B 超示肝、胆、胰、脾、肾大致正常。胸部 X 线检查、心电图检查未见异常。

【病例分析】

1. 诊断　慢性浅表性胃炎。

2. 诊断依据

（1）中、青年男性，慢性发病。

（2）主要表现为长期发作性上腹胀痛不适。

（3）心、肺未见异常，剑突下偏左轻压痛。

（4）胃镜检查示胃窦黏膜充血，红白相间。

3. 鉴别诊断 ①慢性胆囊炎、胆石症。②胃溃疡。③慢性活动性肝炎。

4. 进一步检查 ①幽门螺杆菌（Hp）检测。②肝炎病毒标志物检测、肝功能。③血清学检测，如促胃液素、抗壁细胞抗体、维生素 B_{12} 检测等。

5. 治疗原则

（1）戒除不良生活习惯，生活、饮食规律。

（2）消除病因，解除症状，防止复发。

（3）明确反复发作的原因，Hp 阳性者行幽门螺杆菌根除治疗。

1. 病因

（1）幽门螺杆菌（Hp）感染：是最常见的病因。

（2）十二指肠 – 胃反流：与各种原因引起的胃肠道动力异常、肝胆道疾病及远端消化道梗阻有关。长期反流可导致胃黏膜慢性炎症。

（3）药物和毒物：服用非甾体抗炎药（NSAIDs）/阿司匹林或环氧化酶 – 2（COX – 2）选择性抑制药是反应性胃病的常见病因。许多毒素也可能损伤胃，其中乙醇最为常见。乙醇和 NSAIDs 两者联合作用将对胃黏膜产生更强的损伤。

（4）自身免疫：胃体腺壁细胞分泌的内因子能与食物中的维生素 B_{12} 结合形成复合物，使其不被酶消化；到达回肠后，维生素 B_{12} 得以吸收。当体内出现针对壁细胞或内因子的自身抗体时，自身免疫性的炎症反应导致壁细胞总数减少、泌酸腺萎缩、胃酸分泌降低；内因子减少可导致维生素 B_{12} 吸收不良，出现巨幼细胞贫血，即恶性贫血。

（5）其他：老年人胃黏膜可出现退行性改变，加之 Hp 感染率较高，使胃黏膜修复再生功能降低，炎症慢性化，上皮增殖异常及胃腺体萎缩。

2. 临床表现 见图 7 – 9 – 1。

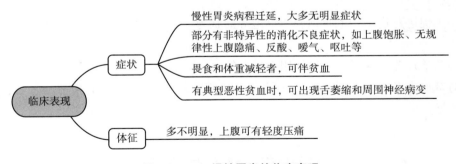

图 7 – 9 – 1 慢性胃炎的临床表现

3. 辅助检查

（1）实验室检查：见表 7 – 9 – 1。

表 7 – 9 – 1　慢性胃炎的实验室检查

分类	检查要点
Hp 检测	多呈阳性
胃酸测定	浅表性胃炎胃酸分泌正常或增多
血清促胃液素测定	胃窦炎时含量正常，胃体胃炎时常升高
自身抗体	萎缩性胃炎血清中可测出壁细胞抗体、内因子抗体
血清维生素 B_{12} 及叶酸测定	当维生素 B_{12} 缺乏时有助于恶性贫血的诊断

（2）胃镜检查和黏膜活组织检查：为主要诊断方法。胃镜及病理表现见表 7 – 9 – 2。

表 7 – 9 – 2　慢性胃炎的胃镜表现及病理表现

分类	胃镜表现	病理表现
浅表性胃炎	黏膜粗糙不平、红斑、出血点或斑	呈 Hp 阳性
萎缩性胃炎	颗粒状，黏膜血管显露，色泽灰暗，皱襞细小	有胃黏膜中至重度萎缩、肠化生、不典型增生，Hp 可阳性，也可阴性

4. 诊断　确诊必须依靠胃镜检查及胃黏膜活组织病理学检查。幽门螺杆菌检测有助于病因诊断。怀疑自身免疫性胃炎者应检测壁细胞抗体、内因子抗体及做维生素 B_{12} 水平测定等。

5. 治疗

（1）去除各种可能的致病因素。

（2）清除攻击因子：①根除 Hp，常用四联疗法，即 1 种质子泵抑制药（PPI）、2 种抗生素和 1 种铋剂。②抑酸或抗酸治疗。③根据情况服用中和胃酸、吸附胆酸并兼有保护胃黏膜的药物。

（3）增强胃黏膜防御能力，常有胶体铋、硫糖铝等。

（4）动力促进药适用于上腹饱胀、早饱等症状为主者。常用多潘立酮、伊托必利、莫沙必利等。

（5）中药治疗萎缩性胃炎者可加用胃复春等。

（6）对贫血患者应用铁剂、叶酸和肌内注射维生素 B_{12}。对有明显精神因素者，可用抗抑郁药和镇静药。

第十节　消化性溃疡

1. 概述　消化性溃疡（PU）指胃肠黏膜发生的炎性缺损，以胃溃疡（GU）和十二指肠溃疡（DU）最常见。幽门螺杆菌感染是主要病因。

2. 临床表现　见图 7 – 10 – 1。部分患者可无症状，以出血、穿孔等并发症为首发症状。

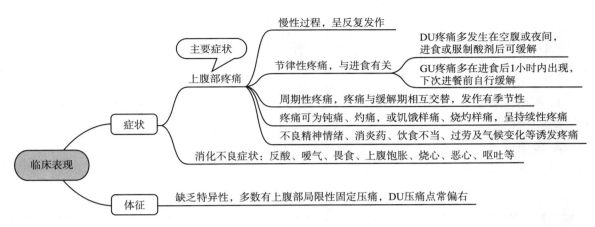

图 7 - 10 - 1　消化性溃疡的临床表现

3. 辅助检查　胃镜及胃黏膜活组织检查是确诊消化性溃疡的首选检查方法。

4. 并发症　上消化道出血、穿孔和幽门梗阻是消化性溃疡的主要并发症，极少部分胃溃疡发生癌变。

5. 鉴别诊断　见表 7 - 10 - 1。

表 7 - 10 - 1　消化性溃疡的鉴别诊断

疾病	鉴别点
胃泌素瘤	若有顽固性、多发性、易出现并发症的难治性溃疡者，应警惕胃泌素瘤，测血清促胃液素可确诊
癌性溃疡	早期胃癌的胃镜表现，最易与良性溃疡相混淆，活检做病理检查可确诊
慢性胆囊炎和胆石症	对不典型的患者，需借助 B 超检查
功能性消化不良	对于症状酷似消化性溃疡者，应做内镜检查

6. 治疗　见表 7 - 10 - 2。

表 7 - 10 - 2　消化性溃疡的治疗

方式	治疗
一般治疗	作息、饮食规律，避免过劳、刺激性食物，尽可能停用非甾体抗炎药
药物治疗	①抑制胃酸分泌：质子泵抑制药是治疗消化性溃疡的首选药物，抑酸疗程一般为 DU 4 周、GU 6~8 周。②根除幽门螺杆菌。③保护胃黏膜：铋剂、弱碱性抗酸剂等
手术治疗	大多数 PU 及其并发症不需要外科手术治疗。需考虑手术治疗的情况：①并发消化道大出血经药物、胃镜及血管介入治疗无效时。②急性穿孔、慢性穿透溃疡。③瘢痕性幽门梗阻，内镜治疗无效。④GU 疑有癌变

第十一节　腹泻

1. 概述　腹泻是指排便次数增多（＞3次/天），或便量增加（＞200g/d），或便质稀薄（含水量＞85%）。

2. 分类

（1）按病程分类：见表7-11-1。

表7-11-1　腹泻按病程分类

分类	病程	病因
急性腹泻	不超过4周	主要是由病毒、细菌、真菌、原虫、蠕虫等感染所引起的肠炎、痢疾、霍乱、儿童腹泻病等
慢性腹泻	超过4周或长期反复发作	①消化系统疾病，如肠道感染、炎症性肠病、肠道肿瘤。②全身性疾病，如甲状腺功能亢进症。③肠功能紊乱，如肠易激综合征

（2）按发病机制分类：可分为渗透性腹泻、渗出性腹泻、分泌性腹泻、动力性腹泻等。

3. 辅助检查

（1）实验室检查

1）大便检查：包括大便隐血试验，涂片查白细胞、红细胞、未消化的食物、寄生虫及虫卵，苏丹Ⅲ染色检测大便脂肪，涂片查大便细菌、真菌，大便细菌培养等。

2）血液检查：血常规、血电解质、肝肾功能、血气分析等检测有助于慢性腹泻的诊断与鉴别诊断。血胃肠激素或多肽测定可用于诊断和鉴别胃肠胰神经内分泌肿瘤引起的分泌性腹泻。

3）小肠吸收功能试验：右旋木糖吸收试验、维生素B_{12}吸收试验等有助于了解小肠的吸收功能。

（2）影像及内镜检查：超声可了解有无肝胆胰疾病。腹部平片、钡餐、钡剂灌肠、CT以及选择性血管造影，有助于观察胃肠道肠壁、肠腔形态，发现胃肠道肿瘤、评估胃肠运动等。胃肠镜对上消化道、结肠肿瘤和炎症等病变引起的慢性腹泻具有重要诊断价值。

4. 诊断要点　见表7-11-2。

表7-11-2　腹泻的诊断要点

伴随症状	诊断要点
伴发热	①急性胃肠炎：多有不洁食物史，表现有腹泻、恶心、呕吐、发热及腹痛等。②病毒性肠炎：小儿多见，夏秋季发病。有稀水样便，伴发热、恶心、呕吐等症状，约一周后自愈。③细菌性痢疾：多有不洁食物史。有脓血便，伴里急后重、发热及呕吐等。部分患者病情较重，可出现中毒性痢疾。④白念珠菌肠炎：多见于婴幼儿、老年人、营养不良体弱者及有长期应用抗生素病史者，有发热、鹅口疮及腹泻等症状。大便可呈豆腐渣样。⑤霍乱：可有发热，伴严重的呕吐及腹泻，大便呈米泔水样，极易发生水、电解质紊乱

续表

伴随症状	诊断要点
伴腹痛	①克罗恩病：表现为慢性腹泻、脓血便伴脐周痛、发热及消瘦；严重者易出现肠出血及肠穿孔，可形成脓肿、瘘管及肠梗阻。②阿米巴痢疾：常呈慢性腹泻，果酱样便，并伴下腹痛及低热
伴包块	①肠结核：起病较慢，可有低热、盗汗、消瘦、腹痛、腹泻或腹泻与便秘交替出现的症状。右下腹部可扪及包块。②肠道肿瘤：多见于40岁以上，有低热、消瘦、腹泻及腹痛等症状。腹部常可扪及包块

5. 治疗

（1）急性胃肠炎，补液以纠正水、电解质紊乱。

（2）采集流行病学史。

（3）细菌性痢疾，在社区医院宜先留取大便做大便培养及药敏试验，再按经验给予抗生素治疗，疗效不佳或中毒性菌痢者应转诊。按规定上报传染病疫卡。

6. 转诊　肠结核、克罗恩病及肠道肿瘤、霍乱患者均应转送上级医院。转诊霍乱患者应注意管理传染源。如腹泻明确由过敏性紫癜、尿毒症等疾病引起，经治疗原发病后腹泻仍未缓解者，应送上级医院诊治。

第十二节　肝硬化

1. 病因　在我国，门脉性肝硬化最常见的病因是病毒性肝炎。其他病因包括胆汁淤积、循环障碍、寄生虫感染、遗传和代谢性疾病等。

2. 临床表现　见表7-12-1。

表7-12-1　临床表现

分期	临床表现
代偿期	大部分患者无症状或症状较轻，可有腹部不适、乏力、食欲缺乏、消化不良和腹泻等症状，多呈间歇性，常于劳累、精神紧张或伴随其他疾病而出现，休息及助消化的药物可缓解。患者营养状态尚可，是否有肝大取决于不同类型的肝硬化，脾脏因门静脉高压常有轻、中度大。肝功能检查正常或轻度异常
失代偿期	肝功能减退：①全身表现，如乏力、精神不振、黄疸、面色晦暗、体重减轻、肌肉萎缩、肢体水肿等。②消化系统症状，易出现食欲缺乏、腹胀、腹泻、腹痛等。③出血倾向和贫血，常出现鼻黏膜及牙龈出血、皮肤紫癜和胃肠道出血，患者常出现不同程度的贫血。④皮肤巩膜黄染。⑤内分泌功能紊乱，可出现蜘蛛痣、毛细血管扩张、肝掌，男性常见睾丸萎缩、性欲减退、毛发脱落；女性有月经失调、闭经、不孕等
	门静脉高压症：①脾大，多为轻、中度大，伴有血细胞减少。②侧支循环建立和开放，食管和胃底静脉曲张是肝硬化的特征性表现。③腹水，是肝硬化失代偿期最常见和最突出的表现

3. 并发症

（1）上消化道出血：为最常见的并发症。出血病因包括食管-胃底静脉曲张破裂、门静脉高压性胃病、消化性溃疡等。多突然大量呕血和/或排黑便，易导致失血性休克。

（2）肝性脑病（HE）：为最严重的并发症，也是肝硬化最常见的死亡原因。在肝硬化基础上，患者摄入蛋白过量、消化道出血、感染、电解质紊乱等均可诱发肝性脑病。主要表现为性格异常、意识障碍、昏迷等。

（3）感染：自发性腹膜炎是最常见的感染，致病菌多为革兰阴性杆菌，主要表现为腹痛、腹胀、腹水迅速增长或持续不退，可有程度不等的腹膜炎体征。腹水检查如白细胞 $>500 \times 10^6/L$ 或多形核白细胞 $>250 \times 10^6/L$ 可诊断自发性腹膜炎。

（4）肝肾综合征（HRS）：特征性表现为"三低一高"，即自发性少尿或无尿、低尿钠、稀释性低血钠和氮质血症。肾脏本身无重要病理改变，为功能性肾衰竭。

（5）肝肺综合征（HPS）：肺泡气－动脉血氧分压差上升导致的低氧血症是其重要生理基础。临床特征为肝硬化基础上，排除原发心肺疾病后，出现呼吸困难及缺氧体征如发绀和杵状指（趾）。

（6）原发性肝细胞癌：患者短期内出现肝脏迅速增大、持续性肝区疼痛、不明原因发热，腹水检查为血性，B超等检查提示肝脏有占位，甲胎蛋白（AFP）升高时，考虑有原发性肝癌可能。

（7）电解质和酸碱平衡紊乱：低钠血症，低钾低氯血症。呼吸性碱中毒或代谢性碱中毒多见，其次是呼吸性碱中毒合并代谢性碱中毒。

（8）门静脉系统血栓形成或海绵样变性：可表现为腹痛、腹胀、血便、休克、腹水增加且不易消退、脾大等。

4. 诊断依据

（1）有病毒性肝炎、长期大量饮酒、血吸虫病、遗传等相关病史。

（2）出现肝功能损害和门静脉高压症的临床表现。

（3）肝功能检查异常，转氨酶、胆红素升高，血白蛋白降低，白蛋白/球蛋白倒置，凝血功能障碍等。

（4）影像学检查提示肝脏质地硬，表面有结节，形态改变，脾大、腹水等表现。

（5）肝活组织检查见到假小叶形成。

5. 鉴别诊断

（1）引起腹水和腹部膨隆的疾病：需与结核性腹膜炎、腹腔内肿瘤、肾病综合征、缩窄性心包炎和巨大卵巢囊肿等鉴别。

（2）肝大及肝脏结节性病变：应除外慢性肝炎、血液病、原发性肝癌和血吸虫病等。

（3）肝硬化并发症：①上消化道出血应与消化性溃疡、糜烂出血性胃炎、胃癌等鉴别。②肝性脑病应与低血糖、糖尿病酮症酸中毒、尿毒症、脑血管意外、脑部感染和镇静药过量等鉴别。③肝肾综合征应与慢性肾小球肾炎、急性肾小管坏死等鉴别。④肝肺综合征应与肺部感染、哮喘等鉴别。

6. 治疗 见图 7 - 12 - 1。代偿期患者，治疗旨在延缓肝功能失代偿、预防肝细胞肝癌，争取逆转病变；失代偿期患者，以改善肝功能、治疗并发症、延缓或减少对肝移植需求为目标。

7. 健康指导

（1）代偿期患者可从事轻体力劳动，失代偿期患者应多卧床休息。保持情绪稳定，减轻心理压力。

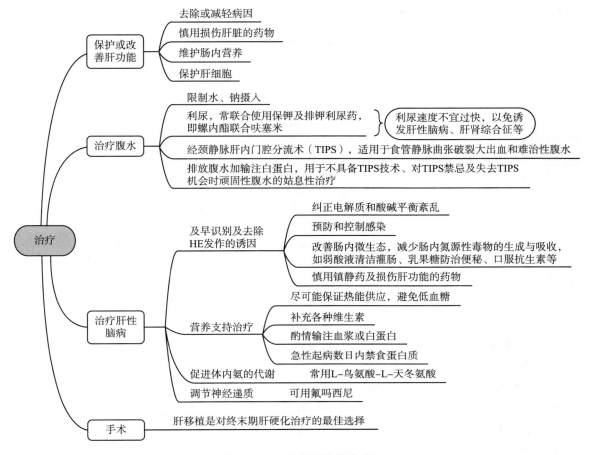

图 7 - 12 - 1　肝硬化的治疗

（2）禁酒。避免不必要且疗效不明确的药物。慎用镇静、催眠药物。

（3）对已有食管 - 胃底静脉曲张者，进食不宜过快、过多，食物不宜过于辛辣和粗糙。食物应以易消化、产气少的粮食为主，持续少量蛋白及脂肪食物，常吃蔬菜水果，调味不宜过于辛辣，保持大便通畅，不宜用力排便。

（4）避免感染，居室应通风，养成良好的个人卫生习惯，避免着凉及不洁饮食。

（5）了解肝硬化的病因，坚持使用针对病因的药物，定期随访。有轻微肝性脑病患者不宜驾车及高空作业。乙肝及丙肝患者可以与家人、朋友共餐。应避免血液传染。

第十三节　上消化道出血

1. 概述　上消化道出血是内科常见急症，指十二指肠悬韧带以上的消化道，包括食管、胃、十二指肠、胆管和胰管等病变引起的出血。

2. 病因　见图 7 - 13 - 1。常见病因为消化性溃疡、食管 - 胃底静脉曲张破裂、急性糜烂出血性胃炎和上消化道肿瘤。

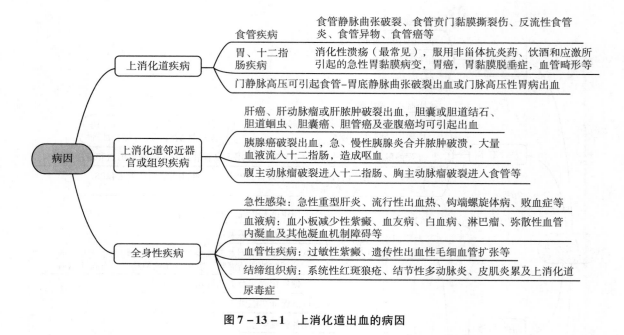

图7-13-1 上消化道出血的病因

3. 临床表现 主要取决于出血量及出血速度。

（1）呕血与黑便

1）呕血前可有上腹不适和恶心，而后呕吐出血性胃内容物。

2）出血位于食管、出血量多、在胃内停留时间短则呈鲜红色或混有血凝块，或呈暗红色；出血在胃内停留时间长或量较少，则呕吐物呈咖啡渣样或棕褐色。

3）呕血时部分血液经肠道排出体外，血红蛋白的铁与肠道内硫化物结合成硫化铁可形成柏油样黑便，出血量大时可呈暗红色血便。

（2）循环障碍：①出血达血容量的10%~15%时，除畏寒、头晕外，多无血压、脉搏等变化。②出血达血容量的20%以上，有冷汗、心悸、脉搏加快、四肢厥冷等急性失血症状。③出血量达血容量的30%以上，出现血压下降，脉搏频数微弱，呼吸急促及休克等急性周围循环衰竭的表现。

（3）血液学改变

1）起初不明显，随后由于输液及组织液的渗出等情况，血液被稀释，血细胞比容及血红蛋白逐渐降低。

2）急性出血患者为正细胞正色素性贫血，由于出血后骨髓代偿性增生，可暂时出现大细胞性贫血，慢性失血则为小细胞低色素性贫血。

3）出血24小时内网织红细胞比例即见升高，出血停止后逐渐降至正常。

4）大出血2~5小时后白细胞计数可轻到中度增多，血止后2~3天恢复正常。但肝硬化伴脾功能亢进者白细胞可不增多。

（4）氮质血症：大出血后，由于大量血液蛋白质消化产物被肠道吸收，血中尿素氮可暂时升高，称为肠源性氮质血症。常于一次出血后数小时开始上升，24~48小时达高峰，大多不超过14.3mmol/L，3~4天后降至正常。

（5）发热：大出血后多在 24 小时内出现低热，持续 3~5 天后降至正常。

4. 辅助检查　见表 7 – 13 – 1。

表 7 – 13 – 1　上消化道出血的辅助检查

方式	检查要点
胃镜检查	是确定上消化道出血病因的首选检查。一般在出血后 24~48 小时进行，可通过黏膜活检病理检查确定病变的良、恶性
X 线钡餐检查	一般在出血停止 3~7 天后进行
选择性腹腔器官动脉造影	是最适合活动性出血的检查，可经导管行介入治疗
吞线试验	可估计出血部位，适用于不能耐受上述检查者
手术探查	适用于各种检查不能明确出血灶，持续大出血危及患者生命时

5. 治疗

（1）一般措施：平卧位休息，保持呼吸道通畅，必要时吸氧、下胃管，活动性出血期间禁食等。迅速补充血容量，尽快开放多条静脉通路，本着"先盐后糖，先胶后晶，先快后慢"的原则，尽量补充血容量。

（2）止血

1）消化性溃疡出血的止血措施：见表 7 – 13 – 2。

表 7 – 13 – 2　消化性溃疡出血的止血措施

方式	具体措施
全身止血	①保护胃黏膜及抑制胃酸分泌的常用药物，如组胺 H_2 受体阻断药、质子泵抑制药。②其他常用止血药物，如酚磺乙胺、氨甲苯酸、肾上腺色腙等
局部止血	①去甲肾上腺素 8mg 加入 4℃生理盐水 100ml 中分次口服或胃管注入。②凝血酶只能局部应用，禁忌静脉注射或肌内注射，可溶于生理盐水或牛奶、豆汁中口服或胃管注入
胃镜止血	①局部喷洒止血药。②注射止血药或硬化剂。③高频电凝止血。④微波凝固止血。⑤激光止血
外科治疗	适用于严重持续大出血，药物治疗无效者

2）食管 – 胃底静脉曲张破裂出血的止血措施：见表 7 – 13 – 3。

表 7 – 13 – 3　食管 – 胃底静脉曲张破裂出血的止血措施

方式	具体措施
全身止血	①静脉注射或静脉滴注垂体加压素，高血压、冠状动脉粥样硬化性心脏病患者及孕妇忌用。②生长抑素及其类似物（如奥曲肽）
局部止血	三腔二囊管压迫止血
胃镜止血	注射硬化剂或曲张静脉套扎术

第十四节　尿路感染

考点直击

【病历摘要】

女，66岁。尿频、尿急、尿痛5天，发热伴腰痛1天。

患者5天前劳累后出现排尿时烧灼样痛，伴尿急、尿频，>10次/日，无肉眼血尿。自服"呋喃妥因"3天，症状无缓解。1天前患者出现畏寒、发热，体温最高39.5℃。伴右侧腰部持续性胀痛，恶心，无呕吐。发病以来食欲稍差、睡眠正常，体重无明显变化。既往无类似病史，有糖尿病史3年，口服降糖药物，未定期监测血糖。否认传染病接触史。无烟酒嗜好。月经史、婚育史、家族史无特殊。

查体：体温38.2℃，脉搏102次/分，呼吸22次/分，血压135/85mmHg。浅表淋巴结未触及肿大。双肺呼吸音清，未闻及干湿啰音和胸膜摩擦音。心界不大，心率102次/分，律齐，各瓣膜听诊区未闻及杂音。腹平软，肝脾肋下未触及，右肾区叩击痛阳性。双下肢无水肿。

实验室检查：血常规：血红蛋白125g/L，白细胞13.8×10^9/L，中性粒细胞0.85，血小板245×10^9/L。尿常规：蛋白（+），亚硝酸盐（+），尿糖（+++），红细胞30~35个/HP，白细胞40~50个/HP。血生化：总蛋白65g/L，球蛋白38g/L，血肌酐77μmol/L，血尿素氮6.5mmol/L，血糖13.5mmol/L。

【病例分析】

1. 诊断　①急性肾盂肾炎。②2型糖尿病。

2. 诊断依据

（1）急性肾盂肾炎

1）老年女性，急性病程。

2）尿频、尿急、尿痛伴发热、腰痛。

3）体温升高、右肾区叩击痛（+）。

4）血白细胞计数增多，中性粒细胞比例升高，尿常规白细胞增多，亚硝酸盐阳性。

（2）2型糖尿病：老年女性，既往糖尿病史，口服降糖药物；本次查血糖升高（13.5mmol/L），尿糖（+++）。

3. 鉴别诊断　①急性膀胱炎。②尿道综合征。③泌尿系结核。

4. 进一步检查

（1）清洁中段尿细菌培养+药敏试验。

（2）尿$β_2$微球蛋白、尿渗透压检测。

（3）血培养+药敏试验。

（4）泌尿系统 B 超。

（5）尿沉渣抗酸染色，PPD 试验。

5. 治疗原则

（1）休息、多饮水、勤排尿。

（2）控制血糖。

（3）抗感染治疗，首选对革兰阴性杆菌有效的抗生素，根据药敏试验结果调整抗生素。

1. 概述 尿路感染，简称尿感。根据感染发生部位分为上尿路感染（主要是肾盂肾炎）和下尿路感染（主要是膀胱炎）。革兰阴性杆菌为尿路感染最常见致病菌，以大肠埃希菌最为常见，其次为克雷伯菌、变形杆菌、柠檬酸杆菌属等。

2. 临床表现 见表 7 - 14 - 1。

表 7 - 14 - 1　尿路感染的临床表现

疾病	临床表现
急性膀胱炎	主要表现为尿路刺激征，常有白细胞尿，约 30% 有血尿，偶有肉眼血尿。一般无明显的全身感染症状
急性肾盂肾炎	可有或无尿路刺激征，可有或无腰痛、肋脊角压痛、叩击痛，可有或无全身感染症状如寒战、发热、头痛、恶心、呕吐，血白细胞增多等，血培养可能阳性
慢性肾盂肾炎	①单纯性尿路感染，即使反复发作，也极少能发生慢性肾盂肾炎。②复杂性尿路感染，在尿路有功能性梗阻或器质性梗阻时，才可能发生慢性肾盂肾炎。③多数患者可有尿路感染反复发作的病史，部分患者可无明显临床症状或表现为乏力、低热、食欲缺乏和体重减轻等一般症状，常有慢性间质性肾炎的表现。④慢性肾盂肾炎如未能有效控制，病情持续进展，可发展到尿毒症，出现尿毒症症状
无症状细菌尿	指患者有真性菌尿，而无尿路感染的症状，可由症状性尿感演变而来或无急性尿路感染病史
复杂性尿路感染	伴有泌尿系统结构/功能异常（包括异物），或免疫低下的患者发生的尿路感染。临床表现多样，从轻度的泌尿系统症状，到膀胱炎、肾盂肾炎，严重者可导致菌血症、败血症
导管相关性尿路感染	是指留置导尿管或先前 48 小时内留置导尿管者发生的感染，极为常见

3. 辅助检查 见表 7 - 14 - 2。

表 7 - 14 - 2　尿路感染的辅助检查

检查方式	内容
尿常规	①白细胞尿，指尿沉渣镜检白细胞 > 5 个/HP。②部分尿路感染患者有镜下血尿，尿沉渣镜检红细胞数多为 3~10 个/HP，呈均一性红细胞；极少数急性膀胱炎患者可出现肉眼血尿。③蛋白尿多为阴性至微量。④部分肾盂肾炎患者尿中可见白细胞管型
尿白细胞排泄率	白细胞计数 > 3×10^5/h 为阳性

续表

检查方式	内容
尿细菌学检查	①涂片细菌检查，清洁中段尿沉渣涂片，用高倍镜检查，计算 10 个视野细菌数，取其平均值，若每个视野下可见 1 个或更多细菌，提示尿路感染。②细菌培养，中段尿细菌定量培养 $\geq 10^5/ml$，或耻骨上膀胱穿刺细菌定性培养有细菌生长，即为真性菌尿，可确诊尿路感染。③亚硝酸盐还原试验，可作为尿路感染的过筛试验
血液检查	①急性肾盂肾炎常引起血白细胞增多，中性粒细胞比例升高，核左移，红细胞沉降率加快。②慢性肾盂肾炎肾功能受损时可出现血肌酐升高等

4. 诊断　有尿路感染的症状和体征，如尿路刺激征（尿频、尿痛、尿急），耻骨上方疼痛和压痛，发热，腰部疼痛或叩击痛等，尿细菌培养菌落数均 $\geq 10^5/ml$，即可诊断尿路感染。

（1）无症状性细菌尿的诊断：患者无尿路感染的症状，两次尿细菌培养菌落数均 $\geq 10^5/ml$，均为同一菌种。

（2）慢性肾盂肾炎的诊断：除反复发作尿路感染病史之外，尚需结合影像学及肾脏功能检查。具备以下第 1）、2）条的任何一项再加第 3）条可诊断慢性肾盂肾炎。

1）肾外形凹凸不平，且双肾大小不等。

2）静脉肾盂造影可见肾盂、肾盏变形，缩窄。

3）持续性肾小管功能损害。

5. 鉴别诊断

（1）全身感染性疾病：全身症状突出而尿路刺激征不明显的尿路感染易被误诊为全身感染性疾病，应详细询问病史，做尿常规、血培养及中段尿培养相鉴别。

（2）肾结核：以血尿为主，尿路刺激征更明显，尿沉渣可找到抗酸杆菌，静脉肾盂造影可发现肾结核的影像特征。

（3）尿道综合征：患者虽有明显尿路刺激征，但多次培养检查均无真性细菌尿。尿道综合征分类：①感染性尿道综合征（最常见），患者有白细胞尿，常为性病。②非感染性尿道综合征，患者无白细胞尿，病原体检查阴性。

（4）慢性肾小球肾炎：患者少见尿频、排尿不适，细菌学检查阴性，肾小球功能损害较明显，肾脏影像学检查常表现为双肾实质弥漫性病变或双肾对称性缩小。慢性肾盂肾炎常有尿频、排尿不适，细菌学检查阳性，肾小管功能损害较明显，肾脏影像学检查常有集合系统炎症表现或双侧肾脏不对称性缩小。

（5）前列腺炎：可有尿频、尿急和尿痛，尿液检查可有白细胞和红细胞。

6. 治疗　根据尿培养及药敏结果选用抗生素，一般选用肾毒性小、对革兰阴性杆菌敏感的抗生素。

（1）急性肾盂肾炎的治疗：见表 7 – 14 – 3。

表7-14-3 急性肾盂肾炎的治疗

分型	治疗方法
轻型	经单剂或3天疗法治疗失败的尿路感染，或有低热和/或肋脊角叩击痛的肾盂肾炎，口服抗菌药物14天。3天治疗无效应根据药敏试验更改抗菌药物
中型	发热 >38.5℃，血白细胞增多等全身中毒症状较明显者，宜静脉给药。药敏试验未有结果前，可选喹诺酮类药或头孢噻肟。获得药敏报告后，可改用肾毒性小且比较便宜的抗菌药物。患者热退72小时后，可改用口服有效抗菌药物，完成2周疗程
重型	寒战、高热、核左移、低血压、败血症者，宜静脉、联合用药。通常选用一种氨基糖苷类抗生素，再加半合成的广谱青霉素或第3代头孢菌素类。获得药敏报告后，选用敏感的抗菌药物。患者热退72小时后，可改用口服有效抗菌药物，完成2周疗程

（2）慢性肾盂肾炎的治疗：抗菌治疗同时去除引起反复感染的诱因。

（3）急性膀胱炎的治疗

1）3天疗法，常用药物有复方磺胺甲噁唑、氧氟沙星。目前推荐使用。

2）7天疗法，妊娠妇女、老年患者、糖尿病患者、机体免疫力低下及男性患者推荐使用此方案。

3）多饮水，口服碳酸氢钠片碱化尿液。

第十五节　肾脏疾病

1. 急性肾小球肾炎

（1）概述：急性肾小球肾炎简称急性肾炎，主要为乙型溶血性链球菌"致肾炎菌株"感染所致。

（2）临床表现：急性起病，表现为血尿、蛋白尿、水肿和高血压，可伴有一过性肾功能不全。多见于儿童，男性略多。常于感染后2周起病。轻者呈亚临床型（仅尿常规及血清C3异常）；典型者呈急性肾炎综合征表现，重症者可发生急性肾损伤。

1）临床均有肾小球源性血尿，约30%为肉眼血尿。可伴有轻、中度蛋白尿，少数可呈肾病综合征范围的蛋白尿。

2）多数患者可有晨起眼睑及下肢水肿，可有一过性高血压。少数重症患者可发生充血性心力衰竭，常与水、钠潴留有关。

（3）辅助检查：起病初期血清C3及总补体下降，8周内逐渐恢复正常，具有诊断意义。血清抗链球菌溶血素"O"滴度升高，提示近期内曾有过链球菌感染。

（4）诊断：链球菌感染后1~3周发生急性肾炎综合征，伴血清C3一过性下降，可临床诊断急性肾炎。若血肌酐持续升高或2个月病情尚未见好转应及时做肾穿刺活检，以明确诊断。

（5）鉴别诊断

1）以急性肾小球肾炎综合征起病的肾小球疾病：①其他病原感染后急性肾小球肾炎，较常见于多种病毒感染极期或感染后3~5天，病毒感染后急性肾小球肾炎多数临床表现较轻，常不伴血清补体降低，肾功能一般正常，临床过程自限。②系膜毛细血管性肾炎，临床上除表现急性肾小球肾炎综合征外，常伴肾病综合征，病变持续无自愈倾向。50%～70% 的患者有持续性低补体血症，8 周内不恢复。③系膜增生性肾炎，患者血清 C3 正常，病情无自愈倾向。IgA 肾病患者疾病潜伏期短，可在感染后数小时至数天内出现肉眼血尿，血尿可反复发作，部分患者血清 IgA 升高。

2）急进性肾小球肾炎：除急性肾小球肾炎综合征外，常以早期出现少尿、无尿及肾功能急剧恶化为特征。重症急性肾小球肾炎呈现急性肾功能不全者与该病相鉴别困难时，应及时做肾活检以明确诊断。

3）全身系统性疾病肾脏受累：狼疮性肾炎及过敏性紫癜性肾炎等可呈现急性肾小球肾炎综合征，但多伴有其他系统受累的典型临床表现和实验室检查。

（6）治疗：见表 7 – 15 – 1。

表 7 – 15 – 1　急性肾小球肾炎的治疗

治疗方式	内容
一般治疗	急性期应卧床休息，待肉眼血尿消失、水肿消退及血压恢复正常后逐步增加活动量。急性期应予低盐（每天 3g 以下）饮食。明显少尿的急性肾功能不全者需限制液体入量。氮质血症时应限制蛋白质摄入，以优质动物蛋白为主
治疗感染灶	反复发作的慢性扁桃体炎，待病情稳定后应考虑做扁桃体摘除，术前、术后两周需注射青霉素
对症治疗	利尿消肿、降血压，预防心脑并发症的发生。利尿后高血压控制仍不满意时，可加用降压药物
透析治疗	少数发生急性肾功能不全而有透析指征时，应及时透析以帮助患者度过急性期。本病具有自愈倾向，肾功能多可逐渐恢复，一般不需要长期维持透析

2. 慢性肾小球肾炎

（1）概述：慢性肾小球肾炎多由不同病因的原发性肾小球疾病发展而来，仅少数由急性肾小球肾炎发展所致。起始因素多为免疫介导炎症。

（2）临床表现：起病缓慢，病情迁延，临床表现多样，随着病情发展，可有肾功能减退、贫血、电解质紊乱等。可有高血压、水肿、蛋白尿、血尿及管型尿等表现中的一种或数种，有时可伴肾病综合征或重症高血压。病程中可有肾炎急性发作，常因感染诱发，发作时可有类似急性肾小球肾炎的表现。

（3）辅助检查

1）多为轻度尿异常，尿蛋白常在 1~3g/d，尿沉渣镜检红细胞可增多，可见管型。

2）尿相差显微镜尿红细胞形态检查和/或尿红细胞容积分布曲线测定可判定血尿性质为肾小球源性血尿。血压可正常或轻度升高。

3）B 超见早期肾脏大小正常，晚期可出现双肾对称性缩小、皮质变薄。

4）肾脏活体组织检查：可表现为原发病的病理改变。

（4）鉴别诊断：见表 7 – 15 – 2。

表 7 - 15 - 2　慢性肾小球肾炎的鉴别诊断

疾病	鉴别要点
高血压肾病	一般先有多年高血压，后出现蛋白尿（一般是微量或少量蛋白尿）、肾功能不全，血尿不突出，常伴高血压引起的其他器官损害（眼底、心脏）
奥尔波特（Alport）综合征	常起病于青少年，常有家族史（多为 X 连锁显性遗传），患者可有眼、耳、肾异常
慢性肾盂肾炎	多有反复发作的尿路感染史，并有影像学及肾功能异常，尿沉渣中常有白细胞，尿细菌学检查阳性可资鉴别

（5）治疗：饮食限盐，肾功能不全者还应控制蛋白摄入量及限磷。积极控制血压，应将血压控制在 130/80mmHg 以下，若尿蛋白大于 1g/d，则降至 125/75mmHg 以下更为理想。在无禁忌证的情况下，首选具有保护肾脏作用的药物 ACEI 或 ARB。避免劳累、感染、妊娠及应用肾毒性药物。大量蛋白尿且肾功能正常患者应根据肾活检病理类型选择治疗。

3. 肾病综合征

（1）常见病因：见表 7 - 15 - 3。

表 7 - 15 - 3　肾病综合征的常见病因

分类	儿童常见病因	青少年常见病因	中老年常见病因
原发性	微小病变型肾病	系膜增生性肾小球肾炎 微小病变型肾病 局灶节段性肾小球硬化 系膜毛细血管性肾小球肾炎	膜性肾病
继发性	过敏性紫癜性肾炎 乙型肝炎病毒相关性肾炎 狼疮性肾炎	狼疮性肾炎 过敏性紫癜性肾炎 乙型肝炎病毒相关性肾炎	糖尿病肾病 肾淀粉样变性 骨髓瘤性肾病 淋巴瘤或实体肿瘤性肾病

（2）常见病理类型：见表 7 - 15 - 4。

表 7 - 15 - 4　肾病综合征的常见病理类型

类型	特点
微小病变型肾病	光镜下肾小球无明显病变，近端肾小管上皮细胞可见脂肪变性。免疫病理检查阴性。电镜下特征性改变是广泛的肾小球脏层上皮细胞足突融合。多见于儿童。典型表现为肾病综合征，约15%患者有镜下血尿。多数对激素治疗敏感，但易复发
系膜增生性肾小球肾炎	光镜下可见肾小球系膜细胞和系膜基质弥漫增生，依其增生程度可分为轻、中、重度。电镜下显示系膜增生，系膜区可见到电子致密物。临床表现多样，可表现为无症状蛋白尿或血尿、慢性肾炎及肾病综合征。血尿发生率较高。半数以上患者经激素治疗后可获完全缓解
局灶节段性肾小球硬化	光镜下可见病变呈局灶、节段性分布，表现为受累节段的硬化，相应肾小管萎缩、肾间质纤维化。电镜下可见肾小球上皮细胞足突广泛融合、基底膜（GBM）塌陷，系膜基质增多，电子致密物沉积。主要临床特点是大量蛋白尿及肾病综合征，多数患者伴有血尿

续表

类型	特点
膜性肾病	光镜下可见肾小球弥漫性病变，早期仅于肾小球基底膜上皮侧见少量散在分布的嗜复红小颗粒；进而有钉突形成（嗜银染色），基底膜逐渐增厚。免疫荧光检查可见 IgG 和 C3 细颗粒状沿肾小球毛细血管壁沉积。电镜下早期可见基底膜上皮侧有排列整齐的电子致密物，常伴有广泛足突融合，多数表现为肾病综合征，可伴有镜下血尿，一般无肉眼血尿
系膜毛细血管性肾小球肾炎	光镜下较常见系膜细胞和系膜基质弥漫重度增生，并可插入到肾小球基底膜和内皮细胞之间，使毛细血管袢呈"双轨征"。免疫病理检查常见 IgG 和 C3 呈颗粒状系膜区及毛细血管壁沉积。几乎所有患者均伴有血尿。肾功能损害、高血压及贫血出现早，病情多持续进展。多数病例的血清 C3 持续降低，对提示本病有重要意义

（3）并发症：感染、血栓和栓塞、急性肾功能不全、脂肪代谢紊乱致心血管病变。

（4）诊断：①尿蛋白定量超过 3.5g/d。②血浆白蛋白低于 30g/L。③水肿。④高脂血症。其中前两项为诊断所必需。

（5）鉴别诊断：应与乙肝病毒相关性肾炎、狼疮性肾炎、过敏性紫癜性肾炎、糖尿病肾病、肾淀粉样变性、骨髓瘤性肾病等疾病相鉴别。

（6）治疗

1）一般及对症治疗：严重水肿患者应卧床休息，限盐饮食。蛋白质摄入量每天 0.8~1.0g/kg 优质蛋白，热量要充分。适当利尿。可应用血管紧张素转换酶抑制药、血管紧张素Ⅱ受体阻断药、钙通道阻滞药。

2）糖皮质激素的应用：常用泼尼松。开始用量要足，足量用药时间要够长，治疗有效者要缓慢减药。

3）免疫抑制剂治疗：①细胞毒性药物，常与糖皮质激素合用，一般不单独应用。②环孢素。③吗替麦考酚酯，可用于难治性肾病综合征。

（7）转诊：初治未能缓解的肾病综合征应转到肾病专科医师处治疗。出现并发症应转入综合医院治疗。

4. 急性间质性肾炎

（1）概述：急性间质性肾炎以肾间质及肾小管急性病变为主要病理表现。药物和感染是最常见原因。

（2）临床表现：见表 7-15-5。

表 7-15-5 急性间质性肾炎的临床表现

临床表现	内容
全身过敏表现	①主要表现为药疹、药物热及外周血嗜酸性粒细胞增多。②部分病例可见关节痛、淋巴结肿大、肝功能损害、血小板减少等。③由非甾体抗炎药引起者全身过敏表现常不明显
肾功能损害	常出现少尿性或非少尿性急性肾功能不全，除肾小球功能损害外，肾小管功能损害也常十分明显，从而出现肾性糖尿及低渗透压尿等异常

（3）辅助检查：①尿化验异常，表现为无菌性白细胞尿、血尿及蛋白尿。②B 超等影像学检查常发现患者双肾增大。

（4）鉴别诊断：需与感染相关性急性间质性肾炎、马兜铃酸肾病相鉴别。

（5）治疗：见表 7 – 15 – 6。

表 7 – 15 – 6　急性间质性肾炎的治疗

治疗方式	内容
去除变应原	及时停用致敏药物。轻症病例停用致敏药物后可自发缓解
糖皮质激素	一般口服泼尼松
细胞毒性药物	多数病例无须应用细胞毒性药物
透析治疗	有透析指征时，应予透析治疗

5. 慢性间质性肾炎

（1）临床表现：疾病发展缓慢隐匿，早期一般无水肿、高血压表现。肾小管功能明显受损，重吸收、浓缩功能降低出现口渴、多饮、多尿，低比重尿、低渗透压尿、肾性糖尿、肾小管酸中毒、低钾肌无力。后期可出现肾小球功能损害、高血压、贫血。

（2）辅助检查：见表 7 – 15 – 7。

表 7 – 15 – 7　慢性间质性肾炎的辅助检查

方式	内容
尿液检查	蛋白尿不多、血尿不多见、水肿不明显，镜检可见少量红、白细胞及管型
病理检查	肾常萎缩。以肾间质纤维化及肾小管萎缩为主要表现

（3）鉴别诊断：主要与慢性肾小球疾病相鉴别。后者高血压出现得早，水肿发生也早，尿蛋白较多，24 小时尿蛋白定量可大于 2g，镜检常常发现红细胞及管型，肾小球功能受损明显，肾小管功能不全发生较晚。

（4）治疗：目标是消除原发病因，延缓肾功能不全进展；祛除致病因子，及时停用致病药物，治疗原发病；对症处理；尿毒症时行替代治疗。

第十六节　急、慢性肾功能不全

1. 急性肾功能不全

（1）概述：急性肾功能不全指多种原因引起肾功能短期内迅速减退，肾小球滤过功能下降或在原有慢性肾病基础上肾小球滤过率进一步下降的一组临床综合征。根据病因发生的部位分为肾前性氮质血症、肾性急性肾功能不全、肾后性急性肾功能不全。

（2）临床表现：见表 7 – 16 – 1。

表 7 - 16 - 1 急性肾功能不全的临床表现

分期	表现
起始期	尚未发生明显的肾实质损伤，但随着肾小管上皮细胞发生明显损伤，肾小球滤过率（GFR）突然下降，临床上急性肾损伤综合征的表现变得明显，进入维持期
维持期（少尿期）	典型的为 7~14 天。肾小球滤过率保持在低水平。患者可出现少尿（<400ml/d）。有些患者为非少尿型急性肾损伤，其病情大多较轻，预后较好。不论尿量是否减少，随着肾功能减退，临床上均可出现尿毒症一系列表现
恢复期	肾小管细胞再生、修复，肾小管完整性恢复。肾小球滤过率逐渐恢复正常或接近正常范围。少尿型患者开始出现利尿，可有多尿表现，在不使用利尿药的情况下，每天尿量可达 3000~5000ml 或更多。通常持续 1~3 周，继而逐渐恢复。与肾小球滤过率相比，肾小管上皮细胞功能的恢复相对延迟，常需数月后才能恢复。少数患者可最终遗留不同程度的肾脏结构和功能缺陷

（3）辅助检查

1）肾脏 B 超可判断肾脏大小及实质厚度。如肾脏缩小则可确定为慢性肾功能不全，如肾脏增大，则支持急性肾功能不全；但糖尿病肾病、肾淀粉样变性、多囊肾等疾病导致的慢性肾功能不全也可表现为肾脏增大。泌尿系统 B 超、腹部平片、尿路造影等对判断是否存在肾后梗阻有帮助。

2）尿比重、尿渗透压、尿钠、肾衰指数和钠排泄分数等对肾前性氮质血症和急性肾小管坏死的鉴别有意义。尿沉渣提示血尿，并伴有蛋白尿，多支持肾小球疾病导致的急性肾功能不全。

3）肾活检用于肾实质性急性肾功能不全但病因不能明确者，属确诊方法。

（4）诊断：一旦发现患者尿量明显减少，肾功能急剧恶化（血肌酐每日上升≥44.2 μmol/L）时，应考虑急性肾功能不全可能。48 小时内血肌酐上升≥26.5μmol/L 提示急性肾损伤。

（5）治疗：见表 7 - 16 - 2。

表 7 - 16 - 2 急性肾功能不全的治疗

分期	治疗
起始期	预防及治疗基础疾病：纠正全身血流动力学障碍，避免应用各种外源性或内源性肾毒性物质。小剂量多巴胺可提高肾血流量，可试用袢利尿药
维持期	①每天补充热量 30~45kcal/kg，蛋白质 0.6~1.2g/kg。②限制水钠摄入，量出为入。③纠正电解质紊乱、代谢性酸中毒。④控制心力衰竭。⑤治疗贫血和出血。⑥预防和治疗感染。⑦有透析指征时应透析治疗
恢复期	①维持水、电解质和酸碱平衡，同时治疗原发病、并发症。②定期随访肾功能，避免使用肾毒性药物

2. 慢性肾功能不全

（1）概述：慢性肾功能不全是指原发性或继发性慢性肾脏疾病导致的进行性肾功能损害所出现的一系列症状或代谢紊乱的临床综合征。在我国以慢性肾小球肾炎为主要病因。

（2）分期：见表 7 - 16 - 3。

表 7 - 16 - 3　慢性肾功能不全的分期

分期	特征	GFR/［ml·（min·1.73m²）⁻¹］
1 期	肾损害，GFR 正常或升高	≥90
2 期	肾损害伴 GFR 轻度下降	60~89
3 期	GFR 中度下降	30~59
4 期	GFR 重度下降	15~29
5 期	肾衰竭	＜15

（3）临床表现：见表 7 - 16 - 4。

表 7 - 16 - 4　慢性肾功能不全的临床表现

分类	临床表现
水、电解质、酸碱平衡失调	主要为水钠潴留、血钾升高、钙磷平衡失调、高镁血症、酸中毒等
消化系统	最早出现症状，常见食欲缺乏、恶心、呕吐等。患者口中有异味，可有消化道出血
心血管系统	多数患者有不同程度的高血压，可有尿毒症性心肌病，出现心力衰竭、心律失常，晚期或透析患者可有心包炎的表现和动脉粥样硬化的快速进展。患者可因冠状动脉粥样硬化性心脏病而危及生命
血液系统	①常有程度不等的贫血，多为正常细胞正色素性贫血。②外周血白细胞和血小板的数目变化不大，但其功能受损，患者易发生感染并有出血倾向
神经、肌肉系统	早期多有乏力、失眠、记忆力减退、注意力不集中等精神症状。随着病情进展可表现出尿毒症性脑病和周围神经病变症状，患者可有嗜睡、抽搐、昏迷、肢体（下肢更常见）远端对称性感觉异常、"不安腿"、肌无力等
肾性骨营养不良	表现为纤维性骨炎、肾性骨软化症、骨质疏松症，最终肾性骨硬化。患者可有骨酸痛，甚至发生自发性骨折。早期靠骨活检明确诊断
呼吸系统	患者有代谢性酸中毒时呼吸深而长，水潴留和心力衰竭可出现肺水肿；可有尿毒症肺，胸部 X 线片可见肺门两侧出现对称型蝴蝶状阴影
内分泌系统	多种内分泌功能受损
代谢紊乱	严重的蛋白质缺乏，必需氨基酸减少，非必需氨基酸相对升高；甘油三酯增加，低和极低密度脂蛋白升高；空腹血糖多正常但糖耐量降低
其他	多有皮肤瘙痒，面色较暗且萎黄并稍有水肿感，易发生感染并危及生命

（4）非透析疗法：见表 7 - 16 - 5。

表7-16-5 非透析疗法

治疗方式	内容
营养治疗	摄入热量每天 30~40kcal/kg。摄入优质低量蛋白质。补充水溶性 B 族维生素及维生素 C、活性维生素 D
控制高血压和/或肾小球毛细血管内高压	可使用 ACEI 及血管紧张素 II 受体阻断药，但患者血肌酐 > 256μmol/L 时，或孤立肾、双肾动脉狭窄或老年人，应慎用或不用
维持水、电解质平衡，纠正酸中毒	无水钠潴留及高血压的患者，每天盐入量不超过6g。如有明显水肿、高血压，盐摄入量为 5~6g/d。积极处理高血钾、酸中毒。当血钾 > 5.5mmol/L 时，可口服聚磺苯乙烯
控制其他并发症	对贫血患者应用促红细胞生成素治疗；肾性骨病伴全段甲状旁腺激素（iPTH）升高者可给予活性维生素 D
清除体内毒性代谢产物	口服吸附剂或中药大黄，通过肠道增加毒性代谢产物的排泄

（5）肾脏替代治疗：包括血液透析、腹膜透析和肾脏移植。明确指征：①限制蛋白质摄入不能缓解的尿毒症症状。②难以纠正的高钾血症。③难以控制的进展性代谢性酸中毒。④难以控制的水钠潴留，合并充血性心力衰竭或急性肺水肿。⑤尿毒症性心包炎。⑥尿毒症性脑病和进展性神经病变。

第十七节　糖尿病

1. 分型　见图7-17-1。

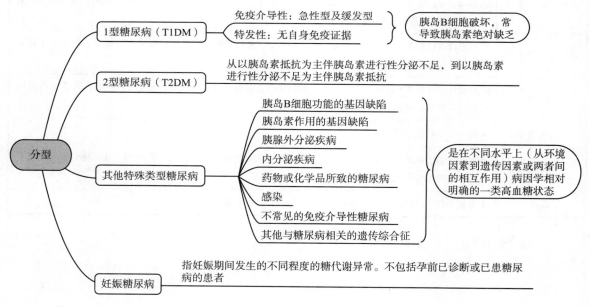

图7-17-1　糖尿病分型

2. 临床表现 见表 7 - 17 - 1。

表 7 - 17 - 1　糖尿病的临床表现

分类	临床表现
一般症状	多尿、多饮、多食和体重减轻，常伴有软弱、乏力，许多患者有皮肤瘙痒。1 型糖尿病起病较急，病情较重，症状明显；2 型糖尿病起病缓慢，病情较轻，症状不明显，甚至无任何症状
代谢综合征	是一组以肥胖、高血糖、血脂异常和高血压等为聚集发病，严重影响机体健康的临床综合征，是促进动脉硬化性心血管疾病和 2 型糖尿病发生的危险因素

3. 并发症

（1）糖尿病酮症酸中毒（DKA）：是最常见的糖尿病急症。以高血糖、酮症和酸中毒为主要表现。T1DM 患者有自发 DKA 倾向，T2DM 患者在一定诱因作用下也可发生 DKA，最常见的诱因是感染。

1）早期三多一少症状加重；酸中毒失代偿后，疲乏、食欲缺乏、恶心呕吐，多尿、口干、头痛、嗜睡，呼吸深快，呼气中有烂苹果味（丙酮）。后期严重失水，尿量减少、眼眶下陷、皮肤黏膜干燥，血压下降、心率加快，四肢厥冷；晚期不同程度意识障碍，昏迷。少数患者表现为腹痛，酷似急腹症，易误诊。患者体温常不高，甚至偏低，是预后不良的表现。

2）实验室检查尿糖、尿酮体均强阳性。血糖明显升高，多数为 16.7~33.3mmol/L。血酮体升高，>1.0mmol/L 为高血酮，>3.0mmol/L 提示可有酸中毒。CO_2 结合力降低，酸中毒失代偿后血 pH 下降。血钾在治疗前可正常、偏低或偏高，治疗后若补钾不足可严重降低。血钠、血氯降低，血尿素氮和肌酐常偏高。血浆渗透压轻度上升。

3）如血糖 >11mmol/L 伴酮尿和酮血症，血 pH <7.3 和/或血 HCO_3^- <15mmol/L，可诊断为 DKA。

4）补液是治疗的关键环节。基本原则为"先快后慢，先盐后糖"。通常先使用生理盐水。胰岛素治疗一般采用小剂量（短效）胰岛素治疗方案，即每小时给予 0.1U/kg 胰岛素。血糖下降速度一般以每小时降低 3.9~6.1mmol/L 为宜，每 1~2 小时复查血糖。经输液和胰岛素治疗后，酸中毒可自行纠正，一般不必补碱。补碱指征为血 pH <7.1，HCO_3^- <5mmol/L，补碱不宜过多、过快。

（2）高渗高血糖综合征（HHS）：主要见于老年 T2DM 患者，超过 2/3 患者原来无糖尿病病史。常见诱因有急性感染、外伤、手术、脑血管意外等应激状态，使用糖皮质激素、利尿药、甘露醇等药物，水摄入不足或失水，透析治疗，静脉高营养疗法等。

1）起病缓慢，最初表现为多尿、多饮，食欲缺乏。渐出现严重脱水和神经精神症状，患者反应迟钝、烦躁或淡漠、嗜睡，逐渐陷入昏迷，晚期尿少甚至尿闭。血糖达到或超过 33.3mmol/L，一般为 33.3~66.8mmol/L，有效血浆渗透压达到或超过 320mOsm/L 可诊断本病。血钠正常或升高。尿酮体阴性或弱阳性，一般无明显酸中毒。

2）治疗开始时用等渗溶液如 0.9% 氯化钠溶液，因大量输入等渗液不会引起溶血，有利于恢复血容量，纠正休克，改善肾血流量，恢复肾脏调节功能。如无休克或休克已纠正，在输入生理盐水后血浆渗透压高于 350mOsm/L，血钠高于 155mmol/L，可考虑输入适量低渗溶液如

0.45% 氯化钠。

（3）感染性疾病：①易并发毛囊炎、疖、痈等皮肤化脓性感染。②易患肺结核。③真菌（霉菌）感染，如真菌性阴道炎，甚至内脏真菌感染。④各种细菌感染，如上呼吸道感染、尿路感染、胆道感染等。

（4）微血管病变：是糖尿病的特异性并发症，典型改变是微血管基底膜增厚和微循环障碍。

1）糖尿病肾病：是终末期肾衰竭的主要原因，是 T1DM 的主要死因。在 T2DM，其严重性仅次于心、脑血管疾病。临床分期见表 7 - 17 - 2。

表 7 - 17 - 2　糖尿病肾病的临床分期

分期	特点
Ⅰ期	肾脏体积增大，GFR 升高，肾小球入球小动脉扩张，肾小球内压增加
Ⅱ期	肾小球毛细血管基底膜增厚，尿白蛋白排泄率（UAER）多数在正常范围，或呈间歇性升高
Ⅲ期	微量白蛋白尿期，即 UAER 持续在 $20\sim200\mu g/min$，或 $30\sim300mg/d$
Ⅳ期	临床蛋白尿期，尿蛋白逐渐增多，UAER $>200\mu g/min$，或 $>300mg/d$，蛋白尿从间歇性逐渐发展为持续性。肾小球滤过率下降，可伴有水肿和高血压，肾功能逐渐减退
Ⅴ期	尿毒症期，多数肾单位闭锁，UAER 降低，血肌酐、尿素氮升高，血压升高，可伴有水肿及贫血等

2）糖尿病视网膜病变（图 7 - 17 - 2）：是失明的主要原因之一。

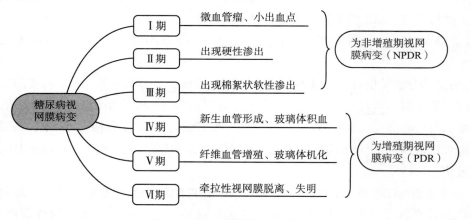

图 7 - 17 - 2　糖尿病视网膜病变

（5）动脉粥样硬化性心血管疾病：动脉粥样硬化的易患因素如肥胖、高血压、血脂异常等在糖尿病（主要是 T2DM）人群中的发生率均明显升高。

（6）神经系统并发症

1）中枢神经系统并发症：①伴随严重 DKA、高渗高血糖综合征或低血糖症出现的神志改变。②缺血性脑卒中。③脑老化加速及老年性痴呆等。

2）周围神经病变：远端对称性多发性神经病变是最常见的类型；以手足远端感觉运动神经受累最多见。通常为对称性，典型者呈手套或袜套式分布；下肢较上肢严重，先出现肢端感觉异常，可伴痛觉过敏、疼痛。

3）自主神经病变：可导致胃轻瘫，腹泻与便秘交替，出汗异常，血压及心率变化，尿失禁或尿潴留，以及性功能减退（阳痿）等。

（7）糖尿病足：指与下肢远端神经异常和不同程度周围血管病变相关的足部溃疡、感染和/或深层组织破坏，是糖尿病非外伤性截肢的最主要原因。轻者表现为足部畸形、皮肤干燥和发凉、胼胝（高危足），重者可出现足部溃疡、坏疽。

4. 辅助检查

（1）尿糖测定：是诊断糖尿病的重要线索。尿糖阳性仅提示血糖值超过肾糖阈（约10mmol/L），尿糖阴性不能排除糖尿病可能。

（2）血糖测定：血糖升高是诊断糖尿病的主要依据，也是判断糖尿病病情和控制情况的主要指标。血糖值反映瞬间血糖状态，常用葡萄糖氧化酶法测定。

（3）口服葡萄糖耐量试验（OGTT）：当血糖高于正常范围而又未达到糖尿病诊断标准时，须行 OGTT，应在无摄入任何热量 8 小时后，清晨空腹进行，成人口服 75g 无水葡萄糖，溶于250~300ml 水中，5~10 分钟内饮完，测定空腹及开始饮葡萄糖水后 2 小时静脉血浆葡萄糖。儿童服糖量按 1.75g/kg 计算，总量不超过 75g。

（4）糖化血红蛋白（GHbA1）：是葡萄糖或其他糖与血红蛋白的氨基发生非酶催化反应的产物，其量与血糖浓度呈正相关。其中 HbA1c 最为主要，反映患者近 8~12 周平均血糖水平。

（5）胰岛素和 C 肽释放试验：反映基础和葡萄糖介导的胰岛素释放功能。胰岛素测定受血清中胰岛素抗体和外源性胰岛素干扰。

（6）胰岛自身抗体：谷氨酸脱羧酶抗体（GADA）和胰岛细胞抗体（ICA）是 T1DM 诊断和预测的指标，也可见于正常人、T2DM 和其他自身免疫患者，胰岛素抗体（IAA）还可见于胰岛素自身免疫综合征患者和胰岛素注射治疗后的患者。

5. 诊断

（1）糖代谢状态分类：见表 7 - 17 - 3。

表 7 - 17 - 3　糖代谢状态分类

糖代谢分类	静脉血浆葡萄糖/(mmol·L^{-1})	
	空腹血糖（FPG）	糖负荷后 2 小时血糖（2hPPG）
正常血糖（NGR）	<6.1	<7.8
空腹血糖受损（IFG）	6.1~ <7.0	<7.8
糖耐量减低（IGT）	<7.0	7.8~ <11.1
糖尿病（DM）	≥7.0	≥11.1

（2）糖尿病诊断标准：糖尿病症状加随机血糖 ≥11.1mmol/L，或 FPG ≥7.0mmol/L，或 OGTT 中 2hPPG ≥11.1mmol/L。症状不典型者，需另一天再次证实。

6. 治疗

（1）综合防治原则：强调早期治疗、长期治疗、综合治疗和治疗措施个体化的原则。治疗措施包括控制饮食，减轻和避免肥胖，适当运动，戒烟，合理应用降糖、降压、调脂、抗凝等药物。

（2）口服降糖药物治疗：见表 7 - 17 - 4。

表 7 - 17 - 4　口服降糖药物治疗

分类		常用药物	注意事项
双胍类药物		二甲双胍	作为 T2DM 患者的一线用药；T1DM 患者不宜单独应用；常见不良反应是胃肠道反应，乳酸酸中毒最严重
磺酰脲类药物		格列本脲、格列齐特、格列吡嗪、格列喹酮和格列美脲等	不适用于 T1DM，有严重并发症或 B 细胞功能很差的 T2DM、儿童糖尿病患者，孕妇、哺乳期妇女，大手术围手术期患者等；常见不良反应是低血糖
α - 葡萄糖苷酶抑制药		阿卡波糖、伏格列波糖	适用于以碳水化合物为主要食物成分，或空腹血糖正常（或不太高）而餐后血糖明显升高者；不良反应常见胃肠道反应
噻唑烷二酮类药物		吡格列酮	不宜用于心功能 III~ IV 级（NYHA 分级）患者
肠促胰岛素	胰高血糖素样肽类似物	艾塞那肽	不良反应常见胃肠道反应
	二肽基肽酶抑制药	西格列汀、维格列汀	单药使用，或与其他口服降糖药物或胰岛素联合应用治疗 T2DM
钠 - 葡萄糖共转运体抑制药		达格列净	不良反应常见生殖系统感染，酮症酸中毒罕见

（3）胰岛素治疗

1）适应证：①1 型糖尿病。②2 型糖尿病经严格饮食控制及口服降糖药治疗未获良好控制。③无明显原因体重下降或消瘦。④任何类型糖尿病发生酮症酸中毒或非酮症高渗性昏迷等急性并发症。⑤妊娠糖尿病和糖尿病合并妊娠、分娩。⑥合并重症感染、消耗性疾病、视网膜病变、肾病变、神经病变、急性心肌梗死、脑血管意外。⑦外科围手术期。⑧全胰腺切除所致继发性糖尿病。

2）胰岛素治疗后，清晨空腹血糖仍然较高的可能原因：①夜间胰岛素作用不足。②索莫吉（Somogyi）反应，即在黎明前曾有低血糖，但症状轻微或短暂而未被发现，继而发生低血糖后的反应性高血糖。③黎明现象，即夜间血糖控制良好，也无低血糖发生，仅于黎明时一段短时间出现高血糖，可能为皮质醇等胰岛素对抗激素分泌增多所致。

3）不良反应：主要是低血糖，表现为心悸、出汗、手抖、头晕、饥饿感、软弱，严重者出现精神症状和昏迷。少见不良反应有脂肪萎缩和变态反应。

第十八节 高脂血症

1. 概述 血脂异常通常指血清中胆固醇（TC）、甘油三酯（TG）、低密度脂蛋白胆固醇（LDL－C）水平升高，高密度脂蛋白胆固醇（HDL－C）水平降低。

2. 临床常见高脂血症继发原因 见表7－18－1。

表7－18－1 临床常见高脂血症继发原因

继发因素	导致 LDL－C 升高	导致 TG 升高
饮食类型	饱和或反式脂肪酸饮食	非常低脂肪饮食、高摄入碳水化合物、过量饮酒
常用药物	利尿药、糖皮质激素、免疫抑制剂	口服雌激素、糖皮质激素、胆汁酸结合树脂、他莫昔芬、异维A酸、环孢素、抗高血压药物、抗反转录病毒药物、抗精神病药物
常见疾病	胆道梗阻、肾病综合征、神经性厌食、库欣综合征	肾脏疾病、自身免疫病
其他	甲状腺功能减退症、肥胖、妊娠	遗传倾向、糖尿病、甲状腺功能减退症、肥胖、妊娠

3. 分类

（1）临床分类：见表7－18－2。

表7－18－2 高脂血症的临床分类

类型	TC	TG	HDL－C	对应 WHO 表型
高胆固醇血症	↑↑	→	→	Ⅱa
高甘油三酯血症	→	↑↑	→	Ⅳ、Ⅰ
混合型高脂血症	↑↑	↑↑	→	Ⅱb、Ⅲ、Ⅳ、Ⅴ
低高密度脂蛋白血症	→	→	↓	

注：↑示浓度升高；→示浓度正常；↓示浓度降低。

（2）病因分类：①原发性高脂血症。②继发性高脂血症，常见病因为糖尿病、甲状腺功能减退症、肾病综合征等。

4. 临床表现 多无临床表现，常在体检时发现。部分患者可表现黄色瘤，早发性角膜环多伴血脂异常。严重高胆固醇血症可伴游走性多关节炎，严重高甘油三酯血症可引起急性胰腺炎。

（1）黄色瘤是一种异常的局限性皮肤隆起，由脂质局部沉积引起，颜色可为黄色、橘黄色或棕红色，多呈结节、斑块或丘疹形状，质地柔软，最常见于眼睑周围。

（2）角膜环位于角膜外缘，呈灰白色或白色，由角膜脂质沉积所致，常发生于40岁以下。

5. 血脂异常分层标准　见表 7 - 18 - 3。

表 7 - 18 - 3　血脂异常分层标准

分层	TC/(mmol·L^{-1})	LDL - C/(mmol·L^{-1})	HDL - C/(mmol·L^{-1})	非 - HDL - C/(mmol·L^{-1})	TG/(mmol·L^{-1})
理想水平		<2.6		<3.4	
合适水平	<5.2	<3.4		<4.1	<1.7
边缘升高	5.18~6.19	3.40~4.09		4.10~4.89	1.70~2.29
升高	≥6.2	≥4.1		≥4.9	≥2.3
降低			<1.0		

6. 治疗

（1）一般治疗

1）多进食水果、蔬菜、豆类、全麦谷类、鱼等；控制脂肪摄入小于总热量 35%，每天胆固醇摄入量小于 300mg；食盐摄入量 ≤6g/d；限制乙醇摄入；减少含糖饮料摄入。

2）增加运动、减轻体重。控制其他心血管危险因素。给予健康心理疏导。

（2）药物治疗：见表 7 - 18 - 4。

表 7 - 18 - 4　高脂血症的药物治疗

分类	药物	主要作用
他汀类	阿托伐他汀、辛伐他汀、瑞舒伐他汀等	降低 LDL - C 为主，轻度降低 TG，轻度升高 HDL - C
贝特类	非诺贝特、苯扎贝特、吉非罗齐片、氯贝丁酯等	降低 TG 为主，轻度降低 LDL - C，轻度升高 HDL - C
烟酸类	烟酸缓释片	降低 TG 为主，轻度降低 LDL - C，轻度升高 HDL - C
树脂类	考来烯胺、考来替泊等	降低 LDL - C
胆固醇吸收抑制药	依折麦布	降低 LDL - C

第十九节　痛风

1. 概述　痛风是由于嘌呤代谢障碍所导致的代谢性疾病，常表现为急慢性关节炎、痛风石、间质性肾病等。

2. 临床表现

（1）分期：见表 7 - 19 - 1。

表 7 – 19 – 1　痛风的分期

分期	临床表现
无症状高尿酸血症期	高尿酸血症可呈间歇性或持续性，从血尿酸升高至症状出现的时间可长达数年至数十年，有些可终生不出现症状。血尿酸水平越高，发生关节炎的可能性越大
急性关节炎期	①多在午夜或凌晨突然起病，数小时内受累关节出现红、肿、热、痛和功能障碍，疼痛剧烈，单侧第一跖趾关节最常见。②秋水仙碱治疗后，关节症状迅速缓解。③初次发作常呈自限性，数天内可自行缓解。④常伴高尿酸血症，但部分患者急性发作时血尿酸水平正常。⑤在偏振光显微镜下，关节滑液内发现呈双折光的针形尿酸盐结晶，可确诊
慢性期	①痛风石（特征性表现），常见于耳郭、关节周围，破溃有豆渣样的白色物质排出。②慢性关节炎

（2）肾脏表现

1）痛风性肾病：起病隐匿，早期仅有间歇性蛋白尿，随病情发展呈持续性蛋白尿，肾浓缩功能受损时可出现夜尿增多，晚期可发生肾功能不全，表现为水肿、高血压等。

2）尿酸性肾结石：尿酸结石呈泥沙样，常无症状，较大者可发生肾绞痛、血尿。结石引起梗阻时导致肾积水、肾盂肾炎、肾积脓或肾周围炎，感染可加速结石增长和肾实质损害。

3. 辅助检查

（1）尿酸测定：成年男性血尿酸值为 $208 \sim 416\mu mol/L$，女性为 $149 \sim 358\mu mol/L$，绝经后接近于男性。血尿酸存在较大波动，应反复监测。限制嘌呤饮食 5 天后，每日尿酸排出量超过 $3.57mmol$，可认为尿酸生成增多。

（2）关节液或痛风石内容物检查：偏振光显微镜下可见双折光的针形尿酸盐结晶。

（3）影像学检查

1）关节超声检查可见双轨征或不均匀低回声与高回声混杂团块影，是痛风比较特异的表现。

2）X 线检查可见软组织肿胀、软骨缘破坏、关节面不规则，特征性改变为穿凿样、虫蚀样骨质缺损。

3）CT 检查在受累部位可见不均匀斑点状高密度痛风石影像；双能 CT 能特异性地识别尿酸盐结晶，可作为影像学筛查手段之一，可辅助诊断痛风，但应注意假阳性。

4）磁共振成像（MRI）的 T_1 和 T_2 加权图像呈斑点状低信号。

4. 诊断　血尿酸 $>420\mu mol/L$ 可诊断为高尿酸血症。当同时存在特征性的关节炎表现时应考虑痛风性关节炎。关节腔穿刺获得的滑液或者关节镜下获得的滑膜组织或痛风石标本，经偏振光显微镜发现呈针形的尿酸盐结晶是痛风诊断的"金标准"。

5. 鉴别诊断

（1）类风湿关节炎：好发于双手、腕等小关节，表现为游走性、对称性多关节炎，伴晨僵。

（2）化脓性关节炎与创伤性关节炎：痛风初发时常与化脓性关节炎或创伤性关节炎相混淆，但后两者血尿酸不高。创伤性关节炎有外伤史，化脓性关节炎滑囊液内含大量白细胞，可培养出致病菌。

（3）假性痛风：最常受累为膝关节。急性发作时症状酷似痛风，但血尿酸不高，X 线检查软骨呈线状钙化。

6. 治疗

（1）预防和一般性干预手段：控制饮食总热量；限制酒精和高嘌呤食物的大量摄入；每天饮水至少 2000ml 以增加尿酸的排泄；慎用抑制尿酸排泄的药物（如噻嗪类利尿药）；避免诱发因素；积极治疗相关疾病等。

（2）高尿酸血症的降尿酸治疗（表 7 – 19 – 2）：达标治疗（血尿酸 < 360μmol/L）是改善痛风患者预后的重要策略。

表 7 – 19 – 2　高尿酸血症的降尿酸治疗

降尿酸治疗	内容
促尿酸排泄药	苯溴马隆主要适用于肾功能良好的患者。有尿酸性结石者不宜采用。用药期间应多饮水，并服用碳酸氢钠 3~6g/d
抑制尿酸生成药物	包括别嘌醇和非布司他
碱性药物	碳酸氢钠可碱化尿液，使尿酸不易在尿中形成结晶
其他	治疗初期预防性使用小剂量秋水仙碱，可减少降尿酸过程中出现的痛风急性发作

（3）急性痛风性关节炎的治疗：可应用非甾体抗炎药、糖皮质激素、秋水仙碱。

（4）发作间歇期和慢性期的治疗：仍需要持续使用降尿酸药物以维持血尿酸水平达标。痛风石较大或已经破溃者可手术剔除。

第二十节　甲状腺功能亢进症

1. 概述　甲状腺功能亢进症（简称甲亢）是指甲状腺腺体本身产生甲状腺激素过多而引起的甲状腺毒症，其病因包括格雷夫斯（Graves）病、结节性毒性甲状腺肿和甲状腺自主高功能腺瘤等，以 Graves 病最常见。

2. 临床表现

（1）代谢亢进及多系统兴奋性增强、功能紊乱：①怕热、多汗，易饥饿、多食而消瘦、疲乏无力。②兴奋、多语、易激动，双手、上眼睑、伸舌有细颤，腱反射活跃。③心率加快，心音强烈、心律失常、心脏增大、心力衰竭。④收缩压升高而舒张压偏低、脉压增大。⑤肠蠕动加快、大便不成形、次数多或腹泻。⑥肌无力、肌萎缩和慢性甲亢性肌病。⑦月经紊乱，经量减少，不易受孕等。⑧少数伴发重症肌无力、1 型糖尿病等其他自身免疫病。⑨对造血系统的影响是血中淋巴细胞比例升高，白细胞计数减少。

（2）甲状腺肿大

1）Graves 病患者甲状腺呈弥漫性、对称性肿大，质地软，表面光滑，无触痛，随吞咽上下移动；甲状腺可闻及血管杂音，扪及震颤。

2）久病或多次复发者、伴有慢性淋巴细胞性甲状腺炎者甲状腺质地较韧、表面不平或呈分叶状，服用碘剂和高碘食物者较硬。

3）少数患者甲状腺肿大不明显，也有肿大的甲状腺部分或全部位于胸骨后。

4）结节性甲状腺肿伴甲亢则为结节性甲状腺肿大。

（3）眼征：Graves 病多数患者有眼球突出，双眼炯炯有神，瞬目减少，眼裂增大、上眼睑下落延迟、双眼聚合力减弱、上视额纹变浅等表现。约 5% 患者发生浸润性突眼，严重的称为恶性突眼。

（4）特殊情况：见表 7-20-1。

表 7-20-1 特殊情况

特殊情况	特点
淡漠型甲亢	多见于老年人，起病隐蔽，高代谢表现、甲状腺肿、眼征均不明显，患者一般神志淡漠、反应迟缓，消瘦明显
甲亢性心脏病	以心房颤动最为多见，可有心脏扩大、心力衰竭、心肌梗死等。在甲亢控制后甲亢性心脏病可缓解
甲亢合并周期性瘫痪	多为低钾性弛缓性瘫痪，青壮年男性多见

（5）甲状腺危象：常由感染、手术、创伤、精神刺激等诱发。表现为高热或过高热，大汗，心动过速（>140 次/分），烦躁，焦虑不安，谵妄，恶心，呕吐，腹泻，严重患者可有心力衰竭、休克及昏迷等。老年患者可出现表情淡漠、心率不快、极度无力、恶病质，易发生昏迷，称淡漠型甲状腺危象。

3. 辅助检查

（1）血清游离三碘甲腺原氨酸（FT_3）、游离甲状腺素（FT_4）水平升高，血清总 T_3（TT_3）、总 T_4（TT_4）升高。

（2）促甲状腺激素（TSH）减少，是甲亢早期诊断的最敏感指标。

（3）促甲状腺激素受体抗体（TRAb），主要包括促甲状腺激素受体刺激性抗体（TSAb），是诊断甲亢、判断预后的重要指标，也是诊断甲状腺功能正常的内分泌性突眼的重要指标。

4. 诊断 ①高代谢症状和体征。②甲状腺肿大。③血清甲状腺激素水平升高、TSH 降低。具备以上 3 项时诊断即可成立。淡漠型甲亢的高代谢症状不明显，仅表现为明显消瘦或心房颤动，尤其是老年患者；少数患者无甲状腺肿大；T_3 型甲亢仅有血清 TT_3 升高。T_4 型甲亢仅有血清 TT_4 升高。

5. 治疗

（1）非手术治疗

1）一般治疗：适当休息，补充足够热量和 B 族维生素，焦虑不安、失眠较重者可给予镇静药。

2）抗甲状腺药物（ATD）治疗：常用丙硫氧嘧啶（PTU）和甲巯咪唑（MMI）。适应证：①轻、中度病情。②甲状腺轻、中度肿大。③孕妇、高龄或由于其他严重疾病不适宜手术者。④手术前和 [131]I 治疗前的准备。⑤手术后复发且不适宜 [131]I 治疗者。⑥中至重度活动的 Graves 眼病患者。药物不良反应主要是粒细胞减少。

3）放射碘：适用于甲状腺肿大Ⅱ度以上者；对 ATD 过敏者；ATD 治疗或手术治疗后复发者；甲亢合并心脏病者；甲亢伴白细胞减少、血小板减少或全血细胞减少者；甲亢合并肝、肾等脏器功能损害者；拒绝手术治疗或有手术禁忌证者；浸润性突眼者。妊娠期和哺乳期患者禁止放射碘治疗。

（2）手术治疗：一般行双侧甲状腺次全切除术，通常需切除腺体的80%~90%，并同时切除峡部；每侧残留腺体以如成人拇指末节大小为恰当（3~4g）。

1）术前准备：①术前常规准备，测定基础代谢率和 T_3、T_4；颈部 X 线检查；心电图检查；喉镜检查；测定血清钙、磷。②药物准备：抗甲状腺药物 + 碘剂；普萘洛尔法。

2）术后并发症：见表 7 - 20 - 2。

表 7 - 20 - 2　术后并发症

分类		概述
呼吸困难和窒息		是术后最危险的并发症，多发生在术后48小时以内。应针对病因立即在床旁抢救，包括拆开切口、气管切开等，使呼吸通畅
创口出血		如有创口肿胀，或引流血量过多，出现压迫症状前应重新手术止血
神经损伤	喉返神经	一侧损伤所引起的声嘶可好转；两侧损伤会引起失音或严重的呼吸困难，需做气管切开
	喉上神经	外支损伤可引起声带松弛、音调降低；内支损伤容易引发误咽和饮水呛咳，经理疗后可自行恢复
甲状旁腺功能减退		表现为术后口唇、四肢麻木，严重者可出现手足痉挛、喉痉挛。抽搐发作时，立即静脉注射10% 葡萄糖酸钙或氯化钙 10~20ml
甲状腺危象		危象发生与术前准备不够、甲亢症状未能很好控制及手术应激有关，充分的术前准备和轻柔的手术操作是预防的关键。治疗包括镇静、降温、供氧，给予碘剂、肾上腺素受体阻断药、氢化可的松
甲状腺功能减退		口服甲状腺素
甲亢复发		轻者可用抗甲状腺药物治疗，重者应用^{131}I 或重新手术治疗

（3）其他治疗

1）碘剂：减少碘摄入量是甲亢的基础治疗之一。甲亢患者应当食用无碘食盐，忌用含碘药物和含碘对比剂。复方碘化钠溶液仅在手术前和甲状腺危象时使用。

2）β 受体阻断药：主要在 ATD 治疗初期使用，可较快控制甲亢的临床症状。作用机制：①阻断甲状腺激素对心脏的兴奋作用。②阻断外周组织 T_4 向 T_3 的转化。

（4）Graves 眼病（GO）的治疗

1）一般给予高枕卧位，限制钠盐并使用利尿药，可减轻眼部水肿。注意眼睛保护，可戴有色眼镜。

2）活动性 GO 给予泼尼松 40~80mg/d，每天 2 次口服，持续 2~4 周。

3）球后外照射与糖皮质激素联合使用可以增加疗效。

4）轻度活动性 GO 时，治疗甲亢可以选择 ATD、^{131}I 和手术任一方法；当伴有吸烟、$T_3 >$ 5nmol/L、活动期持续超过 3 个月、TSAb >50%、甲亢治疗后发生甲减等危险因素或选择^{131}I 治疗时，需同时使用糖皮质激素。中重度活动性 GO 治疗甲亢时可选择 MMI 或手术治疗，同时给予糖皮质激素治疗。非活动性 GO 治疗甲亢时可以选择 ATD、^{131}I 和手术任一方法，无须加用糖皮质激素。

5）糖皮质激素和球后外照射无效，角膜感染或溃疡、压迫导致的视网膜和视神经改变可能导致失明时，需行眶减压手术。

6）吸烟可以加重本病，应当戒烟。

（5）妊娠期甲亢的治疗：妊娠早期不要服用 ATD。若妊娠早期确实需要 ATD 治疗，优先选择 PTU。妊娠中期和妊娠晚期选择 MMI。

6. 转诊原则 ①疑似患者诊断不清。②确认患者药物治疗不理想者。③出现并发症及伴发症者。

第二十一节 贫血

1. 概述 贫血是指外周血液在单位体积中的血红蛋白浓度、红细胞计数和/或血细胞比容低于正常低限，以血红蛋白浓度较为重要。根据我国标准，非高原地区血红蛋白测定值在成年男性低于 120g/L，成年女性（非妊娠期）低于 110g/L，孕妇低于 100g/L，可诊断为贫血。

2. 贫血的细胞形态学分类 见表 7-21-1。

表 7-21-1 贫血的细胞形态学分类

类型	常见疾病	MCV/fl	MCH/pg	MCHC/(g·L^{-1})
大细胞性贫血	巨幼细胞贫血等	>100	>34	320~360
正常细胞性贫血	再生障碍性贫血、急性失血性贫血等	80~100	27~34	320~360
小细胞性贫血	慢性病性贫血等	<80	<27	<320
小细胞低色素性贫血	缺铁性贫血、铁粒幼细胞贫血、地中海贫血等			

注：MCV，平均红细胞体积；MCH，平均红细胞血红蛋白含量；MCHC，平均红细胞血红蛋白浓度。

3. 贫血的严重度划分标准 见表 7-21-2。

表 7-21-2 贫血的严重度划分标准

血红蛋白浓度	<30g/L	30~59g/L	60~90g/L	>90g/L
贫血严重程度	极重度	重度	中度	轻度

4. 缺铁性贫血

（1）概述：当机体对铁的需求与供给失衡，导致体内贮存铁耗尽（ID），继之红细胞内铁缺乏（IDE），最终引起缺铁性贫血（IDA）。IDA 是铁缺乏症（包括 ID、IDE 和 IDA）的最终阶段，表现为缺铁引起的小细胞低色素性贫血及其他异常。

（2）病因：铁摄入不足、铁丢失过多、铁吸收不良。

（3）临床表现：见图 7 – 21 – 1。

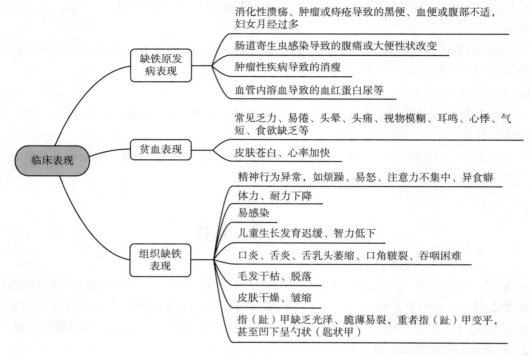

图 7 – 21 – 1　缺铁性贫血的临床表现

（4）实验室检查

1）红细胞体积较小，大小不等，中心淡染区扩大，MCV、MCH、MCHC 值均降低。骨髓增生活跃或明显活跃，以红系增生为主，有核红细胞体积小，胞质少，偏蓝色，呈"核老质幼"现象。骨髓涂片用普鲁士蓝染色后，骨髓小粒中的铁称细胞外铁，幼红细胞内的铁颗粒称细胞内铁，该细胞称铁粒幼细胞。缺铁性贫血时细胞外铁消失，铁粒幼细胞减少。

2）血清铁降低（<8.95μmol/L），总铁结合力升高（>64.44μmol/L），转铁蛋白饱和度降低（<15%）。血清铁蛋白是体内储存铁的指标，低于 12μg/L 可作为缺铁的依据。当幼红细胞合成血红素所需铁供给不足时，红细胞内游离原卟啉值升高，一般 ≥0.9μmol/L（全血）。

（5）鉴别诊断：应与铁粒幼细胞贫血、地中海贫血、慢性病性贫血、转铁蛋白缺乏症相鉴别。

（6）治疗：见表 7 – 21 – 3。

表 7 – 21 – 3　缺铁性贫血的治疗

方法	内容
病因治疗	①婴幼儿、青少年和妊娠妇女营养不足引起的 IDA，应改善饮食。②月经过多引起的 IDA 应调理月经。③寄生虫感染者应驱虫治疗。④恶性肿瘤者应手术或放、化疗。⑤消化性溃疡引起者应抑酸治疗等
口服铁剂	作为首选，常用硫酸亚铁、富马酸亚铁、琥珀酸亚铁、多糖铁复合物等。口服铁剂后 5~10 天网织红细胞上升达高峰，其后开始下降，2 周后血红蛋白开始上升，一般 2 个月左右恢复正常，待血红蛋白正常后，至少再持续服药 4~6 个月，待血清铁蛋白正常后停药

续表

方法	内容
注射铁剂	若口服铁剂不能耐受或胃肠道正常解剖部位发生改变而影响铁的吸收，可用铁剂肌内注射。常用右旋糖酐铁

5. 再生障碍性贫血（AA）

（1）重型再生障碍性贫血（SAA）：起病急，进展快，病情重；少数可由非重型进展而来。

1）贫血多呈进行性加重，皮肤苍白、乏力、头晕、心悸和气短等症状明显。

2）多数患者有发热，体温在39℃以上，以呼吸道感染最常见，感染菌种以革兰阴性杆菌、金黄色葡萄球菌和真菌为主，常合并败血症。

3）皮肤出血表现为出血点或大片瘀斑，口腔黏膜有血疱，有鼻出血、牙龈出血、眼结膜出血等。深部脏器出血时可见呕血、咯血、便血、血尿、阴道出血、眼底出血和颅内出血，后者常危及患者的生命。

（2）非重型再生障碍性贫血（NSAA）：起病和进展较缓慢。

1）贫血呈慢性过程，常见皮肤苍白、乏力、头晕、心悸、活动后气短等。输血后症状改善，但不持久。

2）高热比重型少见，感染相对易控制，很少持续1周以上。上呼吸道感染常见，肺炎、败血症等重症感染少见。常见感染菌种为革兰阴性杆菌和各类球菌。

3）出血倾向较轻，以皮肤、黏膜出血为主，多表现为皮肤出血点、牙龈出血，女性患者有阴道出血。出血较易控制。久治无效者可发生颅内出血。

（3）诊断

1）AA诊断标准：①全血细胞减少，网织红细胞百分数<0.01，淋巴细胞比例升高。②一般无肝、脾大。③骨髓多部位增生降低（<正常50%）或重度降低（<正常25%），造血细胞减少，非造血细胞比例升高，骨髓小粒空虚（有条件者做骨髓活检可见造血组织均匀减少）。④除外引起全血细胞减少的其他疾病，如阵发性睡眠性血红蛋白尿症（PNH）、范科尼（Fanconi）贫血、伊文思（Evans）综合征、免疫相关性全血细胞减少等。

2）AA分型诊断标准：见表7-21-4。

表7-21-4 AA分型诊断标准

分型	诊断标准
SAA-Ⅰ	发病急，贫血进行性加重，常伴严重感染和/或出血；血象具备下述三项中的两项：网织红细胞绝对值<15×10^9/L，中性粒细胞<0.5×10^9/L和血小板<20×10^9/L；骨髓增生广泛重度降低。如SAA-Ⅰ型的中性粒细胞<0.2×10^9/L，则为极重型再障（VSAA）
NSAA	指达不到SAA-Ⅰ型诊断标准的AA
SAA-Ⅱ	如NSAA病情恶化，临床、血象及骨髓象达SAA-Ⅰ型诊断标准时，称SAA-Ⅱ型

（4）鉴别诊断：应与阵发性睡眠性血红蛋白尿症（PNH）、骨髓增生异常综合征、急性白血病、巨幼细胞贫血等疾病相鉴别。

（5）治疗：对症治疗，纠正贫血，控制出血、感染。SAA 者可给予免疫抑制剂（如抗胸腺细胞球蛋白、抗淋巴细胞球蛋白、环孢素）、造血生长因子等；对 40 岁以下、无感染及其他并发症、有合适供体的 SAA 患者，可首先考虑异基因造血干细胞移植。NSAA 患者以雄激素促造血治疗为主。

6. 营养性巨幼细胞贫血

（1）病因：叶酸代谢及缺乏；维生素 B_{12} 代谢及缺乏，吸收障碍是维生素 B_{12} 缺乏最常见的原因；药物干扰核苷酸合成。

（2）临床表现：见表 7-21-5。

表 7-21-5　营养性巨幼细胞贫血的临床表现

分类	具体表现
血液系统表现	起病缓慢，常有面色苍白、乏力、耐力下降、头晕、心悸等贫血症状。重者全血细胞减少，反复感染和出血。少数患者可出现轻度黄疸
消化系统表现	口腔黏膜、舌乳头萎缩，舌面呈"生肉样舌"，可伴舌痛。胃肠道黏膜萎缩可引起食欲缺乏、恶心、腹胀、腹泻或便秘
神经系统表现和精神症状	①对称性远端肢体麻木、深感觉障碍。②共济失调或步态不稳。③味觉、嗅觉降低。④锥体束征阳性、肌张力增加、腱反射亢进。⑤视力下降、黑矇征。⑥重者可有大、小便失禁。⑦叶酸缺乏者有易怒、妄想等精神症状。⑧维生素 B_{12} 缺乏者有抑郁、失眠、记忆力下降、谵妄、幻觉、妄想甚至精神错乱、人格变态等

（3）实验室检查：见表 7-21-6。

表 7-21-6　实验室检查

检查项目	内容
血象	呈大细胞性贫血，MCV、MCH 均升高，MCHC 正常。网织红细胞计数可正常或轻度增多。重者全血细胞减少。血片中可见红细胞大小不等、中央淡染区消失，有大椭圆形红细胞、点彩红细胞等；中性粒细胞核分叶过多，可见巨型杆状核粒细胞
骨髓象	增生活跃或明显活跃。红系增生显著、巨幼变（胞体大，胞质较胞核成熟，"核幼质老"）；粒系也有巨幼变，成熟粒细胞多分叶；巨核细胞体积增大，分叶过多。骨髓铁染色常增多
血清维生素 B_{12}、叶酸及红细胞叶酸含量测定	血清维生素 B_{12} 低于 74pmol/L 提示维生素 B_{12} 缺乏。血清叶酸低于 6.8nmol/L，红细胞叶酸低于 227nmol/L 提示叶酸缺乏
其他	①胃酸降低、内因子抗体阳性（恶性贫血）。②尿高半胱氨酸 24 小时排泄量增加（维生素 B_{12} 缺乏）。③血清间接胆红素可稍增多

（4）诊断：①有叶酸、维生素 B_{12} 缺乏的病因及临床表现。②外周血呈大细胞性贫血，中性粒细胞核分叶过多。③骨髓呈典型的巨幼样改变，无其他病态造血表现。④血清叶酸和/或维生素 B_{12} 水平降低。⑤试验性治疗有效。叶酸或维生素 B_{12} 治疗一周左右网织红细胞增多者，应考虑叶酸或维生素 B_{12} 缺乏。

（5）治疗：①原发病治疗。②补充维生素 B_{12} 与叶酸。补充叶酸，如同时有维生素 B_{12} 缺乏，需同时注射维生素 B_{12}，否则可加重神经系统损伤。

7. 溶血性贫血

（1）病因：见图 7 - 21 - 2。

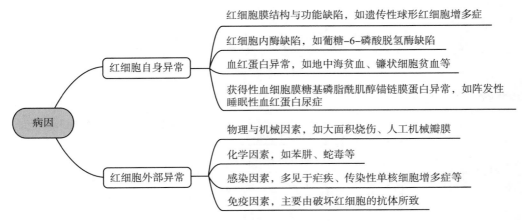

红细胞自身异常
- 红细胞膜结构与功能缺陷，如遗传性球形红细胞增多症
- 红细胞内酶缺陷，如葡糖-6-磷酸脱氢酶缺陷
- 血红蛋白异常，如地中海贫血、镰状细胞贫血等
- 获得性血细胞膜糖基磷脂酰肌醇锚链膜蛋白异常，如阵发性睡眠性血红蛋白尿症

红细胞外部异常
- 物理与机械因素，如大面积烧伤、人工机械瓣膜
- 化学因素，如苯肼、蛇毒等
- 感染因素，多见于疟疾、传染性单核细胞增多症等
- 免疫因素，主要由破坏红细胞的抗体所致

图 7 - 21 - 2　溶血性贫血的病因

（2）发生部位

1）血管内溶血：指红细胞在血液循环中被破坏，释放游离血红蛋白形成血红蛋白血症。游离的血红蛋白随即被血浆结合珠蛋白结合，该复合体被运至肝实质后，血红蛋白中的血红素被代谢降解为铁和胆绿素，胆绿素被进一步代谢降解为胆红素。血红蛋白尿的出现说明有快速血管内溶血。含铁血黄素尿是慢性血管内溶血的特征。

2）血管外溶血：指红细胞被脾等单核 - 巨噬细胞系统吞噬消化，释出的血红蛋白分解为珠蛋白和血红素，后者被进一步分解为胆红素。

（3）临床表现

1）急性溶血性贫血：起病急骤，表现为严重腰背四肢酸痛、头痛、呕吐、寒战，随后出现高热、面色苍白和黄疸。严重者出现周围循环衰竭和急性肾损伤。少数患者可出现再生障碍性危象，表现为网织红细胞降低、贫血急剧加重，骨髓象改变可呈单纯红细胞再生障碍、幼红细胞成熟停滞，严重者呈急性造血停滞。

2）慢性溶血性贫血：起病缓慢，有贫血、黄疸、脾大。由于长期高胆红素血症，可并发胆石症和肝功能损害等表现。

（4）实验室检查

1）抗人球蛋白试验阳性者，考虑免疫性溶血性贫血；抗人球蛋白试验阴性，周围血片中发现大量球形红细胞，考虑遗传性球形红细胞增多症，可进一步检查红细胞渗透脆性试验及自体溶血试验。

2）周围血片中发现有特殊红细胞畸形者，如椭圆形红细胞、大量红细胞碎片、靶形及低色素细胞，可相应考虑遗传性椭圆形红细胞增多症、微血管病性溶血性贫血及地中海贫血。

3）患者无红细胞畸形而抗人球蛋白试验阴性，可行血红蛋白电泳以除外血红蛋白病，高铁血红蛋白还原试验以除外红细胞葡糖 - 6 - 磷酸脱氢酶（G6PD）缺乏症。

4）有血红蛋白尿者要做酸溶血试验，以及用流式细胞仪检查血细胞膜上的 CD55 和 CD59

或有核细胞的荧光标记变异体（FLAER）检测等，以排除阵发性睡眠性血红蛋白尿症。

（5）诊断步骤：①确定存在溶血。②判定溶血性贫血类型。③确定病因。

（6）治疗原则：①病因治疗。②支持治疗。③药物治疗。④脾切除治疗。

第二十二节　出血性疾病

1. 病因　见图7-22-1。

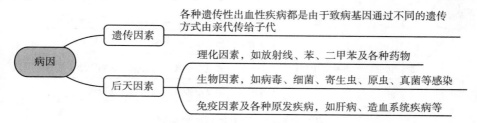

图7-22-1　出血性疾病的病因

2. 分类　可根据发病机制分类，见图7-22-2。

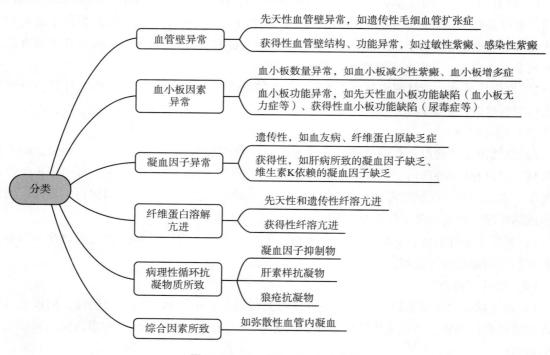

图7-22-2　出血性疾病的分类

3. 原发免疫性血小板减少症（ITP）

（1）临床表现

1）成人ITP多见于青年女性，一般起病隐匿，常表现为反复的皮肤黏膜出血如瘀点、紫癜、瘀斑及外伤后止血不易等，鼻出血、牙龈出血、月经过多亦很常见。患者病情可因感染等而骤然加重，出现广泛、严重的皮肤黏膜及内脏出血。部分患者仅有血小板减少而没有出血症状。乏力常见，部分患者有明显的乏力症状。出血过多或长期月经过多可出现失血性贫血。

2）查体可发现皮肤紫癜或瘀斑，以四肢远侧端多见，黏膜出血以鼻出血、牙龈出血或口腔黏膜血疱多见。一般无肝、脾大及淋巴结肿大，少数患者因反复发作，可有轻度脾大。

（2）实验室检查：见表7-22-1。

表7-22-1　实验室检查

检查项目	内容
血小板检查	①血小板计数减少，均低于100×10^9/L。②血小板平均体积偏大。③血小板功能一般正常。④血小板生存时间约90%以上明显缩短
骨髓象	①巨核细胞数量正常或增加。②巨核细胞发育成熟障碍，幼稚巨核细胞增加，产板型巨核细胞显著减少。③粒系、红系、单核系和淋巴系均正常
出、凝血功能检查	出血时间延长，血块收缩不良，束臂试验阳性，一般凝血功能均正常
血小板相关抗体（PAIg）和血小板自身抗体	多数阳性
其他	可有与出血程度一致的贫血，少数可伴发自身免疫性溶血性贫血，称Evans综合征，库姆斯（Coombs）试验可呈阳性

（3）分型与分期：见表7-22-2。

表7-22-2　ITP的分型与分期

分型	标准
新诊断的ITP	指确诊后3个月以内的ITP
持续性ITP	指确诊后3~12个月血小板持续减少的ITP
慢性ITP	指血小板减少持续超过12个月的ITP
重症ITP	指血小板$< 10 \times 10^9$/L，且就诊时存在需要治疗的出血症状或常规治疗中发生新的出血症状，需要采用其他升高血小板药物治疗或增加现有治疗药物剂量的ITP
难治性ITP	①脾切除后无效或者复发。②仍需要治疗以降低出血的危险。③除外其他原因引起的血小板减少症，确诊为ITP

（4）诊断：①至少2次化验检查血小板计数减少。②脾不大或仅轻度大。③骨髓检查巨核细胞数增多或正常，伴有成熟障碍。④排除继发性血小板减少症。

（5）治疗：①注意休息，防止外伤，可用一般止血药物，如氨甲环酸。②肾上腺糖皮质激素。③脾切除。④其他免疫抑制剂如硫唑嘌呤、环磷酰胺、长春新碱等。⑤大剂量丙种球蛋白静脉注射。⑥输注血小板悬液。

4. 过敏性紫癜

（1）病因：①细菌、病毒、寄生虫等感染。②人体对异性蛋白过敏。③抗生素、解热镇痛药物等。④疫苗接种、虫咬、受凉和寒冷刺激等。

（2）临床表现：见表 7 - 22 - 3。

表 7 - 22 - 3　过敏性紫癜的临床表现

分型	临床表现
单纯型（最常见）	皮肤紫癜，局限于四肢，先发生于下肢、臀部、踝关节部位最明显，可有轻度痒感。紫癜常成批反复发生、对称分布，可同时伴有皮肤水肿、荨麻疹。紫癜初呈深红色，按之不褪色，可融合成片或略高出皮面，呈出血性皮疹或小型荨麻疹，严重者可融合成大血疱，中心呈出血性坏死。随后数天内紫癜逐渐变成紫色、黄褐色、淡黄色，经过 7~14 天逐渐消退，然后不断有新的紫癜出现
腹型	除皮肤紫癜外，还有消化道症状及体征，以腹痛最为常见，多为阵发性绞痛。腹部症状和体征多与皮肤紫癜同时出现，偶可发生于紫癜之前
关节型	除皮肤紫癜外，尚有关节肿胀、疼痛、压痛及功能障碍等表现。多发生于膝、踝、肘、腕等大关节，呈游走性、反复性发作，经数天而愈，不遗留关节畸形
肾型	在皮肤紫癜基础上，出现血尿、蛋白尿及管型尿，偶见水肿、高血压及肾衰竭等表现。肾损害多发生于紫癜出现后 2~4 周，亦可延迟出现，多在 3~4 周内恢复，少数病例因反复发作而演变为慢性肾小球肾炎或肾病综合征
混合型	皮肤紫癜合并两项或两项以上其他临床表现
其他	因病变累及眼部、脑及脑膜血管而出现相关症状、体征

（3）实验室检查

1）束臂试验半数以上阳性。

2）尿常规检查，肾型或合并肾型表现的混合型可有血尿、蛋白尿、管型尿。

3）便常规和隐血试验，腹型或合并腹型表现的混合型可见红细胞，隐血可阳性。

4）血小板计数、功能及凝血相关检查，除出血时间（BT）可能延长外，其他均正常。

5）肾功能检查，肾型或合并肾型表现的混合型可能有肾功能受损。

（4）诊断：①发病前 1~3 周可有低热、咽痛、全身乏力或上呼吸道感染表现。②典型四肢皮肤紫癜，可伴腹痛、关节肿痛和/或血尿。③除 BT 可能延长外，血小板计数、功能及凝血检查均正常。④排除其他原因所致的血管炎及紫癜。

（5）鉴别诊断：应与遗传性毛细血管扩张症、单纯性紫癜、原发免疫性血小板减少症、风湿性关节炎、肾小球肾炎、系统性红斑狼疮、外科急腹症等疾病相鉴别。

（6）治疗：①消除致病因素。②抗组胺药（如异丙嗪）、改善血管通透性药物（如维生素 C）。③糖皮质激素，疗程一般不超过 30 天，肾型者可酌情延长。④改善腹痛及关节痛症状，但不能改善病程。⑤免疫抑制剂。⑥抗凝治疗。⑦中医中药。

第二十三节 急、慢性白血病

1. 急性白血病

（1）概述：急性白血病（AL）是造血干祖细胞的恶性克隆性疾病。根据主要受累的细胞系列可分为急性淋巴细胞白血病（ALL）和急性髓系白血病（AML）。

（2）临床表现

1）发热是常见症状。细菌感染多见，部分感染可由病毒引起。由于长期化疗、大剂量糖皮质激素和广谱抗生素的应用，患者易发生真菌感染。

2）常见皮肤出血斑点、鼻腔和口腔黏膜出血、牙龈渗血，女性患者月经过多或经期延长，严重时可出现颅内出血、消化道或呼吸道大出血，危及生命。急性早幼粒细胞白血病常并发弥散性血管内凝血。早期即可出现贫血，呈进行性加重。

3）白血病细胞浸润增殖，肝、脾大及淋巴结肿大，骨痛、关节痛，急性白血病常有胸骨压痛，对诊断具有重要意义。牙龈、皮肤组织、中枢神经系统、呼吸道、胃肠道、泌尿生殖系统皆可被浸润。绿色瘤常见于小儿急性淋巴细胞白血病及青年急性原粒细胞白血病。

（3）实验室检查：见表7－23－1。

表7－23－1 实验室检查

检查项目	内容
血象	大部分患者的红细胞及血红蛋白有不同程度的减少，多数患者白细胞计数增多，部分正常或减少。外周血涂片中可出现数量不等的幼稚型白细胞。大多数患者血小板计数减少
骨髓象	有核细胞增生明显活跃或极度活跃，有关系列的原始细胞或原始细胞＋幼稚细胞至少占有核细胞总数的20%，多数在70%以上，常有细胞形态异常，红系及巨核细胞明显受抑，血小板少见。少数患者骨髓增生低下，但原始细胞数的比例仍达到白血病的诊断标准
细胞化学染色	对鉴别急性淋巴细胞白血病和急性髓细胞白血病及其亚型有一定意义
免疫分型	可明确急性白血病细胞的来源及分化阶段，从而对急性白血病进行免疫分型
细胞遗传学	对白血病有辅助诊断意义，还有判断预后的价值
分子生物学	可诊断急性白血病，还可检测微小残留病变或用以判断预后和监测白血病的早期复发

（4）诊断：主要依靠患者的临床表现、血象和骨髓细胞形态学检查。骨髓涂片中原始细胞占有核细胞总数的20%以上时即诊断为急性白血病（需除外类白血病反应），结合细胞化学染色、免疫表型特点及细胞遗传学检查可进一步明确其亚型。

（5）鉴别诊断

1）骨髓增生异常综合征（MDS）：突出表现为病态造血，骨髓中原始细胞＜20%，骨髓活检出现不成熟前体细胞异常定位，有利于诊断MDS，且与预后有关，有不成熟前体细胞异常定位者预后差，易转为白血病。

2）再生障碍性贫血：表现为三系减少，但不会出现胸骨压痛，无肝、脾大及淋巴结肿大，骨髓检查容易鉴别。

3）某些感染引起的白细胞异常：如传染性单核细胞增多症，血象中出现异形淋巴细胞，但形态与原始细胞不同，血清中嗜异性抗体效价逐步上升，病程短，可自愈。百日咳、传染性淋巴细胞增多症、风疹等病毒感染时，血象中淋巴细胞增多，但淋巴细胞形态正常，病程良性。骨髓原幼细胞不增多。

4）巨幼细胞贫血：有时可与红白血病混淆。但前者骨髓中原始细胞不增多，幼红细胞过碘酸希夫反应常为阴性，予以叶酸、维生素 B_{12} 治疗有效。

5）急性粒细胞缺乏症恢复期：在药物或某些感染引起的粒细胞缺乏症的恢复期，骨髓中原、幼粒细胞增多。但该症多有明确病因，血小板正常，原、幼粒细胞中无 Auer 小体及染色体异常。短期内骨髓粒细胞成熟恢复正常。

（6）治疗：见表 7 – 23 – 2。

表 7 – 23 – 2　急性白血病的治疗

治疗方式	内容
支持治疗	是治疗本病的<u>重要基础</u>。贫血严重者应输注红细胞，血小板显著减少并有严重出血危及生命时，可输注血小板。预防与治疗感染，对中性粒细胞缺乏者可应用粒细胞集落刺激因子
化学治疗	是急性白血病<u>最重要和最基本</u>的治疗手段，且是其他治疗的基础。化疗分为诱导缓解治疗和缓解后治疗。<u>早期、足量、联合和个体化</u>是化疗的重要原则
骨髓移植	是目前治愈白血病的有效方法。对急性粒细胞白血病（除外急性早幼粒细胞白血病），年轻患者如有人类白细胞抗原（HLA）相匹配的同胞供者，应在第一次完全缓解后进行异基因骨髓移植。对急性淋巴细胞白血病，除儿童标危组外，有条件者均应进行异基因骨髓移植
免疫治疗	①应用非特异的免疫兴奋药（卡介苗、棒状杆菌或左旋咪唑）。②应用细胞因子（如白细胞介素 – 2）激活细胞免疫以减少残留白血病。③应用单克隆抗体以作用于白血病细胞

2. 慢性髓系白血病

（1）概述：慢性髓系白血病（CML）俗称慢粒，是一种发生在多能造血干细胞的恶性骨髓增殖性肿瘤（为获得性造血干细胞恶性克隆性疾病）。病程发展缓慢，多有脾大。

（2）临床表现

1）慢性期（CP）：一般持续 1~4 年。患者有乏力、低热、多汗或盗汗、体重减轻等代谢亢进症状，由于脾大而自觉有左上腹坠胀感。常以脾大为<u>最显著体征</u>，往往就医时已达脐或脐以下，质地坚实，平滑，无压痛。如果发生脾梗死，则脾区压痛明显，并有摩擦音。明显的肝大较少见。部分患者胸骨中下段压痛。白细胞显著增多时，可有眼底充血及出血。白细胞极度增多时，可发生白细胞淤滞症。

2）加速期（AP）：可维持几个月到数年。常有发热、虚弱、进行性体重下降、骨骼疼痛，逐渐出现贫血和出血；持续或进行性脾大。

3）急变期（BC）：为 CML 的终末期，临床与 AL 类似。多数急粒变，少数为急淋变或急单变，偶有巨核细胞及红细胞等类型的急性变。

（3）实验室检查：见表 7 – 23 – 3。

表 7 – 23 – 3　实验室检查

分期	检查
慢性期	①血象见白细胞计数明显增多，可见各阶段粒细胞，以中性中幼、晚幼和杆状核粒细胞居多。②中性粒细胞碱性磷酸酶（NAP）活性降低或呈阴性反应。③骨髓象见骨髓增生明显至极度活跃，以粒细胞为主，粒红比例明显升高，其中中性中幼、晚幼及杆状核细胞明显增多，原始细胞 <10%。嗜酸性、嗜碱性粒细胞增多。偶见戈谢（Gaucher）细胞。④多数 CML 细胞中出现 Ph 染色体（小的 22 号染色体），显带分析为 t（9；22）（q34；q11）。⑤血清及尿中尿酸浓度升高，血清 LDH 升高
加速期	外周血或骨髓原始细胞 ≥10%；外周血嗜碱性粒细胞 ≥20%；不明原因的血小板进行性减少或增多；Ph 染色体阳性细胞中又出现其他染色体异常
急变期	外周血或骨髓中原始细胞 >20% 或出现髓外原始细胞浸润

（4）诊断：凡有不明原因的持续性白细胞计数增多，根据典型的血象、骨髓象改变，脾大，Ph 染色体阳性或 BCR – ABL 融合基因阳性即可作出诊断。

（5）鉴别诊断

1）其他原因引起的脾大：血吸虫病、慢性疟疾、黑热病、肝硬化、脾功能亢进等均有脾大。但各病均有各自原发病的临床特点，血象及骨髓象无 CML 典型改变。Ph 染色体及 BCR – ABL 融合基因均阴性。

2）类白血病反应：常并发于严重感染、恶性肿瘤等基础疾病，并有相应原发病的临床表现。粒细胞胞质中常有中毒颗粒和空泡。嗜酸性粒细胞和嗜碱性粒细胞不增多。NAP 反应强阳性。Ph 染色体及 BCR – ABL 融合基因阴性。血小板和血红蛋白大多正常。原发病控制后，白细胞恢复正常。

3）骨髓纤维化：原发性骨髓纤维化脾大显著，血象中白细胞增多，并出现幼粒细胞等，易与 CML 混淆。但骨髓纤维化外周血白细胞计数多不超过 $30 \times 10^9/L$。NAP 阳性。幼红细胞持续出现于外周血中，红细胞形态异常，特别是泪滴状红细胞易见。Ph 染色体及 BCR – ABL 融合基因阴性。多次多部位骨髓穿刺干抽。骨髓活检网状纤维染色阳性。

（6）治疗：见表 7 – 23 – 4。

表 7 – 23 – 4　慢性髓系白血病的治疗

项目	内容
高白细胞血症紧急处理	需合用羟基脲和别嘌醇。对于白细胞计数极高或有白细胞淤滞症表现的 CP 患者，可行治疗性白细胞单采。明确诊断后，首选伊马替尼
分子靶向治疗	甲磺酸伊马替尼（IM）是第一代酪氨酸激酶抑制药（TKI），可使患者达到血液学缓解，并可获得长期细胞遗传学缓解，是目前治疗该病的首选药物
干扰素	起效慢，目前用于不适合 TKI 和异基因造血干细胞移植的患者
其他药物治疗	①羟基脲起效快，但维持时间短，为当前慢性期获得血液学缓解有效的化疗药物。②小剂量 HA（高三尖杉酯碱 + 阿糖胞苷）的联合化疗对加速期疗效较好
异基因造血干细胞移植（allo – HSCT）	是目前根治慢性髓系白血病的有效方法。仅用于移植风险低且对 TKI 耐药及进展期患者

第二十四节　骨质疏松症

1. 概述　骨质疏松症（OP）是一种以骨量降低和骨组织微结构破坏为特征，导致骨脆性增加和易于骨折的代谢性骨病。原发性 OP 包括绝经后骨质疏松症和老年性骨质疏松症，病因和危险因素包括骨吸收因素、骨形成因素、骨质量下降，以及高龄、吸烟、制动、体力活动过少、酗酒、跌倒、长期卧床、长期服用糖皮质激素、光照减少、钙和维生素 D 摄入不足等。

2. 临床表现　轻者无症状。较重患者腰背疼痛、乏力或全身骨痛。骨痛通常为弥漫性，无固定部位，检查不能发现压痛区（点）。乏力常于劳累或活动后加重，负重能力下降或不能负重。四肢骨折或髋部骨折时肢体活动明显受限，局部疼痛加重，有畸形或骨折阳性体征。常因轻微活动、创伤、弯腰、负重、挤压或摔倒后发生骨折。多发部位为脊柱、髋部和前臂。

3. 并发症

（1）驼背和胸廓畸形者常伴胸闷、气短、呼吸困难，甚至发绀等表现。

（2）肺活量、肺最大换气量和心排血量下降，极易并发上呼吸道和肺部感染。

（3）髋部骨折者常因感染、心血管病或慢性衰竭而死亡。

4. 治疗　见表 7 – 24 – 1。

表 7 – 24 – 1　骨质疏松症的治疗

治疗方式	措施
一般治疗	①补钙，推荐钙摄入量 1000mg/d，绝经后妇女为 1500mg/d。低脂、低盐饮食，多吃奶制品、鱼肉和新鲜蔬菜，必要时补充钙制剂。②增加维生素 D，推荐剂量 400~800U/d。③推荐每天负重锻炼 30 分钟。④调整生活方式：戒酒、戒烟，慎用影响骨代谢的药物。⑤安全的家庭环境，防止跌倒
特殊治疗	补充性激素、选择性雌激素受体调节剂和选择性雄激素受体调节剂、二膦酸盐、降钙素、甲状旁腺激素（PTH）、小剂量氟化钠等
OP 性骨折的治疗	包括复位、固定、功能锻炼和抗骨质疏松症治疗

第八章　急诊科疾病

第一节　急诊高热

1. 发热

（1）病因：常见感染、风湿性疾病、恶性肿瘤、血液性疾病、物理性及化学性损害、内分泌与代谢障碍、变态反应、体温调节中枢功能异常、中枢性发热、某些病理性体温升高等。

（2）分度：见表8-1-1。

表8-1-1　发热分度

分度	低热	中热	高热	超高热
腋下温度	37.3~38.0℃	38.1~39.0℃	39.1~41.0℃	41.0℃以上

（3）热型：见表8-1-2。

表8-1-2　热型

热型	体温特点	常见疾病
稽留热	恒定维持在39℃以上，可达数天或数周，24小时体温波动范围≤1℃	大叶性肺炎、斑疹伤寒
弛张热	常在39℃以上，波动幅度大，24小时内波动范围超过2℃，全天体温均在正常水平以上	败血症、化脓性感染
间歇热	骤升达高峰后持续数小时，但又迅速降至正常水平，无热期可持续1天至数天，高热期和无热期反复交替出现	疟疾、急性肾盂肾炎
波状热	逐渐上升达39℃或以上，数天后降至正常水平，持续数天后又逐渐升高	布鲁菌病
回归热	急骤上升至39℃或以上，持续数天后骤然降至正常水平，高热期和无热期各持续数天后规律性交替一次	霍奇金淋巴瘤
不规则热	发热的体温曲线无一定规律	结核病、支气管肺炎

（4）诊断

1）病史：详细认真的病史采集，包括发热的病程、起病急缓、热型特点及伴随症状等。

2）查体。

3）辅助检查：血、尿、便常规；胸部X线检查和CT检查；炎症标志物；血清抗体；微生物培养和药敏试验。

（5）治疗：急性发热治疗的<u>根本</u>是病因治疗。

1）快速评估：常规检查神志状态和生命体征，立即给予监护，建立静脉通道、实施气道管理、补液及氧疗，必要时给予呼吸机支持治疗、动态监测体温，体温持续高于41℃的患者须立即退热治疗。

2）急诊处理：解热、抗感染、抗生素应用、综合治疗。

（6）转诊：对发热伴重要脏器功能受损或有重症感染者，如中毒性菌痢、中毒性肺炎等致周围循环衰竭、低血压甚至休克者，或原因不明发热<u>2周以上</u>者，需做进一步检查时，应及时转上级医院进一步诊治。

2. 中暑

（1）病因：见图8-1-1。

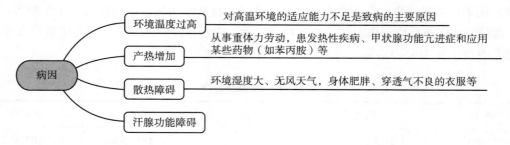

图8-1-1 中暑的病因

（2）临床表现：见表8-1-3。

表8-1-3 中暑的临床表现

分类	主要表现
热痉挛	主要为严重的肌痉挛伴有收缩痛，体温大多正常
热衰竭	头晕、头痛、心悸、多汗、面色苍白、恶心、呕吐、口渴、皮肤湿冷、血压一过性下降，突然晕厥、体温不高或稍高
热射病	高热（>40℃）、无汗、意识障碍

（3）实验室检查：严重者常出现肝、肾、胰和横纹肌损伤的实验室参数改变，应紧急进行有关生化检查，如血清谷草转氨酶（GOT）、谷丙转氨酶（GPT）、乳酸脱氢酶（LDH）、肌酸激酶（CK）和止、凝血功能及动脉血气分析，尽早发现重要器官功能障碍证据。怀疑颅内出血或感染时，应行头颅CT和脑脊液检查。

（4）鉴别诊断：热射病应与脑炎、脑膜炎、伤寒、斑疹伤寒、脑恶性疟疾、甲状腺危象、震颤性谵妄及下丘脑出血、抗胆碱药中毒或抗精神病药恶性综合征鉴别。

（5）治疗：见表8-1-4。

表 8 - 1 - 4　中暑的治疗

分类	治疗方法
热痉挛与热衰竭	患者应迅速转移到阴凉通风处休息或静卧。口服清凉含盐饮料。静脉补给生理盐水、葡萄糖液和氯化钾。一般治疗后30分钟到数小时内即可恢复
热射病	须紧急抢救，降温速度决定预后。应在1小时内使直肠温度降至38.5℃以内。可用体外降温、体内降温、药物降温，同时对症治疗。无循环虚脱者，可用冷水擦浴或将躯体浸入2.0~14.0℃水中传导散热降温；循环虚脱者可用蒸发散热降温

（6）预防：①暑热夏季加强预防中暑宣传教育，穿宽松浅色透气衣服。在阳光下活动时，戴宽边遮阳帽，使用防晒霜。②炎热天气尽量减少户外活动。③改善年老体弱、慢性病患者及产褥期妇女的居住环境。④改善高温环境中的工作条件，多饮用渗透压 <200mOsm/L 的钾、镁和钙盐防暑饮料。⑤中暑患者恢复后，数周内应避免阳光下剧烈活动。

第二节　昏迷

考点直击

【病历摘要】

女，32岁。意识不清2小时。

2小时前患者被清晨返家的丈夫发现呼吸急促、不能唤醒，床旁发现有呕吐物，房间内用煤炉取暖，送医院急诊。几天来未发现有情绪变化。平素身体健康，无高血压病史，无肝、肾疾病病史。个人史无特殊，无药物过敏史。

查体：体温 36.5℃，脉搏 112 次/分，呼吸 35 次/分，血压 135/80mmHg。昏迷状态，面色红润，皮肤、巩膜无黄染，口唇呈樱桃红色。浅表淋巴结未触及肿大，双侧瞳孔等大等圆，直径约 2.5mm，对光反应迟钝。双肺叩诊呈清音，听诊可闻及广泛湿啰音。心界不大，心率 112 次/分，心律整齐，各瓣膜听诊区未闻及杂音。腹部平软，肝、脾肋下未触及。双侧巴宾斯基征（＋）。

辅助检查：血红蛋白 120g/L，白细胞 7.9×10^9/L，中性粒细胞 0.67。尿常规无异常。肝功能示谷丙转氨酶 35U/L，总胆红素 25.9μmol/L，白蛋白 39g/L。肾功能示血肌酐 92μmol/L，尿素氮 5.5mmol/L。血清电解质：K^+ 3.9mmol/L，Na^+ 135mmol/L，Cl^- 93mmol/L。胸部 X 线片示以肺门为中心的渗出性改变。心电图表现为心前区导联为主的 T 波低平改变。

【病例分析】

1. 诊断　①急性一氧化碳中毒。②急性肺水肿。

2. 诊断依据

（1）急性一氧化碳中毒

1）青年女性，突然昏迷，既往体健，房间内用煤炉取暖，有一氧化碳中毒来源，无其他中毒证据。

2）昏迷状态，呼吸急促，口唇呈樱桃红色，双侧巴宾斯基征（＋）。

（2）急性肺水肿：双肺可闻及广泛湿啰音，胸部 X 线片示以肺门为中心的渗出性改变。

3. 鉴别诊断 ①急性脑血管疾病。②药物（如安眠药等）中毒或其他急性中毒。③全身性疾病（如肝性脑病、尿毒症性昏迷）导致的昏迷。

4. 进一步检查 ①碳氧血红蛋白（COHb）检测。②动脉血气分析。③头颅 CT。④排泄物或呕吐物毒物鉴定。⑤血糖、肝肾功能、心肌酶学检测。

5. 治疗原则

（1）保持呼吸道通畅，吸氧。

（2）高压氧治疗。

（3）针对肺水肿给予强心、利尿、脱水治疗，必要时给予机械通气。

（4）防治脑水肿，改善脑组织代谢。

（5）对症治疗，防治并发症。

1. 病因 常见低氧血症、血糖异常、脑低灌注、代谢辅因子缺乏/缺陷、电解质紊乱与酸碱失调、内分泌疾病、内外源性毒物、环境异常与体温调节障碍、中枢神经系统炎症或浸润、原发性神经或胶质疾病、中枢神经系统的局灶性损伤、基底动脉性偏头痛、脑干脱髓鞘等。

2. 分度 见表 8 - 2 - 1。

表 8 - 2 - 1 昏迷分度

分度	表现
轻度昏迷	意识大部分丧失，无自主运动，对声、光刺激无反应，对疼痛刺激尚可出现痛苦的表情或肢体退缩等防御反应。角膜反射、瞳孔对光反射、眼球运动、吞咽反射等可存在
中度昏迷	对周围事物及各种刺激均无反应，对于剧烈刺激可出现防御反射。角膜反射减弱，瞳孔对光反射迟钝，眼球无转动
深度昏迷	肌肉松弛，对各种刺激全无反应。深、浅反射均消失

3. 诊断 详细的病史是诊断的关键。应从护送者或家属那里了解昏迷发生经过以及患者既往健康状况。重点了解昏迷发生的时间和过程；起病缓急及伴随症状；昏迷与伴随症状的先后顺序；有无外伤或意外事故；是否服用过药物、毒品或接触过毒物；既往有无癫痫史、高血压或糖尿病等疾病史。

4. 鉴别诊断 见表 8 - 2 - 2。

表 8 – 2 – 2　昏迷的鉴别诊断

疾病	鉴别要点
意志缺乏症	多见于双侧额叶病变患者。患者对刺激无反应、无欲望、无自主活动，呈严重淡漠状态，但处于清醒状态，其感觉和运动通路完整，且对自身和环境的记忆仍存在
闭锁综合征	患者不能言语和吞咽，不能活动，但意识清醒并能以睁眼、闭眼或眼球的上下活动与周围建立联系，多见于脑血管病等引起的脑桥基底部病变

5. 治疗

（1）急救治疗

1）基本生命支持：保持呼吸道通畅，必要时做气管插管或气管切开，吸氧。若有严重心律失常、心脏停搏，应立即心肺复苏。

2）在严重感染伴有休克时，应静脉补液、保温、应用升压药物和中枢兴奋药，纠正酸中毒并治疗原发病。

3）如有颅内压升高、脑疝者，应用 20% 甘露醇或糖皮质激素等降低颅内压。

4）在除外糖尿病酮症引起的昏迷后，应给予葡萄糖、维生素 B_1；若疑为阿片类中毒，可常规应用纳洛酮。

5）昏迷伴抽搐者，应做抗抽搐治疗。若考虑为癫痫持续状态，应做相应处理。

6）外伤所致昏迷并可能累及颈椎者，颈部应制动以避免颈髓损伤。

7）密切监测生命体征，做必要的实验室检查。

（2）病因治疗：在急救过程中，应努力查明可能的病因。一旦病因明确，应迅速给予有效治疗。

6. 转诊　若明确为颅内占位性病变，应及时转诊至专科医师处实施外科手术治疗。在不具备全面的抢救治疗设施、条件时，应在基本生命支持以及初步抢救治疗的基础上，尽快转诊至上级医院进一步救治。

第三节　咯血

1. 概述　咯血是喉以下呼吸道任何部位的出血，通过口腔咯出。咯血量过大可发生休克或窒息而危及生命。一般咯血前先感胸部不适、喉痒，然后发生咯血，咯出鲜红色血或咳带泡沫样血痰，呈碱性而无黑便。

2. 常见病因　①支气管病变、肺部病变。②二尖瓣狭窄、其他心脏疾病引起左心衰竭。③有全身出血倾向的疾病，如血小板减少性紫癜和白血病等，或伴发其他内脏和皮肤的严重出血。④钩端螺旋体病、肾综合征出血热等。

3. 诊断

（1）咯血伴发热：见表 8 – 3 – 1。

表 8 - 3 - 1 咯血伴发热的疾病诊断要点

疾病	诊断要点
肺炎	为呼吸道常见病。多见痰中带血，或咳铁锈色痰，同时伴有发热、咳嗽、胸痛及气急。肺部可闻及湿啰音，周围血白细胞计数增多，中性粒细胞比例升高，胸部 X 线检查有助于诊断
肺脓肿	起病急，表现为发热、寒战、胸痛及咳嗽，可咳出大量有臭味的脓血痰。①胸部叩诊呈浊音，听诊呼吸音低。②血象示白细胞计数增多，中性粒细胞比例升高。③胸部 X 线片显示肺部可有空洞，内有气液平，洞内壁较规则
肺结核	多见于青壮年，可表现为低热、疲乏、盗汗、消瘦及咳嗽等症状，痰中可带血，空洞型肺结核患者可大咯血。红细胞沉降率快，结核菌素试验阳性，胸部 X 线检查有助于诊断
肺真菌病	多见于老人、小儿、体弱及长期应用激素者，有发热、乏力及咳嗽等症状，多咳脓血痰或血痰，肺部可闻及湿啰音。痰液镜检及痰培养可见到真菌的孢子
肺寄生虫病	①阿米巴肺脓肿有发热、乏力、胸痛及咳嗽等症状，痰呈棕褐色而带腥臭味，痰液镜检可找到阿米巴滋养体。②肺吸虫病可有发热、胸痛及咳嗽等症状，痰呈铁锈色或棕黄色，全身一般情况较好。③肺棘球蚴病早期多无症状，当包虫形成的囊肿增大并合并感染后可出现发热、胸痛、咳嗽及咯血等症状
肺梗死	多见于长期卧床、下肢静脉血栓形成或心房颤动者。可出现突然发热、胸痛、咳嗽、咯血、呼吸困难、发绀、出汗、烦躁及休克等症状
支气管肺囊肿	患者平时多无症状，当支气管、肺泡发生继发感染后，可出现发热、咳嗽，咯出少量血或痰中带血。胸部 X 线、CT 检查及支气管镜检有助于诊断
系统性红斑狼疮及血管炎	病变累及肺部时，可出现发热、咳嗽及咯血等，可伴关节痛、皮疹、瘀点及蛋白尿等症状。测定多项自身抗体能明确诊断
特发性含铁血黄素沉着症	常见于儿童，急性期可有面色苍白、发热、咳嗽、咯血、气急及发绀等症状。在慢性期，上述症状可反复出现，并伴肝脾大

（2）咯血伴剧烈咳嗽：见表 8 - 3 - 2。

表 8 - 3 - 2 咯血伴剧烈咳嗽的疾病诊断要点

疾病	诊断要点
慢性支气管炎	主要症状是慢性咳嗽、咳痰及喘息。秋冬季节多发，天气转暖时多可自然缓解，感冒、劳累、受凉后可使病情加重。有时会咳出较多的黏液性脓痰，偶可带血。两肺可闻及散在干、湿啰音，胸部 X 线片见支气管纹理增粗
支气管内膜结核	多见于有结核病史的青壮年女性，可有刺激性咳嗽、反复少量咯血或痰中带血。有时会咳出较多的黏液性脓痰，有时有低热、盗汗及消瘦等毒血症状。通过支气管镜及病理检查可明确诊断
肺癌	多见于男性老年人，常有吸烟史。患者可有反复或持续性剧烈咳嗽，有时为刺激性咳嗽，可咯出少量血或痰中带血，少见大咯血，有时可在痰液中见到灰白色小颗粒状崩溃的组织。除咳嗽外，患者可有胸痛及消瘦。胸部 X 线、CT 检查及支气管镜检有助于诊断

（3）咯血伴痰多：支气管扩张以青少年居多，患者幼时可有麻疹、百日咳及罹患肺炎的病史。表现多为长期咳嗽、反复咯血及咳出大量的痰，痰液可多达几百毫升，将其静置后可分为

三层，痰液恶臭。肺部湿啰音持续存在，但全身状况较好。可借助胸部 X 线、CT 检查协助诊断。

（4）咯血伴皮下出血：多是全身血液病表现的一个出血症状。

4. 治疗

（1）保持呼吸道通畅，防止窒息，对症治疗，控制病因及防治并发症，并针对基础病因采取相应的治疗。

（2）绝对卧床，大出血时取患侧卧位。高流量吸氧。镇静。原则上不用镇咳药，必要时可口服镇咳药；年老体弱，呼吸功能不全者慎用镇咳药，禁用抑制咳嗽反射和呼吸中枢的麻醉药物。持续大咯血出现循环容量不足者，应及时输血和补充血容量。

（3）迅速有效止血。药物止血，如垂体后叶素、普鲁卡因、酚妥拉明、纤维蛋白溶解抑制剂、抑制毛细血管通透性的药物；非药物止血，如纤维支气管镜下局部止血、支气管动脉栓塞、紧急外科手术、治疗原发疾病。

5. 转诊　咯血不止，伴发窒息或休克者以及原发病诊断有困难者，应及时转送上级医院。

第四节　急性呼吸困难

1. 概述　呼吸困难是指患者主观上有空气不足或呼吸费力的感觉，而客观上表现为呼吸频率、深度和节律的改变，患者用力呼吸时，可见辅助呼吸肌参与呼吸运动，严重时可出现鼻翼扇动、发绀、端坐呼吸。

2. 诊断要点

（1）肺源性呼吸困难：见表 8 - 4 - 1。

表 8 - 4 - 1　肺源性呼吸困难

分类	病因及发病机制	常见疾病
吸气性呼吸困难	呼吸道狭窄	喉头水肿、喉异物、急性咽后壁脓肿、白喉及喉癌等
呼气性呼吸困难	肺组织病变，如弹性减弱及小支气管痉挛、狭窄	急性支气管炎、支气管哮喘、慢性阻塞性肺气肿、棉尘肺等
混合性呼吸困难	肺呼吸面积减少	慢性阻塞性肺气肿合并肺部感染、大量胸腔积液、自发性气胸、广泛性肺实质性病变及急性肺水肿、肺栓塞等

（2）心源性呼吸困难：见表 8 - 4 - 2。

表 8 - 4 - 2　心源性呼吸困难

分类	病因	特点
左心功能不全	肺淤血与肺组织弹性减退	劳累时发生或加重，休息时缓解或减轻，仰卧位时加重，坐位时减轻。
右心功能不全	体循环淤血	急性左心功能不全时，表现为夜间阵发性呼吸困难

（3）中毒性呼吸困难：①代谢性酸中毒时，呼吸深而规则，可伴鼾声。②急性感染时呼吸加快。③吗啡类、巴比妥类药物急性中毒时，呼吸变慢，也可呈潮式呼吸。

（4）血液病引起的呼吸困难：①严重贫血、高铁血红蛋白血症、硫化血红蛋白血症或一氧化碳中毒等可使呼吸变慢而深，心率加快。②大出血或休克时可引起呼吸困难。

（5）神经精神因素引起的呼吸困难：重症颅脑疾病可致呼吸慢而深，呼吸节律改变。

3. 急救措施

（1）保持气道畅通，清理口鼻腔内异物、血块、呕吐物等；缓解舌下坠造成的气道梗阻；头侧偏、放置口咽通气道、托起下颌角等。

（2）迅速吸氧。

（3）哮喘患者可吸入异丙肾上腺素气雾剂，同时给予地塞米松 5~10mg 肌内注射、静脉注射或静脉滴注；也可静脉滴注氨茶碱。

（4）急性左心衰竭患者要双下肢下垂，肌内注射呋塞米，舌下含服硝酸甘油。

（5）气胸患者患侧制动，同时给予镇静、镇咳治疗。

4. 转诊

（1）呼吸困难伴发热，应明确有无肺部感染、急性胸膜炎、急性心包炎等。

（2）呼吸困难伴胸痛，有可能是自发性气胸、大叶性肺炎、肺栓塞、急性心肌梗死、急性心包炎等。

（3）发作性呼吸困难除支气管哮喘外，常可见心源性哮喘，以及各种变态反应性疾病。

（4）产妇破水后突然出现呼吸困难、发绀、休克，应考虑为肺羊水栓塞。

（5）胸、腹部大手术后突然呼吸困难，须除外肺不张。长骨骨折后出现呼吸困难，除外脂肪栓子引起的肺栓塞。

第五节　急性呼吸衰竭

1. 概述　急性呼吸衰竭是因某些突发因素使呼吸功能急剧下降，机体往往来不及代偿，常可危及生命，急性呼吸窘迫综合征（ARDS）是其特殊类型。

2. 诊断要点

（1）病因诊断

1）呼吸道疾病：感染、烧伤等致黏膜充血水肿、支气管痉挛、异物阻塞。

2）肺部病变：①肺实质浸润性疾病，如肺炎、淹溺、误吸。②肺水肿。③肺栓塞。

3）胸膜病变：大量胸腔积液、气胸、胸外伤等影响肺扩张。

4）神经肌肉病变：脑炎、脑外伤、脑意外、药物中毒、重症肌无力、严重低钾血症。

（2）缺氧的临床特征：见表 8-5-1。

表 8 – 5 – 1　缺氧的临床特征

项目	内容
危害程度	取决于缺氧的发生速度、严重程度和持续时间
组织耐受力	神经系统最差；骨骼肌肉系统最强；对呼吸、循环系统先兴奋后抑制；对消化、泌尿系统均为抑制作用
临床表现	发绀、呼吸困难、呼吸频率加快、节律不规则、谵妄、昏迷、血压上升、心率加快，进而血压下降，重者心脏停搏

（3）二氧化碳潴留的临床特征：见表 8 – 5 – 2。

表 8 – 5 – 2　二氧化碳潴留的临床特征

项目	内容
危害程度	主要取决于二氧化碳分压升高的速度和程度，尤其是前者。轻度升高可刺激中枢神经系统、呼吸系统、循环系统引起兴奋，持续升高则起抑制作用
临床表现	头痛、嗜睡、反应迟钝、昏迷、多汗、球结膜水肿、扑翼性震颤、血压下降。容易发生呼吸性酸中毒、代谢性酸中毒及高钾血症

（4）实验室检查：急性呼吸衰竭的诊断主要依靠动脉血气分析，即在静息状态、呼吸室内空气、海平面高度的情况下，除外心血管疾病等原因，$PaO_2 < 60mmHg$ 和/或 $PaCO_2 > 50mmHg$，即可诊断。

3. 治疗　①保持呼吸道通畅。②高浓度吸氧。③机械通气。④合理应用呼吸兴奋药。⑤处理酸碱平衡失调。⑥处理原发病，预防和控制肺部感染。

4. 转诊　确保患者呼吸道通畅，注意发生窒息或误吸可能，随时做好急救准备。运送途中应准备充分供氧。密切观察病情变化，尤其是呼吸和神志改变，如发现问题应及时给予相应处理。

第六节　急性呼吸窘迫综合征

1. 诊断要点

（1）病因：直接肺损伤，如创伤、烧伤、误吸、严重肺部感染。间接原因，如各型休克、败血症、坏死性胰腺炎、药物中毒、大量输血等。

（2）临床特点：急性起病，在原发病救治过程中（6~48 小时内）突发呼吸频率加快（30~50 次/分），呼吸困难，鼻翼扇动，烦躁不安，发绀明显，辅助呼吸肌运动增强，肺泡呼吸音减弱伴湿啰音。吸氧不能缓解症状。

（3）辅助检查：①胸部 X 线片示早期肺纹理增强，继而迅速出现双肺弥漫性浸润影。②血气分析，吸入氧浓度大于 50% 时，PaO_2 仍低于 60mmHg。早期 $PaCO_2$ 正常或偏低，后期可升高。

2. 治疗　积极治疗原发病、防治并发症。纠正缺氧，高流量吸氧，但尽量避免长期吸入。在保证组织灌注前提下维持较低的输液量，尤其限制晶体液入量，可用呋塞米利尿，有低蛋白血症的急性呼吸窘迫综合征患者，可通过补充白蛋白等胶体溶液联合利尿药试验液体负平衡。应用糖皮质激素。

3. 转诊 如患者诊断明确，应尽早转综合性医院治疗。转诊前及转诊途中应积极给予吸氧及支持治疗，必要时可给予利尿药、激素及血管扩张药等治疗。

第七节　自发性气胸

考点直击

【病历摘要】

男，18 岁。右前胸刀刺伤 1 小时。

患者 1 小时前右前胸被刀刺伤后即出现呼吸困难、头晕伴心悸，伤口少许活动性出血并有气泡冒出。在现场进行简单包扎后急诊抬送入院。既往体健，无手术外科史及药物过敏史。

查体：体温 36.5℃，脉搏 136 次/分，血压 76/50mmHg。神志清楚，躁动不安。面色苍白，口唇轻度发绀，四肢皮肤湿冷，颈静脉无怒张。气管向左侧移位，胸廓对称，伤口位于右锁骨中线第 5 肋间，长 2.5cm，边缘平整，伤口有溢血并随呼吸有气体进出。右胸上部叩诊为鼓音，下部叩诊为实音，呼吸音减低，左肺呼吸音增粗，心界不大，心率 136 次/分，心律整齐。心音减弱，心脏各瓣膜听诊区未闻及杂音，腹软，无压痛，肝、脾肋下未触及。

【病例分析】

1. 诊断 ①右侧开放性气胸。②右侧血气胸。③失血性休克。

2. 诊断依据

（1）右侧开放性气胸：右前胸刀刺伤，伤处有气泡冒出。

（2）右侧血气胸

1）患者有右胸部开放性外伤史。

2）气管向左侧移位，伤口有溢血并随呼吸有气体进出。右胸上部叩诊为鼓音，下部叩诊为实音，呼吸音减低。

（3）失血性休克：躁动不安，面色苍白，口唇轻度发绀，四肢皮肤湿冷，血压降低、脉搏加快。

3. 鉴别诊断 ①张力性气胸。②闭合性气胸。③多根多处肋骨骨折伴反常呼吸（连枷胸）。④支气管断裂。

4. 进一步检查

（1）诊断性胸腔穿刺。

（2）病情允许时，行床旁胸部 X 线检查或胸部超声检查或胸部 CT 检查。

（3）超声心动图检查。

（4）血常规、血生化检查。

5. 治疗原则

（1）抗休克治疗。

（2）立即行胸腔穿刺减压和/或胸腔闭式引流。

（3）固定胸廓、镇痛。

（4）保持呼吸道通畅，鼓励咳嗽排痰，使用抗生素预防感染，预防并发症。

（5）必要时开胸检查。

1. 分类 见图8-7-1。

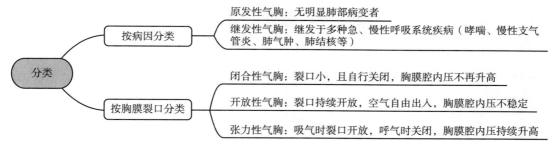

图8-7-1 自发性气胸的分类

2. 临床表现

（1）症状：①突然发生胸部锐痛，深吸气加重。②呼吸困难：张力性气胸明显，重者可发生呼吸衰竭。③刺激性干咳。④休克。

（2）体征：患侧胸廓膨隆，运动减弱，肋间隙增宽，叩诊呈鼓音，肝浊音界消失，语颤减弱，呼吸音消失，气管移向健侧。

3. 诊断 见表8-7-1。

表8-7-1 自发性气胸的诊断

项目	内容
诱因	剧咳、用力屏气、剧烈运动、提取重物等
辅助检查	胸部X线片显示积气部位透光度增强，肺纹理消失，肺被压缩向肺门区
鉴别诊断	自发性气胸的突发性胸痛和呼吸困难需与急性心肌梗死、慢性阻塞性肺疾病合并呼吸道感染、肺栓塞等疾病相鉴别

4. 治疗

（1）保持镇静，减少搬动。卧床休息，吸氧。

（2）有哮喘和慢性支气管炎者可给氨茶碱，咳嗽者可给镇咳药。

（3）肺压缩在25%以下的闭合性气胸，不伴呼吸困难者，卧床，吸氧，应用抗生素预防感染，2~4周后可自行吸收。

（4）胸腔积气量大伴呼吸困难，尤其是张力性气胸者，应紧急排气。穿刺部位选在患侧锁骨中线第2肋间或腋前线第4~5肋间。

（5）积气量大的张力性气胸、开放性气胸、抽气治疗后反复发作者，应行闭式引流排气。

（6）胸膜腔粘连术和手术治疗。

5. 转诊

（1）闭合性气胸积气量大、呼吸困难明显者，或开放性气胸、张力性气胸患者，均应转诊至上级医院进行排气或胸腔闭式引流治疗。

（2）转诊前或转诊途中，如果病情危急，应果断采取简易排气法，暂缓解胸膜腔内压的升高，同时给予氧疗和必要的对症处理。

第八节　急性心肌梗死

见第七章第二节冠状动脉粥样硬化性心脏病相关部分。

第九节　心绞痛

见第七章第二节冠状动脉粥样硬化性心脏病相关部分。

第十节　休克

1. 分类　通常将休克分为低血容量性（包括失血性及创伤性）、感染性、心源性、神经源性和变应性休克五类。以低血容量性和感染性休克最常见。

2. 临床特征　见表 8 – 10 – 1。

表 8 – 10 – 1　休克的临床特征

分期	临床特征
休克早期	血压变化不明显，常有交感神经兴奋的症状或体征，如心率加快、呼吸增粗、焦虑或激动、头晕、恶心、呕吐等。此期临床表现易被原发病所掩盖而引起漏诊或误诊
休克中期	多表现为神志淡漠、迟钝，严重者可出现昏迷。血压明显降低，脉快而弱，浅表静脉萎陷，明显口渴，发绀，呼吸急促，尿少甚至无尿
休克晚期	昏迷，血压极低或测不到，对升压药不敏感，可伴皮肤、黏膜及内脏出血，常合并多脏器功能衰竭（如呼吸、循环、肝、肾衰竭，应激性溃疡等）

3. 诊断指标　凡符合下列第①项，以及第②、③、④项中的 2 项和⑤、⑥、⑦项中的 1 项者即可诊断：①有诱发休克的病因。②意识障碍。③脉细速（ > 100 次/分），或不能触到。④四肢湿冷，皮肤出现花纹，黏膜苍白或发绀，尿量 < 30ml/h 或尿闭。⑤收缩压 < 80mmHg。⑥脉压 < 20mmHg。⑦原有高血压者，收缩压较原水平下降 30% 以上。

4. 治疗 见表 8 - 10 - 2。

表 8 - 10 - 2 休克的治疗

治疗方式	措施
一般措施	患者取仰卧头低位，下肢抬高 15°~20°，有利于静脉回流，保证脑部供血。昏迷者头偏向一侧。维持呼吸道通畅、给氧。保持正常体温。镇静
积极消除病因	处理原发病是抗休克的先决条件
补充血容量	扩容是抗休克的基本措施，迅速建立静脉通路，必要时建立 2~3 条静脉通路或行中心静脉插管或静脉切开；掌握输液量，原则是"需多少、补多少"。血容量补足的指标：①血压回升，脉压增大。②脉搏速率逐渐下降，搏动有力。③意识（反映脑组织灌流）逐渐清楚，反应良好。④尿量（反映内脏灌流）稳定在 30ml/h 以上。⑤肢体温度及色泽（反映体表灌流）改善，四肢变温，皮肤红润、无汗，甲床无发射，胸骨部皮肤指压阴性
心血管药物的应用	①血管收缩药。②血管扩张药及抗胆碱药。③强心药
其他处理	纠正酸中毒，应用激素，预防并发症及多脏器功能衰竭等

5. 转诊 在给予初步支持治疗的前提下积极转诊。

第九章　儿科疾病

第一节　小儿生长发育

1. 儿童生长发育的规律

（1）生长发育是一个连续的、有阶段性的过程。如体格发育，婴儿期是第一个生长高峰，以后速度减慢，青春期是第二个生长高峰。

（2）各系统、器官的生长发育不平衡。神经系统发育是先快后慢；生殖系统发育是先慢后快；体格发育是快慢快；淋巴系统发育在儿童期较迅速，青春期达高峰，以后降至成人水平。

（3）生长发育存在个体差异，一般随年龄增长而显著，青春期差异更大。

（4）生长发育遵循一般规律，即由上到下、由近到远、由粗到细、由低级到高级、由简单到复杂。

2. 体格生长常用指标　见表9－1－1。

表9－1－1　体格生长常用指标

指标	内容
体重	是反映儿童体格发育和近期营养状况的指标。常用体重计算公式：① 3~12月龄，体重（kg）= [年龄（月）+9]/2。② 1~6岁，体重（kg）= 年龄（岁）×2 +8。③ 7~12岁，体重（kg）= [年龄（岁）×7 - 5]/2
身高（长）	①正常足月新生儿出生时身长约50cm，1岁时达75cm。②2~6岁：身高（cm）= 年龄（岁）×7 +75。③7~10岁：身高（cm）= 年龄（岁）×6 +80
头围	反映脑和颅骨的发育情况。正常新生儿初生时头围约34cm，1岁时达46cm，2岁时48cm，5岁时约50cm，15岁时接近成人头围（54~58cm）。头围测量在2岁内儿童最有临床意义。头围过大，常见于脑积水；头围过小，见于小头畸形或脑发育不全
胸围	反映胸廓、胸背肌肉、皮下脂肪及肺的发育程度。初生时胸围约32cm。1周岁时与头围相等，约46cm；以后超过头围（胸围≈头围+年龄-1cm）
上臂围	可测量左上臂围来筛查1~5岁儿童的营养状况。评估标准：>13.5cm为营养良好，12.5~13.5cm为营养中等，<12.5cm为营养不良
皮下脂肪	常用的测量部位有腹壁皮下脂肪、背部皮下脂肪

3. 骨骼发育

（1）头颅骨发育：见表9－1－2。

表 9 - 1 - 2　头颅骨发育

部位	发育特点
前囟	出生时为 1.0~2.0cm，1~2 岁时闭合
后囟	出生时很小或已经闭合，一般于生后 6~8 周时闭合
骨缝	出生时稍分离或重叠，一般于生后 3~4 个月时闭合

1）前囟闭合过早见于头小畸形，闭合过迟见于佝偻病、甲状腺功能减退和脑积水等。

2）前囟饱满、紧张、隆起，常表示颅内压升高，是婴儿脑膜炎、脑炎或脑积水等疾病的重要体征之一；前囟凹陷见于脱水或极度消瘦患儿。

（2）脊柱发育：见表 9 - 1 - 3。出生后的第一年脊柱增长比下肢快，以后则落后于下肢。

表 9 - 1 - 3　脊柱发育

年龄	发育特点
出生时	脊柱无弯曲，仅轻微后凸
3 个月	儿童抬头时出现颈椎前凸（第一个生理弯曲）
6 个月	儿童能坐时出现胸椎后凸（第二个生理弯曲）
1 岁	儿童站立行走时出现腰椎前凸（第三个生理弯曲）
6~7 岁	3 个脊柱自然弯曲随韧带的发育而固定

（3）长骨骨化中心的发育：通常采用左手腕、掌、指骨正位 X 线片来了解和判断儿童的骨骼发育年龄。婴儿早期可采用膝部 X 线片来了解其发育情况。1~9 岁儿童骨龄简易计算法：腕部骨化中心的数目约为儿童的年龄加 1。

4. 牙齿发育　乳牙多于生后 4~10 个月开始萌出，3 岁出齐；2 岁内乳牙数约等于其月龄减 4~6。恒牙 6 岁左右开始萌出（称第一磨牙或六龄齿），12 岁左右出第二磨牙，18 岁以后出第三磨牙，20~30 岁时出齐。佝偻病、营养不良、先天性甲状腺功能减退及 21 - 三体综合征等可致患儿出牙延迟、牙釉质欠佳。

5. 运动发育　见表 9 - 1 - 4。一般规律是由上而下，由近及远，由不协调到协调，由粗到精细、准确、灵巧。

表 9 - 1 - 4　运动发育

年龄	发育特点
2 个月	直立及俯卧时能抬头
4 个月	手能握持玩具
5 个月	扶腋下能站得直，两手各握一玩具
6 个月	能独坐一会，用手摇玩具

续表

年龄	发育特点
7 个月	会翻身，独坐很久，将玩具换手
8 个月	会爬，会拍手及扶栏杆站起
9 个月	试独站
10~11 个月	推车能走几步，用拇、示指对指拿东西，可独站片刻
1 周岁左右	逐渐会走，弯腰取东西，会将圆圈套在木棍上
1.5 岁后	会蹲着玩，爬台阶，有目标地扔皮球
2 岁左右	会双脚跳，会用勺子吃饭
3 岁	会跑，骑三轮车等

6. 语言发育　见表 9 – 1 – 5。经过发音、理解、表达 3 个阶段。

表 9 – 1 – 5　语言发育

阶段	发育特点
新生儿	会哭叫
2 个月	发喉音
3~4 个月	咿呀发音
5~6 个月	会发单音
7~8 个月	能无意识发出复音，如"爸爸""妈妈"
9 个月	能听懂"再见"等
10~11 个月	能模仿成人的动作，如再见等，开始说单词
1~1.5 岁	能说出物品及自己的名字，认识并指出身体的各部位
2 岁	用简单的语言表达自己的需要，对人、事有喜乐之分
3 岁以后	词汇增多，说话也逐渐流利

7. 神经系统发育

（1）神经髓鞘的形成和发育约在 4 岁完成。在胎儿期，脊髓下端在第 2 腰椎下缘，4 岁时上移至第 1 腰椎，进行腰椎穿刺时应注意。

（2）握持反射应于 3 个月时消失。婴儿肌腱反射较弱，腹壁反射和提睾反射也不易引出，到 1 岁时才稳定。年龄小于 3 个月的婴儿肌张力较高，凯尔尼格征可为阳性，2 岁以下儿童巴宾斯基征阳性亦可为生理现象。

第二节　新生儿窒息

1. 病因　见图9－2－1。

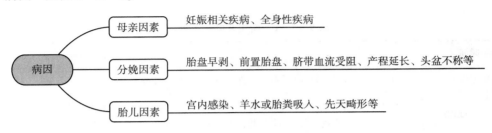

图9－2－1　新生儿窒息的病因

2. 临床表现　胎儿缺氧时，早期胎动增多，胎心率加快，如缺氧持续则进入抑制期，胎心率减慢，肛门括约肌松弛，胎粪排出。新生儿娩出时皮肤青紫或苍白，呼吸浅表，心率减慢，四肢肌张力降低。窒息严重者，出现全身各脏器缺氧缺血性损伤，甚至发生多脏器功能衰竭。

3. 新生儿Apgar评分　见表9－2－1。0~3分为重度窒息，4~7分为轻度窒息，8~10分为正常。生后1分钟评分主要评价出生当时的状况，5分钟评分提示复苏的效果及预后情况。

表9－2－1　新生儿Apgar评分

体征	评分标准		
	0分	1分	2分
心率	无	<100次/分	≥100次/分
呼吸	无	浅慢，不规则	正常，哭声响
肌张力	松弛	四肢略屈曲	四肢屈曲，活动好
对刺激的反应	无反应	有些反应，如皱眉	哭、喷嚏
皮肤颜色	青紫或苍白	躯干红，四肢青紫	全身红

4. 新生儿复苏　采用A（保持气道通畅）、B（建立有效通气）、C（保证循环功能）、D（适当应用药物）、E（评价复苏效果）的复苏技术。复苏后应进行密切监护，主要监测呼吸、心率、脉搏、血压、血气分析、血糖、电解质、尿量等。

第三节 新生儿肺炎

1. 病因 见表9-3-1。

表9-3-1 新生儿肺炎的病因

感染时间	病因
宫内感染	主要病原体为病毒，如风疹病毒、巨细胞病毒、单纯疱疹病毒等
分娩过程中感染	羊膜早破、产程延长、分娩时消毒不严、孕母有绒毛膜炎、泌尿生殖器感染，胎儿分娩时吸入被病原体污染的羊水或母亲宫颈分泌物，均可致胎儿感染
出生后感染	常见途径有呼吸道途径、血行感染、医源性途径。病原体以金黄色葡萄球菌、大肠埃希菌多见

2. 临床表现

（1）宫内感染性肺炎：出生时常有窒息史，症状出现较早，多在出生后12~24小时发生，表现为呻吟、点头呼吸、面色苍白、发绀，甚至呼吸衰竭、抽搐、肌张力低等。

（2）产时感染性肺炎：经过一定潜伏期，如细菌感染多在出生后3~5天发病，Ⅱ型疱疹病毒感染则在出生后5~10天出现症状。

（3）产后感染性肺炎：多在出生后5~7天发病。

1）症状一般不典型，主要表现为反应差、哭声弱、拒奶、口吐白沫、呼吸浅促、发绀，呼吸不规则、体温不稳定，病情严重者出现点头呼吸或呼吸暂停。

2）肺部体征不明显，有的仅表现双肺呼吸音粗。

3）金黄色葡萄球菌肺炎易并发气胸、脓胸、脓气胸等，病情较严重。

3. 治疗 见表9-3-2。

表9-3-2 新生儿肺炎的治疗

治疗方式	治疗措施
保持呼吸道通畅	雾化吸入，体位引流，定期翻身、拍背，及时吸净口鼻腔分泌物
维持正常血气	①有低氧血症时，根据病情和血气分析结果选用鼻导管、面罩、鼻塞式CPAP给氧。②高碳酸血症难以改善时，行机械通气
抗病原体治疗	①细菌性肺炎选用抗生素治疗。②衣原体肺炎首选红霉素。③单纯疱疹病毒性肺炎可用阿昔洛韦。④巨细胞病毒性肺炎可用更昔洛韦
支持疗法	纠正循环障碍和水、电解质及酸碱平衡紊乱，输液速率应慢，以免发生心力衰竭及肺水肿；保证充足能量和营养供给，提高机体免疫功能

第四节 小儿哮喘

1. 临床表现 反复发作咳嗽、喘息、气促、胸闷等症状，常在夜间和/或清晨发作或加剧。严重病例呈端坐呼吸、恐惧不安、大汗淋漓、面色青灰。

2. 儿童哮喘的诊断标准 符合第（1）~（4）项或第（4）、（5）项者，可诊断为哮喘。

（1）反复发作的喘息、气促、胸闷和咳嗽，多与接触变应原、冷空气、物理或化学性刺激、病毒性上/下呼吸道感染、运动等有关，常在夜间和/或清晨发作或加剧。

（2）发作时双肺可闻及散在或弥漫性的、以呼气相为主的哮鸣音，呼气相延长。

（3）上述症状和体征经抗哮喘治疗有效或自行缓解。

（4）除外其他疾病引起的喘息、气促、胸闷和咳嗽。

（5）临床表现不典型者（如无明显喘息或哮鸣音），应至少具备以下 1 项。

1）支气管激发试验或运动激发试验阳性。

2）证实存在可逆性气道受限：①支气管舒张试验阳性。吸入速效 β_2 受体激动药后 15 分钟，FEV_1 增加 $\geq 12\%$ 。②抗哮喘治疗有效。使用支气管舒张药和口服（或吸入）糖皮质激素治疗 1~2 周后，FEV_1 增加 $\geq 12\%$ 。

3）PEF 每日变异率（连续监测 1~2 周）$\geq 20\%$ 。

3. 咳嗽变异性哮喘的诊断标准 ①咳嗽持续 >4 周，常在夜间和/或清晨发作或加剧，以干咳为主。②临床上无感染征象，或经较长时间抗生素治疗无效。③抗哮喘药物诊断治疗有效。④排除其他病因引起的咳嗽。⑤支气管激发试验阳性和/或 PEF 每日变异率（连续监测 1~2 周）$\geq 20\%$ 。⑥个人或一级、二级亲属有特应性病史，或变应原测试阳性。第①~④项为诊断的基本条件。

4. 治疗 见表 9 - 4 - 1。应长期、持续、规范和个体化治疗。

表 9 - 4 - 1 小儿哮喘的治疗

分期	措施
急性发作期	抗炎、平喘，快速缓解症状。缓解药物包括吸入型速效 β_2 受体激动药、全身性糖皮质激素、抗胆碱药、口服短效 β_2 受体激动药、短效茶碱等
慢性持续期	坚持长期抗炎，降低气道反应性，避免危险因素和自我保健。控制药物包括吸入型糖皮质激素、白三烯调节剂、缓释茶碱、长效 β_2 受体激动药、肥大细胞膜稳定剂、全身性糖皮质激素等

第五节　小儿腹痛

1. 腹痛起病前后的情况、发病诱因

（1）腹痛前有暴饮暴食，应考虑急性胆囊炎或急性胰腺炎；有不洁、生冷食物史，有腹痛和腹泻，则考虑胃肠急性炎症。

（2）有规律的空腹和进食后引起的上腹部疼痛或缓解，有周期性、节律性，考虑胃、十二指肠溃疡。

（3）上腹部受暴力引起的局部腹部剧痛并伴有休克，考虑肝、脾破裂。

2. 腹痛部位　①胃、十二指肠疾病和急性胰腺炎多为中上腹痛。②急性阑尾炎疼痛在右下腹麦氏点。③小肠疾病多为中腹部或脐周疼痛。④胆囊炎、胆石症、肝脓肿等多为右上腹痛。⑤结肠疾病多为左、右腹或下腹痛。⑥膀胱炎疼痛在下腹部。⑦弥漫性或部位不定的疼痛见于急性弥漫性腹膜炎、机械性肠梗阻、急性出血坏死性肠炎、铅中毒、腹型过敏性紫癜等。

3. 腹痛的性质和程度　见图 9 - 5 - 1。

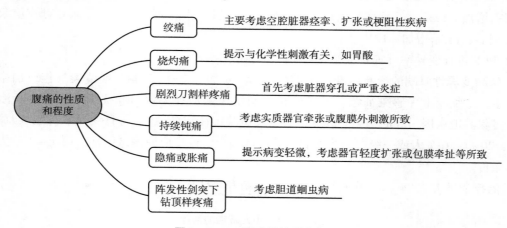

图 9 - 5 - 1　腹痛的性质和程度

第六节　儿童腹泻与液体疗法

考点直击

【病历摘要】

男，6 个月。因"发热、腹泻 2 天"于 12 月 1 日入院。

患儿 2 天前无明显诱因出现发热，体温波动于 37.5~39.0℃，后出现腹泻，为蛋花水样便，量较多，无腥臭味，无黏液及脓血，每日排大便 10 余次，无呕吐。自发病以来，患儿精神差，食欲下降，已 6 小时未解小便。既往体健，混合喂养，按时添加辅食，生长发育同正常儿。否认药物过敏史，按时预防接种。

查体：体温 38.5℃，脉搏 158 次/分，呼吸 40 次/分，血压 80/50mmHg，体重 7kg，急性病容，嗜睡，精神差，皮肤干燥、弹性差，四肢冷，眼窝深凹陷，前囟 1.2cm×1.2cm，深凹陷，口唇干燥，无发绀。咽部略充血。双肺呼吸音清，心音低钝，心律整齐，未闻及杂音。肝肋下 1.0cm，质软，脾肋下未触及，移动性浊音（－）。颈无抵抗，病理征（－）。

实验室检查：血常规示血红蛋白 138g/L，红细胞 $5.1×10^{12}$/L，白细胞 $4.8×10^9$/L，中性粒细胞 0.20，淋巴细胞 0.80，血小板 $279×10^9$/L。便常规检查未见白细胞、红细胞。

【病例分析】

1. 诊断　①腹泻病（轮状病毒肠炎的可能性大）。②重度脱水。

2. 诊断依据

（1）腹泻病（轮状病毒肠炎的可能性大）（3.5 分）

1）婴儿，秋冬季急性起病。急性病容，发热，腹泻。

2）大便次数增多，大便性状改变，呈蛋花水样便，无腥臭味，无黏液、脓血。

3）血白细胞计数正常，淋巴细胞比例升高，便常规检查未见红细胞、白细胞。

（2）重度脱水

1）患腹泻病，已 6 小时未解小便。

2）嗜睡，精神差，皮肤干燥、弹性差，四肢冷，眼窝和前囟深凹陷。

3. 鉴别诊断　①细菌性腹泻。②生理性腹泻。③过敏性腹泻。

4. 进一步检查　①动脉血气分析、血清电解质。②大便病原学检查。③肝肾功能、心肌损伤标志物。

5. 治疗原则

（1）调整饮食方法，加强口腔及臀部护理。

（2）液体疗法：纠正脱水，补充累积损失量、继续损失量、生理需要量。

（3）肠道微生态疗法，应用肠黏膜保护药（如蒙脱石散），补锌治疗。

（4）纠正酸中毒、电解质紊乱、退热等对症处理。

1. 概述 儿童腹泻以 6 个月至 2 岁的婴幼儿发病率高，是造成小儿营养不良、生长发育障碍和死亡的主要原因之一。

2. 分类 见图 9 - 6 - 1。

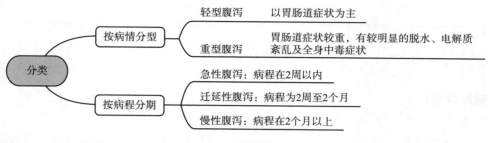

图 9 - 6 - 1 儿童腹泻的分类

3. 常见类型肠炎的临床特点

（1）轮状病毒肠炎：秋、冬季常见，多见于 6~24 个月的婴幼儿。潜伏期 1~3 天。起病急，常伴发热和上呼吸道感染症状。病初易吐，大便次数多，量多，水分多，黄色水样或蛋花汤样，可带少量黏液，无腥臭味。腹泻严重可并发脱水、酸中毒及电解质紊乱。大便镜检偶有少量白细胞。

（2）致病性大肠埃希菌肠炎：夏季多见。潜伏期 1~2 天，起病较缓。大便每天 5~10 次或超过 10 次，量中等，呈黄绿色或蛋花样稀便，伴较多黏液，有霉臭味。镜检有少量白细胞。常伴呕吐，轻症无发热及全身症状，严重者可伴发热、脱水及电解质紊乱。病程 1~2 周，体弱儿病程迁延。

（3）抗生素诱发的肠炎

1）金黄色葡萄球菌肠炎：轻症日泻数次，停药后逐渐恢复；重症腹泻频繁，大便有腥臭味，呈黄或暗绿色，水样，黏液较多，少数为血便。可出现脱水、电解质紊乱和酸中毒。伴有腹痛和不同程度的中毒症状。大便镜检有大量脓细胞和成簇的革兰阳性球菌，培养有金黄色葡萄球菌生长，凝固酶试验阳性。

2）假膜性小肠结肠炎：轻症每天大便数次，停抗生素后即很快痊愈；重症频泻，大便为黄或黄绿色，水样，可有假膜排出，少数大便带血。可出现脱水、电解质紊乱和酸中毒。伴有腹痛、腹胀和中毒症状，严重者可发生休克。对可疑病例可行直肠镜和乙状结肠镜检查。大便做厌氧菌培养、组织培养法检测细胞毒素可协助确诊。

3）真菌性肠炎：常为白念珠菌感染所致，常伴鹅口疮。大便次数增多，稀黄，泡沫较多，带黏液，有时可见豆腐渣样细块，偶见血便，镜检可见真菌芽生细胞和假菌丝。

（4）迁延性与慢性腹泻：以急性感染性腹泻未彻底治疗、迁延不愈最为常见。

4. 鉴别诊断 生理性腹泻多见于 6 个月以内婴儿，外观虚胖，常有湿疹，出生后不久即出现腹泻，除大便次数增多外，无其他症状，食欲好，不影响生长发育。大便有较多的白细胞者应与细菌性痢疾、坏死性肠炎等相鉴别。

5. 治疗原则 见表 9 - 6 - 1。

表9-6-1　儿童腹泻的治疗原则

治疗方式	治疗原则
一般治疗	加强护理，注意消毒隔离，观察脱水情况及静脉输液速度等
饮食疗法	强调继续进食。严重呕吐者可暂时禁食4~6小时（不禁水）。病毒性肠炎多有继发性双糖酶缺乏，可改用豆制代乳品，或发酵乳、去乳糖配方奶粉
液体疗法	合理的液体疗法是降低病死率的关键
药物治疗	①水样便腹泻患儿，多为病毒及非侵袭性细菌所致，一般不用抗生素。②黏液、脓血便患儿，多为侵袭性细菌感染，应根据临床特点、大便细菌培养和药敏试验结果选用抗生素。③肠道微生态疗法，常用双歧杆菌、嗜酸乳杆菌、粪链球菌等。④应用肠黏膜保护药，如蒙脱石散。⑤避免使用止泻药。⑥补锌治疗

6. 液体疗法

（1）脱水判定

1）脱水程度：见表9-6-2。

表9-6-2　脱水程度

指标	轻度脱水	中度脱水	重度脱水
失水量	30~50ml/kg	50~100ml/kg	100~120ml/kg
失水占比	<5%	5%~10%	>10%
精神状态	稍差，略烦躁	萎靡，烦躁	淡漠、昏睡、昏迷
皮肤、黏膜	稍干燥，弹性好	明显干燥，弹性差	极干燥，弹性极差，花纹
前囟、眼窝	稍凹陷	明显凹陷	深度凹陷
四肢末梢循环	温暖	稍凉	厥冷
血压	正常	正常	下降
休克征	无	无	有
眼泪	有泪	泪少	无泪
尿量	稍减少	明显减少	极少或无尿

2）脱水性质：①等渗性脱水，血清钠130~150mmol/L。②低渗性脱水，血清钠<130mmol/L。③高渗性脱水，血清钠>150mmol/L。

（2）口服补液实施方案

1）口服补液盐（ORS）传统配方：电解质渗透压为220mOsm/L，张力约为2/3张，总渗透压为310mOsm/L。

2）口服补液盐低渗配方：电解质渗透压为160mOsm/L，张力约为1/2张，总渗透压为245mOsm/L。

3）用量与用法：轻度脱水按50~80ml/kg、中度脱水按80~100ml/kg给予。少量多次，每5~10分钟口服一次，每次10~15ml，累积损失量宜在8~12小时内给完。

（3）第1天静脉补液实施方案：见表9－6－3。适用于中度及以上脱水、吐泻严重或腹胀的患儿。

表9－6－3　第1天静脉补液实施方案

项目	内容
补液总量	包括补充累积损失量、继续损失量和生理需要量，一般轻度脱水为90~120ml/kg、中度脱水为120~150ml/kg、重度脱水为150~180ml/kg
补液种类	一般等渗性脱水用1/2张含钠液，低渗性脱水用2/3张含钠液，高渗性脱水用1/3张含钠液。若临床判断脱水性质有困难时，可先按等渗性脱水处理
补液速度	对重度脱水有明显周围循环障碍者应先快速扩容，20ml/kg等张含钠液，30~60分钟内快速输入。累积损失量（扣除扩容液量）一般在8~12小时内补完，每小时3~10ml/kg。脱水纠正后，补充继续损失量和生理需要量时速度宜减慢，于12~16小时内补完，约每小时5ml/kg

（4）纠正低钾、低钙、低镁

1）见尿后（有尿或来院前6小时内有尿）应及时补钾。按每天3~4mmol/kg（相当于氯化钾200~300mg/kg），缺钾症状明显者可增至4~6mmol/kg（相当于氯化钾300~450mg/kg）。氯化钾静脉滴注浓度不得超过0.3%。每天静脉补钾时间不应少于8小时。切忌将钾盐静脉推入，否则可危及生命。一般静脉补钾要持续4~6天，严重缺钾者应适当延长。

2）一般脱水患儿无须常规补钙；对腹泻脱水合并营养不良、佝偻病患儿，或在补液过程中出现抽搐者，可静脉给予10%葡萄糖酸钙，必要时重复使用。

3）若腹泻时间较长，出现抽搐且钙剂治疗无效时，应考虑低镁血症可能，可给予25%硫酸镁。

7. 转诊　经综合治疗效果不佳，腹泻原因不清，腹泻脱水不易纠正，迁延、慢性者应转诊至上级医院。

第七节　急性白血病

1. 临床表现

（1）多数起病较急。早期有面色苍白、精神不振、乏力、食欲低下、鼻出血或齿龈出血等；少数患儿以发热和类似风湿热的骨关节痛为首发症状。

（2）多数患儿起病时有发热，热型不定，一般不伴寒战。

（3）贫血出现较早，随病情发展而加重，表现为苍白、虚弱无力、活动后气促等。

（4）出血以皮肤和黏膜出血多见，表现为紫癜、瘀斑、鼻出血、齿龈出血、消化道出血和血尿。偶有颅内出血，为引起死亡的重要原因之一。

（5）白血病细胞浸润表现：①肝脾大、淋巴结肿大。②骨、关节疼痛。③中枢神经系统白血病（CNSL）。④睾丸局部肿大、触痛。⑤绿色瘤。⑥皮肤、心脏、肾脏等器官浸润。

2. 辅助检查　见表9－7－1。

表 9 − 7 − 1　急性白血病的辅助检查

检查项目	内容
外周血象	红细胞及血红蛋白均减少，多为正细胞正血色素性贫血。网织红细胞数大多较低，少数正常，偶在外周血中见到有核红细胞。半数患者白细胞计数增多。白细胞分类示原始细胞和幼稚细胞占多数。血小板减少
骨髓象	该类型白血病的原始及幼稚细胞极度增生；幼红细胞和巨核细胞减少。少数患儿的骨髓象表现为增生低下
组织化学染色	常用过氧化物酶、酸性磷酸酶、苏丹黑、糖原、非特异性酯酶协助鉴别细胞类型
溶菌酶检查	急性单核细胞白血病，血清及尿液的溶菌酶浓度明显升高；急性粒细胞白血病中度升高；急性淋巴细胞白血病则降低或正常

3. 治疗　主要是以化疗为主的综合疗法，原则是早诊断、早治疗；采用早期连续适度化疗和分阶段长期规范治疗的方针。早期防治中枢神经系统白血病和睾丸白血病，给予支持疗法。

第八节　儿童糖尿病

1. 临床表现

（1）1 型糖尿病者起病较急骤，多有感染或饮食不当等诱因。典型症状为多饮、多尿、多食和体重下降。但婴儿多饮、多尿不易被发觉，很快即可发生脱水和酮症酸中毒。

（2）儿童因夜尿增多可发生遗尿。年长儿可出现消瘦、精神不振、倦怠乏力等体质显著下降症状。

（3）部分患儿就诊时即处于酮症酸中毒状态。多表现为起病急，进食减少，恶心，呕吐，腹痛，关节或肌肉疼痛，皮肤黏膜干燥，呼吸深长，呼气中带有酮味，脉搏细速，血压下降，体温不升，甚至嗜睡、淡漠、昏迷。

（4）查体除体重减轻、消瘦外，一般无阳性体征。

2. 诊断　符合下列任一标准即可诊断为糖尿病：①有典型糖尿病症状且餐后任意时刻血糖水平≥11.1mmol/L。②空腹血糖≥7.0mmol/L。③2 小时口服葡萄糖耐量试验（OCTT）血糖水平≥11.1mmol/L。

3. 治疗　强调综合治疗，主要包括合理应用胰岛素；饮食管理；运动锻炼；自我血糖监测；糖尿病知识教育和心理支持五个方面。

第九节　惊厥

1. 诊断

（1）病史：既往有无热性惊厥史、现病史有无发热，有发热者多考虑中枢神经系统感染、中毒性脑病及热性惊厥。

（2）年龄：见表 9 − 9 − 1。

表 9 – 9 – 1 不同年龄患儿惊厥的可能情况

年龄	可能情况
新生儿期	产伤、窒息、先天颅脑畸形、低血糖、低钙血症、脓毒症和化脓性脑膜炎、破伤风等
1 个月至 1 岁	围产期损伤后遗症、先天颅脑畸形、低钙血症、化脓性脑膜炎、婴儿痉挛等。6 个月后热性惊厥逐渐增多
1~3 岁	热性惊厥、各种脑膜炎和脑炎、中毒性脑病、低血糖等
学龄前期及学龄期	中毒性脑病、各种脑膜炎和脑炎、颅内肿瘤、颅脑外伤、各种中毒、高血压脑病、癫痫等

（3）季节：传染病多有明显的季节性，夏秋季多见乙型脑炎、中毒性细菌性痢疾；冬春季多见重症肺炎、流行性脑膜炎。

（4）临床表现

1）局灶性发作前可有先兆，但多数突然发作。

2）全面性惊厥发作时意识完全丧失、双眼凝视、斜视或上翻、头后仰、面肌及四肢呈强直性或阵挛性抽搐，呼吸暂停甚至青紫，惊厥后昏睡、疲乏。

3）热性惊厥多于惊厥后神志很快恢复。

4）惊厥呈持续状态或者频繁发生表示病情严重。

（5）查体：包括皮肤瘀点、局部感染灶、脑膜刺激征、颅内高压症等，测血压及眼底检查等均有助于病因诊断。

（6）实验室检查：血、尿、便常规，血生化、肝肾功能、脑脊液检查。

（7）特殊检查：脑电图；头颅影像学检查如 CT、平片、脑血管造影等；脑超声检查。

2. 治疗

（1）一般处理：严密观察意识、瞳孔及生命体征变化，避免意外伤害，保持头向一侧偏斜，维持呼吸道通畅，避免窒息及误吸；必要时给氧。若长时间发作，适时给予气管插管机械通气。

（2）止惊治疗：多数惊厥发作可在 5 分钟内自发缓解，发作超过 5 分钟者及时给予药物止惊治疗。首选苯二氮䓬类药物。可用苯巴比妥钠、10% 水合氯醛。苯妥英用于惊厥持续状态。

（3）病因治疗：止惊治疗的同时尽快明确惊厥的病因。

（4）对症治疗：高热者降温；纠正水、电解质、代谢紊乱，存在颅内压升高者可予以 20% 甘露醇等降低颅压；必要时给予循环与呼吸支持。

第十节 癫痫

1. 概述 癫痫发作由大脑神经元异常放电引起，表现为意识、运动、感觉、情感及认知等方面的短暂异常。

2. 分类 主要基于癫痫发作的临床表现及发作期脑电图改变，分为部分性发作、全身性发作和分类不明的各种发作三类。

3. 临床表现　见表 9 – 10 – 1。

表 9 – 10 – 1　癫痫的临床表现

发作类型	临床表现
简单部分运动性发作	癫痫灶对侧肢体或面部抽搐。口、唇、拇指、示指最常受累。发作时意识不丧失。若局限性癫痫灶的异常放电由一侧扩散至对侧大脑半球，则抽搐变为全身性，并有意识丧失，称为继发性泛化
复杂部分性发作	包括两种及两种以上简单部分性发作，并有程度不等的意识障碍及自动症。发作时常有精神、意识、运动、感觉及自主神经等方面的症状。可持续数分钟至数小时。常伴自动症，即在意识不清情况下出现的无目的、无意义、不合时宜的不自主动作，发作后不能回忆
全面性强直 – 阵挛发作	又称大发作。突然意识丧失，随即全身强直阵挛性抽搐，伴呼吸暂停、发绀、瞳孔散大，发作持续 1~5 分钟，作后嗜睡
肌阵挛发作	某个肌肉或肌群突然、快速、有力地收缩，引起一侧或双侧肢体抽动，抽动时手中物品落地或摔出。突然用力点头、弯腰或后仰。站立时发作常猛然倒地，可伤及头部、前额、下颌、嘴唇或牙齿

4. 诊断　①确定癫痫发作及癫痫诊断。②确定癫痫发作类型。③确定癫痫及癫痫综合征类型。④确定癫痫病因。⑤确定功能障碍和共患病。

5. 治疗

（1）治疗原则：正确认识癫痫，坚持长期规律治疗，定期随访。避免过度兴奋、睡眠不足、感染等诱发因素。有明确病因者尽可能给予针对性治疗。合理应用抗癫痫药物。

（2）药物治疗：见表 9 – 10 – 2。

表 9 – 10 – 2　癫痫的药物治疗

发作类型	可选药物
局灶性发作	卡马西平、丙戊酸、左乙拉西坦等
全面性强直 – 阵挛发作	丙戊酸、卡马西平、奥卡西平、拉莫三嗪等
强直性发作或失张力发作	丙戊酸，托吡酯、拉莫三嗪等
肌阵挛发作	丙戊酸、托吡酯、左乙拉西坦等
失神发作	丙戊酸、乙琥胺、拉莫三嗪等

1）诊断明确后，即应在病因治疗的同时，尽早给予抗癫痫药物：原则上有过两次或两次以上无其他原因的惊厥，均应治疗。

2）按照癫痫发作或癫痫综合征的类型选药。

3）单药治疗为主，尽量避免多种药同时合用。

4）从 1/3~1/2 维持量甚至更小剂量开始，逐渐加量。

5）坚持服药至末次发作后 2~4 年，不宜过早停药。

6）服药过程中避免自行减量、加量、突然停药等。若疗效欠佳或有中毒表现，应监测血药浓度并调整药物与剂量。

（4）外科治疗：主要有癫痫灶切除术、姑息性治疗。

（5）免疫治疗：大剂量免疫球蛋白、糖皮质激素等。

第十一节　常见传染病

1. 麻疹

（1）概述：麻疹以冬春季节发病为多，潜伏期6~18天，患者是唯一传染源。患者在潜伏期末2~3天至出疹后5天内均有传染性，如并发肺炎，则延至出疹后10天。

（2）临床表现

1）前驱期：出疹前3~4天出现发热、流涕、咳嗽、流泪、畏光、结膜炎和麻疹黏膜斑。麻疹黏膜斑在两颊黏膜上，相对下磨牙处及唇内侧面，呈沙粒大小，灰白色斑点。

2）出疹期：发热3~4天后出现皮疹，持续3~5天。皮疹先见于耳后、发际、颈部、面部、躯干、四肢，最后达手掌和足底，同时全身症状加重。高热不退，咳嗽加重。

3）恢复期：出疹3~5天后发热渐退，皮疹按出疹顺序逐渐消退，出疹部位有糠麸样脱屑和棕色瘢痕色素沉着，1~2周后可完全消失。

（3）并发症：常见肺炎、中耳炎、喉炎、心肌炎、脑炎。肺炎是麻疹最常见的并发症。

（4）辅助检查：外周血白细胞计数减少，淋巴细胞比例相对升高。前驱期鼻黏膜涂片可见多核巨细胞。免疫荧光法测定麻疹病毒特异性抗体阳性，具有早期诊断价值。

（5）治疗：目前无特效抗病毒药物。无并发症者给予对症治疗，高热时可适当给予退热药，烦躁时可应用镇静药，入量不足时可适当给予静脉补充液体。

（6）健康教育

1）卧床休息至体温降至正常；做好口腔、眼、鼻的清洁护理，预防继发感染。

2）保持室内空气新鲜、流通，温度适宜。

3）饮食以流质为主，多饮温开水以便皮疹出彻底；给予重症患儿口服维生素A可减轻病情。

4）按计划免疫程序接种疫苗。

2. 水痘

（1）概述：水痘是由水痘–带状疱疹病毒引起的出疹性传染病。

（2）临床表现：出疹前可有前驱症状，发热、头痛、食欲差，全身不适，偶有轻度腹痛。1~2天出现皮疹，以躯干、头皮、面部及四肢多见，呈向心性分布。皮疹经历初为红色斑丘疹、后为水疱疹到结痂的过程。由于皮疹分批出现，患者身上可同时存在多种形态的皮疹是水痘的重要特征。

（3）并发症：注意继发皮肤细菌感染。水痘脑炎可出现在出疹后或出疹前，临床表现与一般脑炎相似；水痘肺炎多发生在免疫缺陷的患儿，于正常小儿少见。

（4）鉴别诊断见表9–11–1。

表 9 - 11 - 1　水痘的鉴别诊断

鉴别疾病	诊断要点
脓疱病	皮肤皮疹为化脓性疱疹
手足口病	为肠道病毒柯萨奇 A 型病毒所致，手、足、臀部及四肢可见比较坚实的丘疹和疱疹，口腔黏膜也可见疱疹和溃疡
丘疹样荨麻疹	皮疹呈红丘疹，无水疱和疱疹结痂过程

（5）治疗：注意皮肤清洁卫生。对重症水痘，或正在进行免疫抑制剂或糖皮质激素治疗者，或患有免疫缺陷病，或有并发症的患儿，可使用阿昔洛韦。继发细菌感染者可用抗生素。

（6）健康教育：控制感染源，隔离患儿，直到皮疹结痂变干后，方可解除隔离。

3. 流行性脑脊髓膜炎

（1）概述：流行性脑脊髓膜炎（简称流脑），由脑膜炎球菌引起，小儿发病率高，经呼吸道传播。

（2）临床表现

1）普通型：最常见。其病程见表 9 - 11 - 2。

表 9 - 11 - 2　普通型流脑的病程

分期	表现
上呼吸道感染期	多数无症状，部分有咽痛、鼻咽部黏膜充血及分泌物增多。鼻咽拭子培养可发现脑膜炎球菌
败血症期	起病急骤，高热伴畏寒、头痛、呕吐、全身乏力、肌肉酸痛、烦躁不安，偶有关节痛。特征性表现是瘀点或瘀斑，最早见于眼结膜和口腔黏膜，分布不均，以肩、肘、臀等易受压处多见，色泽鲜红，后变为紫红。血培养多为阳性，脑脊液可能正常，瘀点涂片检查易找到病原菌
脑膜炎期	在败血症基础上头痛加剧，频繁喷射性呕吐、烦躁不安、惊厥、意识障碍等中枢神经系统症状加重。脑膜刺激征阳性（颈项强直、凯尔尼格征阳性、布鲁津斯基征阳性）
恢复期	体温逐渐降至正常，各种症状逐渐消失，皮疹大部分被吸收。一般 1~3 周痊愈，部分患者出现口唇疱疹

2）暴发型：较少见，但凶险，病死率高，其分型见表 9 - 11 - 3。

表 9 - 11 - 3　暴发型流脑的分型

分型	表现
休克型	小儿多见，起病急骤，中毒症状严重，12 小时内出现广泛皮肤黏膜瘀点、瘀斑，且迅速融合，伴循环衰竭、弥散性血管内凝血（DIC）表现
脑膜脑炎型	小儿为主，除高热、皮肤瘀斑外，脑实质损害的临床表现明显
混合型	兼有休克型与脑膜脑炎型的临床表现，病情危重，病死率高

（3）实验室检查：外周血白细胞计数增多，以中性粒细胞为主。脑脊液检查见压力升高，呈脓样，脑脊液中白细胞计数增多，蛋白含量升高，糖减少，涂片及培养可找到病原菌。从皮

肤瘀点取材涂片找病原菌，检出率高。

（4）治疗

1）抗生素：可用青霉素（首选）、头孢菌素（如头孢曲松、头孢噻肟）。

2）暴发型流脑治疗：纠正休克，尽早应用有效抗生素。一旦发现有循环障碍表现，立即给予扩充血容量及纠正酸中毒的药物；如改善不明显，选用血管活性药物如多巴胺等。

（5）健康教育：管理传染源，流行期间做好卫生宣传和个人卫生措施。患者须呼吸道隔离至病后 7 天，对接触者需医学观察 7 天。对密切接触者给予抗生素类药物预防。疫苗预防接种（菌苗）。

4. 风疹

（1）概述：风疹由风疹病毒引起。人是风疹病毒的唯一自然宿主。皮疹出现 5 日后一般即无传染性。

（2）临床特点：见表 9 – 11 – 4。

表 9 – 11 – 4　风疹的临床特点

分期	临床特点
前驱期	可有发热，轻微上呼吸道感染症状如咳嗽、流涕、结膜充血、咽痛或呕吐、腹泻等消化道症状
出疹期	①皮疹多在发病 1~2 日出现，多在 24 小时内出齐。②皮疹为浅红色斑丘疹，颜面和四肢多，躯干部少，手心和足底无皮疹。③出疹 2~3 日，长则 4~5 日消退。④一般无色素沉着，最具特征性的体征是耳后、枕后和颈部淋巴结肿大

（3）实验室检查：外周血白细胞总数减少，淋巴细胞相对增多。血清风疹病毒特异性抗体阳性提示处于急性感染期，IgG 抗体阳性说明已有免疫。

（4）治疗：无特效药物治疗，对症治疗。

5. 幼儿急疹

（1）概述：幼儿急疹由人类疱疹病毒 6 型（HHV – 6）所致，常见于 6~18 个月小儿，3 岁后少见。

（2）临床表现

1）起病突然，发热，体温持续在 39~41℃，可出现高热惊厥；发热持续 3~4 日，咽部轻度充血，颈部及耳后淋巴结轻度肿大；部分患者可有呕吐、腹泻。

2）持续高热 3~4 日后可骤然热退至正常，全身皮肤出现红色斑丘疹，由躯干向颈部、上肢、面部、下肢发展，皮疹多在 24 小时内出齐，3 日内消退，无脱屑，无色素沉着。

（3）治疗：本病为自限性疾病，对症治疗。

6. 流行性腮腺炎

（1）概述：流行性腮腺炎由腮腺炎病毒引起，多发生于学龄前和学龄期儿童。

（2）临床表现

1）常有不同程度的发热、头痛、全身不适等前驱症状。

2）腮腺肿胀可先一侧而后波及对侧，或可双侧同时肿大，也可一侧肿大。腮腺肿大以耳垂为中心，呈弥漫性，边缘不清，坚韧有弹性，表面皮肤不红肿，有疼痛和触痛，张口、咀嚼或进食酸性食物时疼痛加重。

3）腮腺管口（位于上颌第 2 磨牙相对的颊黏膜上）红肿、突起，有助于诊断。

（3）并发症

1）脑膜脑炎：常见于腮腺肿大前或腮腺肿大消退后 2 周，表现为发热、头痛、呕吐，可有或没有脑膜刺激症状，脑脊液呈无菌性脑膜炎改变，预后良好。

2）睾丸炎：好发于青少年，多为单侧，伴有发热、局部红肿热痛，双侧可影响生育能力。

（4）治疗：本病为自限性疾病，以对症治疗为主。

7. 猩红热

（1）概述：猩红热由 A 组乙型溶血性链球菌引起。少数患儿于病后 2~3 周可发生急性肾小球肾炎、急性风湿热。

（2）临床表现

1）发热，体温 38~39℃，伴咽痛、头痛、呕吐、腹痛、全身不适等症状。

2）咽部和扁桃体充血水肿，有脓性分泌物，舌面鲜红，舌乳头红肿突起，称为"杨梅舌"。

3）皮疹多在发病后 24 小时出现，自耳后、颈部、腋下、腹股沟遍及全身。皮疹为红色细小丘疹，似有砂纸感，指压可褪色变苍白，数秒后恢复原状；面色发红，口周苍白，形成环口苍白圈，腋窝、肘窝、腹股沟处皮疹密集，形成明显横纹线，称为"帕氏线"，1 周后皮疹按出疹顺序消退，体温正常。皮疹消退后开始脱皮。

（3）治疗：抗生素治疗，首选青霉素类。青霉素过敏者可选用大环内酯类药物，重症患儿可静脉给予抗生素。对症治疗。

（4）健康指导：猩红热患儿应隔离至鼻咽分泌物培养连续 3 次均阴性为止。

第十二节 新生儿黄疸

1. 病因 胆红素生成过多、肝细胞摄取和结合胆红素能力低下、胆红素排泄异常。

2. 分类

（1）按发病机制可分为红细胞破坏增多（溶血性黄疸）、肝脏胆红素代谢功能低下（肝细胞性黄疸）和胆汁排出障碍（梗阻性黄疸）。

（2）按总胆红素和结合胆红素浓度升高的程度，可分为高未结合胆红素血症、高结合胆红素血症或混合性高胆红素血症。

3. 诊断

（1）病史：生后 24 小时内出现黄疸，进展速度快者，首先考虑同族免疫性溶血。生后 3~4 天出现较轻的、进展不快的黄疸且无明显肝脾大者，首先考虑生理性黄疸。

（2）临床表现：新生儿同族免疫性溶血病，轻型者常仅有皮肤黄染症状，重型者可出现水肿、贫血、肝脾大、心力衰竭等。

（3）辅助检查

1）血清胆红素浓度测定。

2）对可疑溶血病患儿，应查母婴 ABO 及 Rh 血型、库姆斯试验（Coombs 试验）、特异性抗体效价等以明确诊断。

3）对可疑新生儿肝炎患儿应做肝功能及病原学检查。

（4）引起新生儿病理性黄疸的主要疾病：见表9-12-1。

表9-12-1　引起新生儿病理性黄疸的主要疾病

疾病	特点
新生儿溶血病	以ABO血型不合新生儿溶血病最为常见，其次为Rh血型不合
新生儿肝炎	多为胎儿宫内感染病毒所致，以巨细胞病毒最常见。患儿常在生后1~3周或更晚出现黄疸，病重时大便色浅或呈灰白色，尿色深黄，可有食欲缺乏、呕吐、轻至中度肝大
母乳性黄疸	非溶血性未结合胆红素水平升高，常与生理性黄疸重叠且持续不退，血清胆红素可高达342μmol/L，婴儿一般状态良好，无引起黄疸的其他病因。黄疸多于生后3~8日出现，1~3周达高峰，6~12周消退，停止母乳后3~5日，如黄疸明显减轻或消退将有助于诊断

4. 鉴别诊断　见表9-12-2。

表9-12-2　新生儿黄疸的鉴别诊断

鉴别要点	生理性黄疸	病理性黄疸
黄疸出现时间	生后2~3天	生后24小时内或其他时间
黄疸高峰时间	生后4~6天	不定
黄疸消退时间	生后2周	2周后不退
血清总胆红素	<204μmol/L	>204μmol/L
血清结合胆红素	<25μmol/L	>25μmol/L

5. 治疗

（1）光照疗法：适用于高未结合胆红素血症。光疗的作用部位在皮肤浅层组织。

（2）换血疗法：主要用于新生儿溶血病。

（3）药物治疗：①白蛋白（或血浆）。②γ-球蛋白。

第十三节　儿童营养性疾病

考点直击

【病历摘要】

女，6个月。烦躁、哭闹、睡眠不安10天，于4月3日就诊。

患儿10天来无明显诱因出现烦躁、哭闹、睡眠不安。无发热、咳嗽、呕吐、腹泻，未予治疗。发病以来食欲尚可，大、小便正常。足月顺产，生后无窒息抢救史，母乳喂养，未添加辅食及鱼肝油。平素汗多。生长发育同正常同龄儿，按时预防接种。否认食物、药物过敏史。无遗传性疾病家族史。

查体：体温36.5℃，脉搏116次/分，呼吸36次/分，体重7kg。神志清，精神可，皮肤弹性可，未见皮疹及出血点。浅表淋巴结未触及。前囟1.5cm，平软，头发稀疏，枕部脱发，按压顶骨有明显的乒乓球样感。结膜无充血，巩膜无黄染。咽部无充血，乳牙未萌出。双肺呼吸音清，未闻及干、湿啰音。心率116次/分，心律整齐，各瓣膜区未闻及杂音。腹软，肝肋下1cm，质软。脾未触及，肠鸣音存在。双下肢无水肿。神经系统检查无异常。

实验室检查：血常规示血红蛋白123g/L；白细胞$5.5×10^9$/L，分类正常；血小板$215×10^9$/L。血钙2.10mmol/L，血磷0.8mmol/L（正常值0.97~1.61mmol/L）。碱性磷酸酶510U/L（正常值<250U/L）。便常规（−），尿常规（−）。

【病例分析】

1. 诊断　维生素D缺乏性佝偻病（活动期）。

2. 诊断依据

（1）冬季出生，6个月婴儿。母乳喂养，未添加辅食及鱼肝油。

（2）有烦躁、哭闹、睡眠不安、多汗等表现。

（3）查体见枕秃，按压顶骨有乒乓球样感。

（4）血清钙磷降低，碱性磷酸酶升高。

3. 鉴别诊断　①维生素D依赖性佝偻病。②低血磷性抗维生素D佝偻病（家族性低磷血症）。③肝性佝偻病、肾性佝偻病。④先天性甲状腺功能减退症或脑积水。

4. 进一步检查　①血清25−(OH)D_3。②肝肾功能、甲状旁腺素测定。③骨骼X线检查。

5. 治疗原则　①及时添加辅食，尤其含维生素D较多的食物。②应用维生素D制剂、钙剂治疗。③增加户外运动和日照时间，勿使患儿久坐。

1. 维生素D缺乏性佝偻病

（1）病因：围产期维生素D不足；日照不足；生长速度快，特别是早产和双胎或多胎婴儿；食物中补充维生素D不足；疾病影响；药物作用。

（2）临床表现：见表 9 – 13 – 1。

表 9 – 13 – 1　维生素 D 缺乏性佝偻病的临床表现

分期	临床表现
初期（早期）	多见于6个月以内，特别是<3个月的婴儿，主要为非特异性的神经兴奋性增强症状，如易激惹、烦躁、睡眠不安、夜间惊啼、多汗（与季节无关）、枕秃。血钙正常或稍低，血磷低，血清 25 – (OH) D_3 下降，碱性磷酸酶正常或升高。无骨骼改变，X 线检查多正常，或仅见临时钙化带模糊
活动期（激期）	①颅骨软化，多见于3~6个月婴儿。②方颅，多见于7~8个月或以上儿童。③前囟增大及闭合延迟。④出牙延迟。⑤胸廓畸形，如肋骨串珠、肋膈沟（郝氏沟）、鸡胸、漏斗胸。⑥腕踝畸形。⑦下肢畸形，可出现 "O" 形腿或 "X" 形腿。血钙稍降低，血磷明显降低，碱性磷酸酶明显升高。X 线片见干骺端临时钙化带模糊或消失，呈毛刷样，有杯口状改变；骺软骨明显增宽，骨骺与干骺端距离加大；骨质普遍稀疏，密度减低，可有骨干弯曲或骨折
恢复期	经适当治疗后患儿临床症状减轻至消失，精神活泼，肌张力恢复。血清钙、磷浓度数天内恢复正常，碱性磷酸酶4~6周恢复正常。X 线片表现于2~3周后即有改善，临时钙化带重新出现，逐渐致密并增宽，骨质密度增大，逐步恢复正常
后遗症期	多见于3岁以后儿童，临床症状消失，血生化及骨骼 X 线检查正常，仅遗留不同程度的骨骼畸形，轻、中度佝偻病治疗后很少留有骨骼改变

（3）治疗

1）加强护理，合理喂养，多做户外活动，充分接受阳光照射，积极防治并发症。

2）补充维生素 D 制剂，不主张采用大剂量维生素 D 治疗，应以口服为主。口服困难或腹泻等影响吸收时，采用大剂量突击疗法。

3）口服或肌内注射维生素 D 之前一般无须先服钙剂，但 3 个月以内小婴儿或有过手足搐搦症病史者，肌内注射前宜先服钙剂 2~3 日，肌内注射后再继续服至 2 周。

4）轻度畸形经功能锻炼可自行恢复；重度畸形需外科矫治，一般 4 岁后行手术矫治。

（4）预防

1）孕母应注意摄入富含维生素 D 及钙、磷的食物，并多晒太阳，冬春季妊娠或体弱多病者可于妊娠后期给予维生素 D 及钙剂。

2）新生儿生后数天即应补充维生素 D，一般维生素 D 每日生理需要量为400IU，连续服用，不能坚持者可给维生素 D10 万至 20 万 IU 一次肌内注射（可维持2个月）。

3）婴幼儿多晒太阳。一般维生素 D 每日需要量为400IU。2 岁以后儿童生长发育减慢，户外活动增多，饮食多样化，一般已无须补充维生素 D 制剂。

2. 营养性缺铁性贫血

（1）临床表现：①轻度贫血可无特征表现，随缺铁与贫血程度加重可逐渐出现面色苍白、乏力、不爱活动、食欲差，可有烦躁、精神不集中、记忆力下降、异食癖等精神症状。智力及动作发育落后。②重症可出现心率加快、心脏扩大及收缩期杂音，可有轻度脾大，少数患儿可有反甲。

（2）实验室检查

1）贫血分度（按血红蛋白量）：见表 9 – 13 – 2。

表 9 - 13 - 2 贫血分度

分度	儿童（血红蛋白量）/(g·L^{-1})	新生儿（血红蛋白量)/(g·L^{-1})
轻度	90~120	120~145
中度	60~90	90~120
重度	30~60	60~90
极重度	<30	<60

2）血象：血红蛋白低于正常，红细胞数减少，红细胞比容降低。血涂片示红细胞大小不等，以小细胞为主，中心浅染区明显。

3）骨髓象：有核细胞增生活跃，粒红比值正常或红系增多，红细胞系以中幼、晚幼红细胞增多明显。

4）铁代谢检测：血清铁蛋白 <12μg/L，红细胞内游离原卟啉 >500μg/L。

（3）治疗

1）一般治疗：加强护理，防治感染，适当增加瘦肉、动物血、肝、蛋黄、豆制品等富含铁质的食物，增加促进铁吸收的绿色与红色蔬菜。

2）铁剂治疗：首选口服给药；二价铁盐更容易吸收。以两餐之间口服为宜。口服维生素C 能促进铁吸收；牛乳、茶、咖啡、抗酸药等与铁剂同服可影响铁吸收。铁剂治疗有效，于 12 小时后细胞内含铁酶活性开始恢复，精神症状减轻，食欲好转。网织红细胞数于用药 2 日后开始升高，5~7 日达高峰，2~3 周后下降至正常。血红蛋白常于治疗 3~4 周达到正常。如疗效满意，铁剂应继续服用至血红蛋白恢复正常水平后 6~8 周，以补充储存铁。

（4）转诊：轻、中、重度贫血经 4 个月未治愈者，需立即转上级医院做进一步检查治疗。

3. 单纯性肥胖

（1）临床表现：①体重超标，身高增长较正常儿童快，骨龄正常或超过实际年龄。②性成熟正常或提前，男性外生殖器似小而实为正常。③身体脂肪多聚集在胸、腹、肩、臀及会阴部。④重度肥胖的患儿活动后常出现气短、心悸、乏力等。

（2）实验室检查：血浆胰岛素基础水平高于正常，出现高血脂、高血糖。超声检查可有脂肪肝。

（3）治疗：坚持正确合理的饮食习惯及运动和体格锻炼，进行集体治疗、行为干预及相应的心理治疗与调整等。

第十四节 呼吸道感染

1. 急性上呼吸道感染

（1）概述：急性上呼吸道感染简称上感，俗称"感冒"，是小儿最常见的疾病。

（2）病因：以病毒多见，主要有呼吸道合胞病毒、流感病毒、副流感病毒、腺病毒、鼻病毒、EB 病毒等。病毒感染后可继发细菌感染，最常见溶血性链球菌，其次为肺炎链球菌、流感嗜血杆菌等。

（3）一般类型上感

1）局部症状不显著而全身症状重，可骤然起病，高热、咳嗽、食欲差，可伴呕吐、腹泻、烦躁，甚至高热惊厥。

2）年长儿症状较轻，常于受凉后 1~3 天出现鼻塞、喷嚏、流涕、干咳、咽痛、发热等；发病早期可有阵发性脐周疼痛。

3）查体可见咽部充血，扁桃体肿大，颌下淋巴结肿大、触痛等；肺部呼吸音正常；肠病毒感染者可见不同形态的皮疹。

（4）疱疹性咽峡炎：由柯萨奇 A 组病毒所致，好发于夏秋季。表现为急起高热、咽痛、流涎、食欲缺乏、呕吐等；咽部充血，咽腭弓、悬雍垂、软腭等处有 2~4mm 大小的疱疹，疱疹周围有红晕，疱疹破溃后形成小溃疡，病程 1 周左右。

（5）咽结合膜热：由腺病毒 3、7 型所致，常发生于春夏季，可在儿童集体机构中流行。以发热、咽炎、结膜炎为特征；多呈高热，咽痛，眼部刺痛，咽部充血，一侧或两侧滤泡性眼结膜炎；颈部、耳后淋巴结肿大，有时伴胃肠道症状。病程 1~2 周。

（6）治疗：见表 9－14－1。

表 9－14－1　急性上呼吸道感染的治疗

治疗方式	治疗措施
一般治疗	休息、多饮水；呼吸道隔离；预防并发症
病因治疗	选用抗病毒药物如利巴韦林；病情重、有继发细菌感染或有并发症者可选用抗生素；流行性感冒可用磷酸奥司他韦
对症治疗	退热，可口服对乙酰氨基酚或布洛芬，亦可用冷敷、湿温敷降温；发生高热惊厥者，可予镇静、止惊

2. 小儿肺炎

（1）分类：见图 9－14－1。

（2）临床表现

1）主要症状：①发热，多为不规则热，新生儿、重度营养不良患儿体温可不升或低于正常。②咳嗽较频繁，早期为刺激性干咳，极期咳嗽反而减轻，恢复期咳嗽有痰。③气促，多在发热、咳嗽后出现。④精神不振、食欲缺乏、烦躁不安，轻度腹泻或呕吐。

2）体征：①呼吸加快，可见鼻翼扇动和吸气性凹陷。②口周、鼻唇沟和指（趾）端发绀。③早期肺部啰音不明显，可有呼吸音粗糙、减低，以后可闻及固定的中细湿啰音，以背部两侧下方及脊柱两旁较多，于深吸气末更为明显。

3）心血管系统表现：可发生心肌炎、心包炎等，有先天性心脏病者易发生心力衰竭。肺炎合并心力衰竭指征：①安静状态下呼吸突然加快，>60 次/分。②安静状态下心率突然加快，>180 次/分。③突然极度烦躁不安，明显发绀，面色苍白或发灰，指（趾）甲微血管再充盈时间延长，以上 3 项不能用发热、肺炎本身和其他合并症解释。④心音低钝、奔马律，颈静脉怒张。⑤肝脏迅速增大。⑥少尿或无尿，眼睑或双下肢水肿。

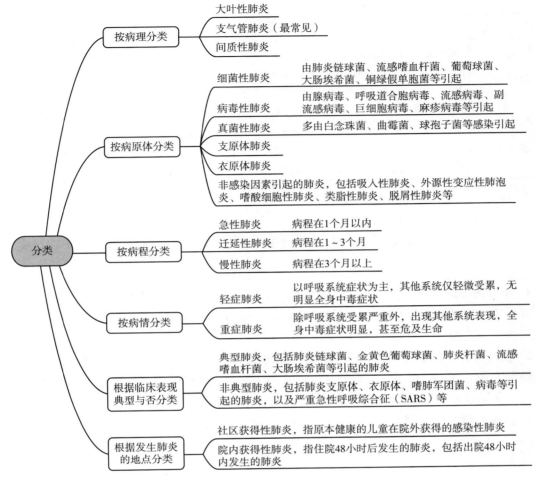

图 9 – 14 – 1　小儿肺炎的分类

4）神经系统表现：在肺炎基础上，除外热性惊厥、低血糖、低血钙及中枢神经系统感染（脑炎、脑膜炎），如有①、②项则提示脑水肿，伴其他一项以上者可确诊缺氧中毒性脑病：①烦躁、嗜睡，眼球上窜、凝视。②球结膜水肿，前囟隆起。③昏睡、昏迷、惊厥。④瞳孔改变，对光反射迟钝或消失。⑤呼吸节律不整，呼吸心搏解离（有心搏，无呼吸）。⑥有脑膜刺激征，脑脊液检查除压力升高外，其他均正常。

（3）并发症：最常见不同程度的脓胸、肺不张。长期肺不张或反复发作的肺炎，可导致支气管扩张。

（4）治疗：见表 9 – 14 – 2。

表 9 – 14 – 2　小儿肺炎的治疗

治疗方式	治疗措施
一般治疗	室内空气流通，以温度 18~20℃、湿度 60% 为宜。饮食营养丰富，进食困难者可给予静脉营养。保持呼吸道通畅。经常变换体位，以减少肺部淤血，促进炎症吸收。注意隔离，以防交叉感染

续表

治疗方式	治疗措施
对症治疗	有烦躁、发绀，或动脉血氧分压 <60mmHg 等缺氧表现时需吸氧。一般用鼻前庭导管给氧，经湿化的氧气流量为 0.5~1.0L/min；氧浓度不超过 40%。低钾血症者补充钾盐。中毒性肠麻痹时，禁食和胃肠减压，可用酚妥拉明。高热者给予药物降温，不推荐使用温水擦浴退热。若伴烦躁不安，可给予水合氯醛或苯巴比妥
抗感染治疗	根据病原菌选用敏感的药物，早期治疗，联合用药，选用渗入下呼吸道浓度高的药物，足量、足疗程，重症宜经静脉途径给药。抗生素用药一般应持续至体温正常后 5~7 天；临床症状、体征消失后 3 天停药。目前尚无理想的抗病毒药物，常用利巴韦林、α 干扰素

第十五节　小儿用药特点及药物剂量方法

1. 小儿用药的特殊性　①药物在组织内的分布因年龄而异。②小儿对药物的反应因年龄而异。③肝脏解毒功能不足。④肾脏排泄功能不足。⑤考虑家族中有遗传病史的患儿对某些药物的先天性异常反应。

2. 小儿用药注意事项　①剂量要正确。②途径要适宜，一般口服给药是最方便、经济、安全的给药方法。③剂型要适宜，婴幼儿用糖浆剂、滴剂、含糖冲剂等较合适，年长儿可用片剂或药丸。④品种要适宜。⑤观察要细致。

3. 药物剂量方法　可按体重、体表面积、年龄计算或从成人剂量折算。

第十章　外科疾病

第一节　外科感染

1. 疖、痈

（1）病因：疖、痈都是毛囊及其周围组织急性细菌性化脓性炎症，多为金黄色葡萄球菌感染，偶可因表皮葡萄球菌或其他病菌致病。

（2）临床表现

1）疖好发于头面、颈项和背部，初始局部皮肤有红、肿、痛的小硬结（直径2cm左右）。数日后肿痛范围扩大、小硬结中央组织坏死、软化，出现黄白色的脓栓，触之稍有波动；继而，大多脓栓可自行脱落、破溃，待脓液流尽后炎症逐步消退愈合。

2）痈发病以中、老年居多，多数患者合并有糖尿病。病变好发于皮肤较厚的项部和背部。初起表现为局部小片皮肤硬肿、热痛，肤色暗红，其中可有数个凸出点或脓点，有畏寒、发热、食欲减退和全身不适，但一般疼痛较轻。随着局部皮肤硬肿范围增大，周围呈现浸润性水肿，引流区域淋巴结肿大，局部疼痛加剧，全身症状加重。继而病变部位脓点增大、增多，中心处可坏死脱落、破溃流脓，使疮口呈蜂窝状。周围皮肤可因组织坏死呈紫褐色，但疮口肉芽增生比较少见，难以自行愈合。

3）位于鼻、上唇及周围"危险三角区"的疖痈，称为面疖和唇痈，症状明显、病情严重。处理不当，如被挤碰时，病菌可经内眦静脉、眼静脉进入颅内海绵状静脉窦，引起颅内化脓性海绵状静脉窦炎，出现颜面部进行性肿胀、寒战、高热、头痛、呕吐、昏迷甚至死亡。

（3）治疗

1）疖在红肿阶段可选用热敷、超短波、红外线等理疗，也可敷贴中药金黄散、玉露散或鱼石脂软膏。

2）疖顶见脓点或有波动感时，可用聚维酮碘点涂脓点，也可用针尖或小刀头将脓栓剔出，但禁忌挤压。出脓后敷以聚维酮碘湿纱条或化腐生肌中药膏直至病变消退。

3）痈在初期仅有红肿时，可用50%硫酸镁湿敷或外敷中药和理疗，争取病变范围缩小。

4）痈出现多个脓点、表面紫褐色或已破溃流脓时，及时切开引流。静脉麻醉下做"＋"或"＋＋"形切口切开引流，切口线应达到病变边沿健康组织，深度须达到痈的基底部（深筋膜层），清除已化脓和尚未成脓、但已失活的组织，脓腔内填塞生理盐水、聚维酮碘或凡士林纱条，外加干纱布绷带包扎。

5）痈和出现发热、头痛、全身不适等症状的疖，特别是面部疖和唇痈，并发急性淋巴结炎、淋巴管炎时，可选用青霉素类或头孢菌素类抗菌药物，应用清热解毒中药方剂。有糖尿病病史者应给予胰岛素或降血糖类药物。

2. 急性蜂窝织炎

（1）病因：致病菌主要是溶血性链球菌，其次为金黄色葡萄球菌或厌氧菌。

（2）临床表现

1）表浅者初起时患处红、肿、热、痛，继之炎症迅速沿皮下向四周扩散，肿胀明显，疼痛剧烈。局部皮肤发红、指压后可稍褪色，红肿边缘界限不清楚，可出现不同大小的水疱，病变部位的引流淋巴结常有肿痛。病变加重时，皮肤水疱溃破出水样液，部分肤色变褐。

2）深部的急性蜂窝织炎皮肤症状不明显，多有寒战、高热、头痛、乏力等全身症状；严重时体温极高或过低，甚至有意识改变等严重中毒表现。

（3）特殊类型：见表 10 - 1 - 1。

表 10 - 1 - 1 急性蜂窝织炎的特殊类型

特殊类型	临床表现
产气性皮下蜂窝织炎	致病菌以厌氧菌为主。下腹与会阴部多见，常见于皮肤受损伤且污染较重时。病变主要局限于皮下结缔组织，不侵及肌层。初期表现类似一般性蜂窝织炎，但病变进展快且可触感皮下捻发音，破溃后可有臭味，全身状态较快恶化
新生儿皮下坏疽	起病急、发展快，病变不易局限，极易引发皮下组织广泛的坏死。致病菌主要为金黄色葡萄球菌，多发生于背部与臀部。初起时皮肤发红，触之稍硬。病变范围扩大时，中心部分变暗变软，皮肤与皮下组织分离，触诊时有皮下浮动感，脓液多时可出现波动。皮肤坏死时肤色呈灰褐色或黑色，并可破溃。严重时可有高热、拒乳、哭闹不安或昏睡、昏迷等全身感染症状
口底、颌下蜂窝织炎	来自口腔感染时，炎症肿胀可迅速波及咽喉，导致喉头水肿、压迫气管而阻碍通气。颌下皮肤轻度发红、发热，但肿胀明显，伴有高热、呼吸急迫、吞咽困难、不能进食，口底肿胀；源于面部者，红、肿、热、痛，全身反应较重。感染常向颌下或颈深部蔓延，引起吞咽和呼吸困难，甚至窒息

（4）治疗

1）可用青霉素或头孢菌素类抗生素，疑有厌氧菌感染时加用甲硝唑。早期可用 50% 硫酸镁湿敷，或敷贴金黄散、鱼石脂膏等。

2）若形成脓肿应及时切开引流；口底及颌下急性蜂窝织炎应尽早切开减压，以防喉头水肿、压迫气管；产气性皮下蜂窝织炎须及时隔离，伤口可用 3% 过氧化氢液冲洗、聚维酮碘湿敷等处理。

3）高热时可选用冷敷物理降温，进食困难者输液维持营养和体液平衡，呼吸急促时给予吸氧等辅助通气。

3. 丹毒

（1）病因：丹毒是由乙型溶血性链球菌从皮肤、黏膜的细小破损入侵皮肤及其网状淋巴管的急性炎症。

（2）临床表现：起病急，常有头痛、畏寒、发热。患处烧灼样痛，出现边界清、稍高出皮肤的鲜红色片状红斑，可伴小水疱形成，轻压褪色，松手后很快复红。随着红肿区向外蔓延，中心区肤色变暗、脱屑、转为棕黄。区域淋巴结肿大疼痛。足癣或丝虫感染可反复诱发下肢丹毒，重者可发展成象皮腿。

（3）治疗：休息，抬高患肢。局部用50%硫酸镁溶液湿热敷。全身用大剂量青霉素，积极治疗并存的足癣。

4. 脓性指头炎

（1）病因：致病菌常为金黄色葡萄球菌。

（2）临床表现：①初起指头为针刺样疼痛，之后疼痛加剧。当指动脉受压，疼痛转为搏动性跳痛。②指头红肿不明显，表皮反显黄白色，此时多伴发热、全身不适、白细胞计数增多及中性粒细胞比例升高。③后期组织缺血坏死，疼痛减轻。④可因指骨缺血性坏死形成慢性骨髓炎，伤口经久不愈。

（3）治疗：①早期经理疗或热盐水泡洗，酌情应用抗菌药物。②一旦出现搏动性跳痛及指头张力升高，立刻切开减压、引流。③手术应做患指侧面纵向切口，但不可超过末节，以免伤及腱鞘。切口内放置乳胶片引流。

5. 破伤风

（1）病因：破伤风是破伤风杆菌侵入体内，生长繁殖，产生毒素所引起的一种急性特异性感染。

（2）临床表现：见表10－1－2。

表10－1－2　破伤风的临床表现

分期	临床表现
潜伏期	平均为6~10天。新生儿破伤风一般在断脐带后7天发病。一般潜伏期愈短，症状愈重，死亡率愈高
前驱期	全身乏力、头晕、头痛，咬肌紧张酸胀，烦躁不安，打呵欠等
发作期	①初为咬肌，以后顺序发生面肌、颈项肌、背腹肌、四肢肌群、膈肌和肋间肌的持续收缩和阵发性痉挛。②患者开始咀嚼不便、张口困难，随后有牙关紧闭、苦笑面容，颈项强直，角弓反张。③肢体可出现屈膝、弯肘、半握拳姿态。④当膈肌、肋间肌收缩，则发生呼吸困难，甚至可致呼吸停止；若喉部肌肉痉挛，可引起窒息。⑤任何轻微的刺激，如光线、声响、震动或触碰，均可诱发强烈的抽搐。每次发作持续数分钟，患者面色发绀、呼吸急促、口吐白沫、流涎、磨牙、头频频后仰、四肢抽搐不止，全身大汗，非常痛苦。⑥病情较重时，抽搐发作频繁，持续时间长，间歇期则短。发病期间，患者神志始终清楚，病程一般为3~4周

（3）诊断：凡有外伤史，不论伤口大小、深浅，如果伤后出现肌紧张、扯痛，张口困难、颈部发硬、反射亢进等，均应考虑破伤风可能。

（4）治疗：①处理伤口，清除毒物来源。②使用破伤风抗毒素中和游离的毒素。③控制和解除痉挛，常用地西泮、水合氯醛等。④防治并发症。

第二节　水、电解质紊乱

1. 等渗性脱水

（1）病因：①消化液急性丧失，如肠外瘘、大量呕吐、腹泻等。②体液丧失在感染区或软组织内，如腹腔内或腹膜后感染、肠梗阻等。③大量抽放胸腔积液、腹水，大面积烧伤等。

（2）临床表现

1）舌干燥，眼窝凹陷，皮肤干燥、松弛，少尿等。恶心、食欲缺乏、乏力，无明显口渴。

2）短期内体液丧失达到体重的 5%（细胞外液的 25%），则有脉搏细速、肢端湿冷、血压不稳或下降等表现。当体液丧失达到体重的 6%~7% 时，可出现严重的休克，并导致代谢性酸中毒。如以呕吐为病因，则出现代谢性碱中毒。

（3）诊断：依据病史和临床表现常可确定诊断。实验室检查可发现血液浓缩现象，包括红细胞计数、血红蛋白量和血细胞比容均明显升高。血清 Na^+、Cl^- 等一般无明显降低，尿比重升高，动脉血血气分析可判别是否有酸、碱平衡失调存在。

（4）治疗：积极治疗原发病。静脉滴注平衡盐溶液或等渗盐水。有脉搏细速和血压下降等血容量不足表现者，需静脉快速滴注，以恢复其血容量。还应补给日需要水量 2000ml 和氯化钠 4.5g。预防低钾血症，一般尿量达 40ml/h 后方可补钾。

2. 低渗性脱水

（1）病因：①大量消化液丢失而只补充水是最常见原因，如大量呕吐。②液体在第三间隙集聚，如腹膜炎、胰腺炎形成大量腹水。③长期连续应用排钠利尿药如呋塞米、噻嗪类等；肾上腺功能不全；肾实质性疾病或肾小管中毒等。④经皮肤丢失，如大量出汗、大面积烧伤。

（2）临床表现：主要为低钠表现，一般无口渴。其分度见表 10-2-1。

表 10-2-1　低渗性脱水的分度

分度	血清钠浓度	临床表现
轻度	130~135mmol/L	食欲差，头晕，疲乏，手足无力等
中度	120~130mmol/L	恶心，呕吐，视物模糊、容易晕倒、血压不稳等
重度	120mmol/L 以下	神志不清，休克和昏迷等

（3）诊断：根据体液丢失病史和临床表现可初步诊断。进一步检查：①尿比重常在 1.010 以下，尿 Na^+ 和 Cl^- 常明显减少。②血钠浓度 <135mmol/L。③红细胞计数、血红蛋白量、血细胞比容及血尿素氮值均升高。

（4）治疗：积极处理病因。静脉滴注含盐溶液或高渗性盐水。补钠公式：需补充的钠量（mmol）=［血钠的正常值（mmol/L）−血钠测得值（mmol/L）］× 体重（kg）× 0.6（女性为 0.5）。重度缺钠出现休克者，应先补足血容量，可用晶体液（复方乳酸氯化钠溶液、等渗盐水）、白蛋白及血浆等胶体溶液。输注高渗盐水时应严格控制滴速。

3. 高渗性脱水

（1）病因：①摄入水分不足。②水丧失过多，如大量出汗。③呕吐、腹泻及消化道引流等。④中枢性或肾性尿崩症，使用大量脱水药，以及昏迷患者鼻饲浓缩的高蛋白饮食。⑤任何原因引起的过度通气，可经呼吸道黏膜丢失不含电解质的水分。

（2）临床表现：见表 10-2-2。

表 10 - 2 - 2 高渗性脱水的临床表现

分度	临床表现
轻度	口渴；缺水量占体重的 2%~4%
中度	极度口渴、乏力、尿少和尿比重升高，唇舌干燥，皮肤弹性差，眼窝下陷；缺水量占体重的 4%~6%
重度	上述症状 + 躁狂、幻觉、谵妄甚至昏迷；缺水量超过体重的 6%

（3）实验室检查：尿比重和尿渗透压升高；红细胞计数、血红蛋白量、血细胞比容轻度升高；血清 Na^+ 浓度 >150mmol/L 或血浆渗透压 >310mOsm/L。

（4）治疗：①去除病因。②口服补液，不能口服者可静脉输注 5% 葡萄糖溶液和 0.45% 氯化钠溶液。③计算所需补充液体量，可估计丧失水量占体重的百分比，每丧失体重的 1% 补液 400~500ml；计算所得的补水量一般可分在 2 天内补给。④另外补充每天正常需要量 2000ml。⑤预防低钠血症。⑥及时补钾。

4. 低钾血症

（1）临床表现：①最早表现为肌无力及腱反射减弱，严重时可软瘫。②吞咽困难、腹胀等。③心律失常，典型的心电图改变是早期出现 T 波降低、变宽、双相或倒置，随后出现 ST 段降低，QT 间期延长和 U 波。④碱中毒，出现反常性酸性尿。

（2）诊断：血钾浓度低于 3.5mmol/L 有诊断意义，心电图检查可作为辅助性诊断手段。

（3）治疗：积极治疗原发病，补充钾盐。一天补钾不超过 80mmol/L（氯化钾 6g），不足量可在次日给予。纠正缺钾需 3~5 天的疗程。补钾盐注意事项：①尽量口服。②对无尿、少尿者不补钾盐，先恢复血容量和促使排尿，待尿量超过 40ml/h 后，再静脉补钾。③静脉滴注钾盐，每升液体中含钾宜不超过 40mmol/L（氯化钾 3g），速度控制在 20mmol/h 以下，严禁 10% 氯化钾静脉推注。④监测血清钾和心电图变化。

5. 高钾血症

（1）临床表现：可无症状，可有轻度的神志改变、感觉异常和四肢软弱等。危险表现是心功能失常，严重者心搏骤停。血钾超过 7mmol/L 时，心电图常见早期 T 波高尖，QT 间期缩短，QRS 波增宽伴幅度下降，P 波波幅下降并逐渐消失。

（2）诊断：血清钾浓度超过 5.5mmol/L 即可确诊，心电图有辅助诊断价值。

（3）治疗：见表 10 - 2 - 3。

表 10 - 2 - 3 高钾血症的治疗

治疗方式	治疗措施
一般治疗	处理病因，停用含钾食物、饮料和含钾盐的药物
促使 K^+ 转入细胞内	①10% 葡萄糖酸钙溶液 10~20ml 稀释后缓慢静脉注射，起效快但持续时间短。②5% $NaHCO_3$ 溶液 250ml 静脉滴注，可增加血容量而稀释血清 K^+，促使 K^+ 移入细胞内或由尿排出，同时有助于酸中毒治疗。③10U 胰岛素加入 10% 葡萄糖溶液 300~500ml 中静脉滴注，持续 1 小时通常可以降低血钾 0.5~1.2mmol/L
利尿药治疗	常用袢利尿药如呋塞米或噻嗪类利尿药，可促使钾从肾排出，但对肾功能障碍者较差

续表

治疗方式	治疗措施
阳离子交换树脂治疗	可用聚磺苯乙烯钠15g口服，每日2~3次，无法口服者可灌肠，可从消化道排出钾离子
透析疗法	是最快速有效的降低血钾方法，血液透析对钾的清除速度快，可用于上述治疗仍无法降低血钾浓度或者严重高钾血症患者

第三节　颈部肿块

1. 甲状舌骨囊肿

（1）诊断：肿物位于颈前正中线，舌骨下甲状腺之间。圆形、光滑、边界清楚、囊性、无压痛，与皮肤无粘连，与深部有粘连，可触及索条与舌骨相连。肿物随伸舌活动而上、下活动。囊肿穿刺有透明黏液，含上皮细胞。囊肿可发生感染。

（2）处理：手术切除。

2. 鳃裂囊肿

（1）诊断

1）囊肿位于下颌角后下方胸锁乳突肌前方，位置固定。呈球形，表面光滑，边界尚清，囊性，与皮肤不粘连，深部固定。如发生感染则囊肿增大，局部有炎症表现，破溃或切开引流后可形成经久不愈的瘘管。囊肿穿刺可抽出乳白色液体，镜检有胆固醇结晶。

2）先天性鳃裂瘘多在婴幼儿发生，胸锁乳突肌前缘各部位可发现小瘘管，流少量黏液或白色液。

（2）处理：手术切除囊肿，不残留囊壁。鳃裂瘘应先向瘘管内注入亚甲蓝，皮肤切口包括外瘘口一起分离，沿瘘管位置追逐上行，直至咽隐窝。瘘管炎症急性期不宜手术。

3. 慢性淋巴结炎

（1）诊断：淋巴结有不同程度肿大，散在，中等硬度，可活动，可有轻度压痛或无压痛。与皮肤不粘连。多无全身症状。必要时可做淋巴结切除或切取活检。

（2）处理：处理原发灶，未找到者可先抗感染。

4. 颈淋巴结结核

（1）诊断：颈一侧或两侧有散在或融合的无痛肿大淋巴结，与皮肤或周围组织粘连。淋巴结可累及皮肤，或干酪样坏死，液化，皮肤溃破。患者可无症状，或有轻度发热、食欲缺乏等症状。胸部X线片可能有肺结核病灶。切除或切取活检可确诊。

（2）处理：抗结核药物治疗或病灶清除、引流、病灶刮除。

5. 恶性淋巴瘤

（1）诊断：肿大淋巴结常见于一侧或两侧颈侧区，发展迅速，伴轻度疼痛，互相粘连成团。颈淋巴结活检时，应选较大或病期稍长的淋巴结整个切除。

（2）处理：采用放疗、化疗或手术治疗等综合治疗。

6. 转移性肿瘤

（1）诊断：初起时颈侧部、锁骨上窝出现肿大淋巴结，常单发，无痛，无炎症表现，慢性进行性增长，淋巴结可硬如软骨或石，坚实、无弹性、可活动。继之迅速出现多个淋巴结，同时侵及周围组织成为<u>结节性、无移动性</u>团块。伴局部放射痛。晚期可坏死、感染、破溃、出血，伴大量渗出，恶臭，或肿瘤外翻如<u>菜花状</u>。原发癌灶多在头颈部，以鼻咽癌和甲状腺癌转移最多见。

（2）处理：转移灶应与原发灶同时手术治疗，术后采用化疗、放疗等综合措施。

第四节　乳房疾病

考点直击

【病历摘要】

女，30 岁。左乳房红肿、疼痛 3 天，伴发热 1 天。

患者于 3 天前感觉左乳房胀满、疼痛，逐渐加重，左乳房外侧红肿、触痛，范围约核桃大小，未予处理，逐渐增大，疼痛加重。昨日开始发热，食欲缺乏。患者为初产妇，产后 1 个月，哺乳中。既往体健，无乳腺疾病病史。

查体：体温 39℃，脉搏 90 次/分，呼吸 20 次/分，血压 120/80mmHg，发育、营养良好，神志清楚，皮肤巩膜无黄染，双肺未闻及啰音。心界不大，心率 108 次/分，律齐，未闻及杂音。腹平软，肝脾肋下未触及。脊柱四肢检查未见异常。

乳腺检查：左乳房外侧明显红肿，皮温高，边界不清，范围约 4cm×4cm，触痛，波动感（－）。左乳头、皮肤未见明显破损。左腋窝可触及质韧淋巴结 1 枚，约 1.5cm×1.0cm。右乳房及右腋窝未见异常。

实验室检查：血常规示血红蛋白 120g/L，白细胞 $15.8×10^9$/L，中性粒细胞 0.86，血小板 $210×10^9$/L。

【病例分析】

1. 诊断　急性乳腺炎。

2. 诊断依据

（1）初产妇，哺乳期间急性起病。

（2）左乳房红肿、疼痛，伴发热等全身中毒症状。

（3）查体见左乳房红肿、皮温高、触痛，左腋窝淋巴结肿大。

（4）血白细胞计数增多及中性粒细胞比例升高。

3. 鉴别诊断　①其他类型乳房炎症（浆细胞性乳腺炎、乳房结核）。②炎性乳腺癌。③乳腺囊性增生病。

4. 进一步检查　①乳腺 B 超。②左乳红肿区诊断性穿刺，脓液细菌培养＋药敏试验。

5. 治疗原则

（1）脓肿形成前应用抗生素治疗。

（2）吸净患侧乳汁，防止淤积。

（3）局部热敷。

（4）脓肿形成后切开引流。

1. 急性乳腺炎

（1）病因：乳汁淤积；细菌入侵，主要致病菌是金黄色葡萄球菌，其次为链球菌。

（2）临床表现：见表 10 – 4 – 1。多发生于初产妇。

表 10 – 4 – 1　急性乳腺炎的临床表现

分期	临床表现
早期	局部红、肿、热、痛，伴发热、乏力等全身症状
进展期	全身炎症表现加重，寒战、高热、心率加快，可有患侧腋窝淋巴结肿大、压痛，白细胞计数明显增多
后期	脓肿形成，为单房或多房性，可向外破溃，或向乳房和胸肌间疏松组织破溃形成乳房后脓肿，严重者可并发脓毒症

（3）治疗：患侧乳房停止哺乳并排空乳汁。应用健侧哺乳，感染严重时应终止泌乳，常用药物有口服溴隐亭，肌内注射苯甲酸雌二醇，以及中草药。蜂窝织炎期以抗生素治疗为主，脓肿形成后，及时做脓肿切开引流。

2. 乳腺纤维腺瘤

（1）诊断：①乳腺内圆形或椭圆形、有一定韧性和弹性的肿块，表面光滑易活动，与皮肤或胸壁无粘连。月经周期对肿块大小无影响。②乳腺超声示肿块形态规整，边界清晰，边缘光滑整齐，内部回声均质，如有钙化斑多为颗粒状或弧形，血流信号检出率低。③穿刺活检或切除活检可确诊。

（2）治疗：手术切除是治疗的唯一方法。

3. 乳腺囊性增生病

（1）临床表现：主要为一侧或双侧乳房胀痛和肿块，部分患者具有周期性。乳房胀痛一般于月经前明显，月经后减轻，严重者整个月经周期都有疼痛。体检发现一侧或双侧乳房内可有大小不一，质韧的单个或为多个的结节，可有触痛，与周围分界不清，亦可表现为弥漫性增厚。少数患者可有乳头溢液，多为浆液性或浆液血性液体。本病病程较长，发展缓慢。

（2）治疗：主要是对症治疗。对局限性增生者应定期复查，一般在月经结束后 5~7 天复查。如肿块局限，药物治疗后无明显消退，疑乳腺癌时可做穿刺活检，若存在不典型增生，或患者有乳腺癌家族史等高危因素时，可综合考虑患者情况行手术治疗。

4. 乳腺癌

（1）概述：乳腺癌是女性最常见的恶性肿瘤之一。病理类型可分为非浸润性癌、浸润性特殊癌、浸润性非特殊癌及其他罕见癌。通过局部扩展、淋巴转移或血运转移的途径发展播散。

（2）临床表现：①多为单发，质硬，边缘不规则，表面欠光滑的无痛性肿块。②乳头溢液。③肿瘤侵犯 Cooper 韧带后与皮肤粘连，出现"酒窝征"；若癌细胞阻塞了淋巴管，会出现"橘皮样改变"；乳腺癌晚期，可形成"皮肤卫星结节"。④乳头、乳晕异常。⑤初期同侧腋窝淋巴结肿大，质硬、散在、可推动；随着病情发展，淋巴结逐渐融合，并与皮肤和周围组织粘连、固定；晚期可在锁骨上和对侧腋窝摸到转移的淋巴结。⑥隐匿性乳腺癌，少数病例以腋窝淋巴结肿大为首发症状而就诊，未找到乳腺原发灶。⑦炎性乳癌，生长迅速，乳腺广泛发红，伴局部皮肤水肿，局部皮肤温度可有轻度升高，易误诊为乳腺炎。⑧最常见的远处转移依次为骨、肺、肝。

（3）治疗：见表 10 - 4 - 2。

表 10 - 4 - 2　乳腺癌的治疗

治疗方式	治疗措施
手术治疗	早期乳腺癌患者首选手术治疗。全身情况差、主要脏器有严重疾病、年老体弱不能耐受手术者属手术禁忌。术式：①保留乳房的乳腺癌切除术。②乳腺癌改良根治术，目前最常用。③乳腺癌根治术和乳腺癌扩大根治术。④全乳房切除术。⑤前哨淋巴结活检术及肢淋巴结清扫术
化学治疗	应于术后早期使用（不超过 1 个月），浸润性肿瘤直径大于 2cm、淋巴结转移是化疗的指征。手术前辅助化疗称为新辅助化疗，多用于局部晚期病例
内分泌治疗	乳腺癌激素受体（雌激素受体、孕激素受体）检测阳性是内分泌治疗的重要依据。卵巢去势是最常见的非药物内分泌治疗。药物治疗包括他莫昔芬、芳香化酶抑制药如阿那曲唑等
放射治疗	在保留乳房的乳腺癌手术后，放射治疗是重要组成部分，应于肿块局部广泛切除后给予适当剂量放射治疗
靶向治疗	曲妥珠单抗对人表皮生长因子受体 - 2（HER2）过度表达的乳腺癌患者有良好效果，可降低乳腺癌患者术后的复发转移风险，提高无病生存期

第五节　腹外疝

1. 病因　腹壁强度降低、腹内压力升高。

2. 分型　易复性疝、难复性疝、嵌顿性疝、绞窄性疝。滑动性疝属于难复性疝。

3. 腹股沟疝

（1）临床表现

1）腹股沟斜疝：基本表现是腹股沟区可复性肿块，起初较小，伴有轻微坠胀感，随内环口逐渐增大进入阴囊。易复性疝一般仅有轻度坠胀感，可进入阴囊或阴唇；站立、咳嗽或排便时肿块突出增大，平卧时肿块可全部或部分回纳入腹腔。难复性疝和滑疝不能完全回纳腹腔，可出现排便困难、腹胀等不完全肠梗阻症状。滑入疝囊的盲肠或乙状结肠可能在疝修补术时被误认为疝囊的一部分而被切开，应特别注意。嵌顿疝及绞窄性疝肿块不能用手还纳入腹腔，常伴腹股沟区剧烈疼痛、腹部绞痛、腹胀、肛门停止排便排气等完全肠梗阻症状。

2）腹股沟直疝：常见于年老体弱者，患者直立时，在腹股沟内侧端、耻骨结节上外方出现一半球形肿块，不伴疼痛或其他症状。平卧后疝块多能自行消失。疝内容物常为小肠或大网膜。膀胱有时可进入疝囊，成为滑动性直疝，手术时应予以注意。

（2）斜疝和直疝的鉴别：见表10-5-1。

表10-5-1 斜疝和直疝的鉴别

鉴别要点	斜疝	直疝
发病年龄	多见于儿童及青壮年	多见于老年
突出途径	经腹股沟管突出，可进阴囊	由直疝三角突出，很少进入阴囊
疝块外形	椭圆或梨形，上部呈蒂柄状	半球形，基底较宽
回纳疝块后压住深环	疝块不再突出	疝块仍可突出
精索与疝囊的关系	精索在疝囊后方	精索在疝囊前外方
疝囊颈与腹壁下动脉的关系	疝囊颈在腹壁下动脉外侧	疝囊颈在腹壁下动脉内侧
嵌顿机会	较多	极少

（3）治疗

1）一岁以下婴幼儿可暂不手术。婴幼儿腹肌可随躯体生长逐渐强壮，疝有自行消失可能。可用棉线束带或细带压住腹股沟管深环，防止疝块突出并给发育中的腹肌以加强腹壁的机会。

2）腹股沟疝最有效的治疗方法是手术修补。婴幼儿的腹肌在发育中可逐渐强壮而使腹壁加强，单纯疝囊高位结扎常能获得满意的疗效，无须施行修补术。绞窄性斜疝因肠坏死而局部有严重感染，常采取单纯疝囊高位结扎、避免施行修补术，因感染常使修补失败。

3）嵌顿性疝原则上需要紧急手术。可先试行手法复位的情况：①嵌顿时间在3~4小时内，局部压痛不明显，无腹膜刺激征。②年老体弱或伴有其他较严重疾病而估计肠祥尚未坏死者。

4. 股疝

（1）临床表现

1）疝块往往不大，常在腹股沟韧带下方卵圆窝处表现为一半球形的突起。由于疝囊颈较小，咳嗽冲击感不明显。平卧回纳内容物后，疝块有时不能完全消失。

2）易复性股疝的症状较轻。部分患者可在久站或咳嗽时感到患处胀痛，并有可复性肿块。

3）股疝如发生嵌顿，除引起局部明显疼痛外，常伴有较明显的急性机械性肠梗阻，严重者甚至可以掩盖股疝的局部症状。

（2）治疗：股疝易嵌顿，应及时手术。手术方法一般用疝囊高位结扎加修补术。修补方法最常用麦克维（McVay）疝修补术。

第六节　阑尾炎

1. 急性阑尾炎

（1）病因：阑尾管腔阻塞，是急性阑尾炎最常见的病因；细菌入侵；阑尾先天畸形。

（2）临床表现

1）症状：①典型表现为转移性右下腹痛，多起于脐周部和上腹部，6~8小时后转移并固定在右下腹部，呈持续性加重。②早期可有恶心、呕吐，但程度较轻；盆位阑尾炎时炎症刺激直肠和膀胱，可引起里急后重感和排尿疼痛等症状；弥漫性腹膜炎时可致麻痹性肠梗阻。③早期有乏力、头痛等；炎症加重时可有口渴、脉速、发热等全身感染中毒症状；阑尾穿孔或门静脉炎时可有畏寒、高热或轻度黄疸。

2）体征：①右下腹麦氏点固定压痛是阑尾炎最主要和典型的体征，是诊断阑尾炎的重要依据。②腹膜刺激征，提示阑尾炎症加重，出现化脓、坏疽或穿孔等病理改变。③扪及右下腹压痛性肿块，应考虑阑尾周围脓肿。④结肠充气试验，右下腹痛者为阳性。⑤腰大肌试验阳性，说明阑尾为盲肠后位，靠近腰大肌前方。⑥闭孔内肌试验阳性，说明阑尾靠近闭孔内肌。⑦直肠指检直肠右前壁有触痛，提示阑尾位于盆腔或炎症已波及盆腔。

（3）并发症

1）急性阑尾炎的并发症：腹腔脓肿，内、外瘘形成，化脓性门静脉炎。

2）阑尾切除术后并发症：出血、切口感染、粘连性肠梗阻、阑尾残株炎、粪瘘。

（4）辅助检查：见表10-6-1。

表10-6-1　急性阑尾炎的辅助检查

检查方式	检查内容
实验室检查	白细胞计数增多、中性粒细胞比例升高。阑尾炎症可刺激输尿管或膀胱，尿中可出现少量红细胞、白细胞，应除外泌尿系结石等病变
影像学检查	①腹部平片可见盲肠扩张和液气平面，偶见钙化的肠石和异物影。②超声可发现肿大的阑尾或脓肿。③CT有助于阑尾周围脓肿的诊断
腹腔镜检查	可直观观察阑尾情况，也能分辨与阑尾炎有相似症状的其他脏器疾病，对明确诊断具有决定性作用。明确诊断后，同时可经腹腔镜做阑尾切除术

（5）治疗：绝大多数急性阑尾炎一旦确诊，应早期手术治疗。

2. 慢性阑尾炎

（1）诊断

1）有典型的急性阑尾炎发作史、阑尾周围炎或阑尾脓肿史，以后同一部位反复疼痛。

2）反复检查证实固定存在和固定位置的阑尾局限性压痛。

3）X线钡灌肠检查见阑尾虽充盈但排空延迟，阑尾不充盈或充盈不规则，阑尾较固定或扭曲，透视下阑尾部位有压痛。

（2）治疗：诊断明确后行阑尾切除术。

3. 特殊类型阑尾炎

（1）新生儿急性阑尾炎：早期表现无特殊性，仅有食欲缺乏、恶心、呕吐、腹泻和脱水等，诊断时应仔细检查右下腹部压痛和腹胀等体征，并应早期手术治疗。

（2）小儿急性阑尾炎

1）临床特点：①病情发展较快且较重，早期即出现高热、呕吐等症状。②右下腹体征不明显、不典型，但有局部压痛和肌紧张，是小儿阑尾炎的重要体征。③穿孔率较高，并发症和死亡率也较高。

2）治疗原则：早期手术，并配合输液、纠正脱水，应用广谱抗生素等。

（3）妊娠期急性阑尾炎：较常见。妊娠中期急性阑尾炎难以诊断，炎症发展易致流产或早产，威胁母子生命安全。治疗以早期阑尾切除术为主。围术期应加用孕酮。手术切口需偏高，操作要轻柔，以减少对子宫的刺激。尽量不用腹腔引流。术后使用广谱抗生素。加强术后护理。

（4）老年人急性阑尾炎：主诉不强烈，体征不典型，临床表现轻而病理改变却很重，体温升高和白细胞计数增多均不明显，容易延误诊断和治疗。老年人常伴发心血管病、糖尿病、肾功能不全等。一旦诊断应及时手术，同时注意处理伴发的内科疾病。

第七节　肠梗阻

1. 分型　见表 10 - 7 - 1。

表 10 - 7 - 1　肠梗阻的分型

依据	分型
梗阻原因	机械性肠梗阻、动力性肠梗阻、血运性肠梗阻
肠壁血供情况	单纯性肠梗阻、绞窄性肠梗阻
梗阻部位	高位肠梗阻、低位肠梗阻
梗阻程度	完全性肠梗阻、不完全性肠梗阻
发病缓急	急性肠梗阻、慢性肠梗阻

2. 临床表现

（1）腹痛：①阵发性绞痛多为单纯性机械性肠梗阻或不完全性肠梗阻。②持续性腹痛伴阵发性加重，为绞窄性肠梗阻的早期特点。

（2）腹胀：高位小肠梗阻不明显，低位小肠梗阻和结肠梗阻时明显。

（3）呕吐：①早期是反射性，晚期是反流性呕吐。②高位小肠梗阻呕吐出现早而频繁，内容物是胃液、胆汁。③低位小肠和结肠的梗阻，呕吐出现晚，呈粪汁样。

（4）肛门停止排气、排便：①梗阻早期或不完全梗阻时，可有少量气和大便排出。②完全性梗阻时，后期完全停止排气、排便。③有肠绞窄时，可有血性液体排出。

（5）体征：①机械性肠梗阻可见肠型、蠕动波，有轻压痛，肠鸣音亢进。②绞窄性有腹膜刺激征，可触及有压痛的肿块等。③麻痹性肠梗阻主要为腹膨隆，肠鸣音减弱或消失。④如肿瘤所致肠梗阻，直肠指检可触及肠内、肠壁或肠外肿块。

3. 辅助检查

（1）实验室检查：①单纯性肠梗阻早期水、电解质变化不明显，随病情发展，有血液浓缩。②绞窄性肠梗阻白细胞计数增多和中性粒细胞比例升高，电解质、酸碱平衡失调。③呕吐物和大便做隐血试验阳性，考虑肠管有血运障碍。

（2）X线检查：常用立位腹部X线平片。肠梗阻发生4~6小时，肠内气体增多，立位腹部X线平片可见多个气液平面；空肠黏膜环状皱襞可显示"鱼肋骨刺"状；结肠显示有结肠袋形。

4. 诊断

（1）是否肠梗阻：根据腹痛、呕吐、腹胀、停止自肛门排气排便和腹部可见肠型或蠕动波，肠鸣音亢进等，一般可作出诊断。

（2）是机械性还是动力性梗阻：机械性肠梗阻具有典型表现，早期腹胀可不显著。麻痹性肠梗阻肠蠕动减弱或消失，腹胀显著，肠鸣音微弱或消失。腹部X线平片和CT检查对鉴别诊断有价值，麻痹性肠梗阻显示大、小肠全部充气扩张；机械性肠梗阻胀气限于梗阻以上的部分肠管。

（3）是单纯性还是绞窄性梗阻：有下列表现者，考虑绞窄性肠梗阻可能。

1）腹痛发作急骤，初始即为持续性剧烈疼痛，或在阵发性加重之间仍有持续性疼痛。有时出现腰背部痛。

2）病情发展迅速，早期出现休克，抗休克治疗后改善不明显。

3）有腹膜炎表现，体温上升、脉率加快、白细胞计数增多。

4）腹胀不对称，腹部有局部隆起或触及有压痛的肿块（孤立胀大的肠襻）。

5）呕吐出现早而频繁，呕吐物、胃肠减压抽出液、肛门排出物为血性。腹腔穿刺抽出血性液体。

6）腹部X线检查见孤立扩大的肠襻。

7）经积极的非手术治疗症状体征无明显改善。

（4）是高位还是低位梗阻

1）高位小肠梗阻呕吐发生早而频繁，腹胀不明显；低位小肠梗阻腹胀明显，呕吐出现晚而次数少，并可吐粪样物；结肠梗阻与低位小肠梗阻的表现相似。

2）X线检查有助于鉴别，低位小肠梗阻，扩张的肠襻在腹中部，呈"阶梯状"排列，结肠梗阻时扩大的肠襻分布在腹部周围，可见结肠袋，胀气的结肠阴影在梗阻部位突然中断，盲肠胀气最显著。

（5）是完全性还是不完全性梗阻：完全性梗阻呕吐频繁，如为低位梗阻则腹胀明显，完全停止排便排气，X线检查见梗阻以上肠襻明显充气扩张，梗阻以下结肠内无气体。不完全性梗阻呕吐与腹胀均较轻，X线所见肠襻充气扩张不明显，结肠内可见气体存在。

（6）引起梗阻的原因：临床上粘连性肠梗阻最为常见，多发生于以往有过腹部手术、损伤或炎症史的患者。嵌顿性或绞窄性腹外疝也是常见的肠梗阻原因。新生儿以肠道先天性畸形为多见，2岁以内的小儿多为肠套叠。蛔虫团所致的肠梗阻常发生于儿童。老年人以肿瘤及粪块堵塞为常见。

5. 治疗　见表10 – 7 – 2。

表 10 – 7 – 2　肠梗阻的治疗

治疗方式	治疗
非手术治疗	禁食、水；胃肠减压；纠正水、电解质紊乱和酸碱平衡失调；防治感染；对症处理
手术治疗	单纯解除梗阻的手术，如粘连松解术、肠切开取出肠石、蛔虫等、肠套叠或肠扭转复位术等；对肠管因肿瘤、炎症性狭窄，或局部肠袢已经失活坏死者，应做肠切除肠吻合术；当梗阻部位切除有困难，为解除梗阻，可分离梗阻部远近端肠管做短路吻合，旷置梗阻部；肠造口或肠外置术适用于肠梗阻部位的病变复杂或患者情况很差，不允许行复杂的手术时

6. 转诊　确诊急性肠梗阻、诊断不明确但高度怀疑绞窄性肠梗阻者，应及时转往上级医院。伴休克者行抗休克治疗病情稳定后紧急转往上级医院。

第八节　溃疡病穿孔

考点直击

【病历摘要】

男，40岁，司机。反复发作上腹痛5年余，突发剧烈腹痛3小时。

患者5年来常感上腹痛，寒冷、情绪波动时加重，有时进食后稍能缓解。3小时前进食并饮少许酒后，突然感到上腹刀割样剧痛，迅速波及全腹，呼吸时加重。家族成员中无类似患者。

查体：体温38℃，脉搏96次/分，呼吸20次/分，血压120/80mmHg。急性病容，侧卧屈膝位，不断呻吟，心、肺未见异常，全腹平坦，未见肠型，全腹压痛、反跳痛，呈板状腹，肝浊音界叩诊不满意，肠鸣音弱。

辅助检查：血红蛋白120g/L，白细胞13×10^9/L，血清K^+ 4.0mmol/L、Na^+ 135mmol/L、Cl^- 105mmol/L。立位腹部X线片示右膈下可见游离气体。

【病例分析】

1. 诊断　①消化性溃疡穿孔。②急性弥漫性腹膜炎。

2. 诊断依据

（1）消化性溃疡穿孔

1）中年男性，慢性病程，餐后突发上腹刀割样剧痛，腹痛很快波及全腹。

2）急性病容，侧卧屈膝位，腹膜刺激征明显，肝浊音界叩诊不满意，肠鸣音弱。

3）立位腹部X线片：右膈下可见游离气体。

（2）急性弥漫性腹膜炎

1）体温 38℃，全腹压痛、反跳痛，呈板状腹，肠鸣音弱。

2）血白细胞计数增多。

3. 鉴别诊断　①急性胰腺炎。②急性胆囊炎。③急性阑尾炎。

4. 进一步检查

（1）必要时行诊断性腹腔穿刺。

（2）腹部 B 超或 CT 检查。

（3）血、尿淀粉酶测定。

5. 治疗原则

（1）禁食、胃肠减压、抗感染、抗休克治疗。

（2）维持水、电解质及酸碱平衡，静脉应用抑酸药。

（3）做好术前准备，适时行穿孔修补术。

（4）术后正规抗溃疡药物治疗。

1. 概述　溃疡穿孔后酸性的胃内容物流入腹腔，引起化学性腹膜炎。腹膜受到刺激产生剧烈腹痛和渗出，逐渐形成化脓性腹膜炎。常见病菌为大肠埃希菌、链球菌。

2. 临床表现

（1）患者突发上腹部"刀割样"剧痛，迅速波及全腹。面色苍白、出冷汗，伴恶心、呕吐。严重时可伴血压下降。

（2）查体见患者表情痛苦，屈曲体位，不敢移动。腹式呼吸减弱或消失，全腹压痛，以穿孔处最重。腹肌紧张呈"板状腹"，反跳痛明显。肠鸣音减弱或消失。叩诊肝浊音界缩小或消失，可闻移动性浊音。

3. 实验室检查　白细胞计数增多，立位 X 线检查膈下可见新月状游离气体影。

4. 治疗　以穿孔缝合术为主要术式，术后仍需正规的抗溃疡药物治疗。彻底性的手术可选择胃大部切除术。

第九节　胆囊炎

1. 急性胆囊炎

（1）病因：急性结石性胆囊炎，初期炎症可能是结石直接损伤受压部位的胆囊黏膜引起，细菌感染在胆汁淤滞时出现，致病菌主要是革兰阴性杆菌，以大肠埃希菌最常见。急性非结石性胆囊炎常在严重创伤、烧伤、腹部非胆道手术后中发生，部分患者伴有动脉粥样硬化。

（2）临床表现

1）典型表现为突发右上腹阵发性绞痛，常在饱餐、进油腻食物后，或夜间发作。疼痛常放射至右肩部、肩胛部和背部，伴恶心、呕吐、食欲缺乏等消化道症状。常有轻度发热，通常无畏寒；明显寒战高热，表示病情加重或已发生并发症。少数患者可出现轻度黄疸。

2）右上腹压痛、反跳痛及肌紧张，Murphy 征阳性。可扪及肿大而有触痛的胆囊。胆囊发生坏疽、穿孔，可出现弥漫性腹膜炎。

（3）辅助检查

1）多数患者白细胞计数增多。血清谷丙转氨酶、碱性磷酸酶、胆红素和淀粉酶可升高。

2）影像学检查首选 B 超，可显示胆囊增大及结石光团，囊壁增厚呈"双边"征。

（4）治疗：见表 10 – 9 – 1。

表 10 – 9 – 1　急性胆囊炎的治疗

治疗方式	具体内容
非手术治疗	包括禁食、输液，纠正水、电解质及酸碱代谢失衡，全身支持疗法；选择合适的抗生素或联合用药。使用维生素 K、解痉镇痛等对症处理
手术治疗	包括胆囊切除术、胆囊造口术等。急症手术适应证：①发病在 48~72 小时内者。②经非手术治疗无效或病情加重者。③有胆囊穿孔、弥漫性腹膜炎、急性化脓性胆管炎、急性坏死性胰腺炎等并发症者

2. 慢性胆囊炎

（1）临床表现：多数患者有胆绞痛病史。患者常在饱餐、进食油腻食物后出现腹胀、腹痛，疼痛程度不一，多在上腹部，可牵涉到右肩背部，畏寒、高热或黄疸少见，可伴恶心、呕吐。腹部检查可无阳性体征，或仅有上腹部轻压痛，Murphy 征或呈阳性。

（2）治疗：确诊后应行胆囊切除术。不能耐受手术者可选择非手术治疗，如应用抗生素等。

第十节　胆石症

1. 胆囊结石

（1）临床表现：见表 10 – 10 – 1。部分胆囊结石患者可终生无症状，称为无症状胆囊结石。

表 10 – 10 – 1　胆囊结石的临床表现

表现	特点
胃肠道症状	进食后，特别是进油腻食物后，出现上腹部或右上腹部隐痛不适、饱胀，伴嗳气、呃逆等
胆绞痛	是典型表现，饱餐、进食油腻食物后，或睡眠时体位改变而发生。疼痛位于上腹部或右上腹部，呈阵发性，可向肩胛部和背部放射，多伴恶心、呕吐
米里齐（Mirizzi）综合征	表现为反复发作的胆囊炎、胆管炎及梗阻性黄疸
胆囊积液	胆囊结石长期嵌顿或阻塞胆囊管但未合并感染时，胆汁中的胆色素被胆囊黏膜吸收，并分泌黏液性物质，而致透明无色胆囊积液，称白胆汁

（2）诊断：典型的绞痛病史是诊断的重要依据，影像学检查可帮助确诊。首选超声检查，显示胆囊内强回声团、随体位改变而移动、其后有声影即可确诊为胆囊结石。

（3）治疗：无症状的胆囊结石，需观察和随诊。腹腔镜胆囊切除是治疗有症状和/或并发症的胆囊结石的首选方法。胆囊切除术适应证：①结石数量多，结石直径 2~3cm 或 3cm 以上。②胆囊壁钙化或瓷性胆囊。③伴有胆囊息肉≥1cm。④胆囊壁增厚（＞3mm）即伴有慢性胆囊炎。

2. 肝外胆管结石

（1）临床表现：见表 10 – 10 – 2。平时可无症状，当结石梗阻胆管并继发感染时，表现为查科（Charcot）三联征，即腹痛、寒战高热和黄疸。

表 10 – 10 – 2　肝外胆管结石的临床表现

表现	特点
腹痛	发生在剑突下或右上腹，多为绞痛，呈阵发性发作，或为持续性疼痛阵发性加剧，可向右肩或背部放射，常伴恶心、呕吐
寒战高热	约2/3患者可出现寒战高热，一般表现为弛张热，体温可高达39~40℃
黄疸	部分梗阻者，黄疸程度较轻；完全梗阻者，黄疸较深；结石嵌顿在奥迪（Oddi）括约肌部位常导致胆管完全梗阻，黄疸呈进行性加深。合并胆管炎时，黄疸逐渐明显，随着炎症的发作及控制，黄疸呈间歇性和波动性。常伴尿色加深，便色变浅，完全梗阻时大便呈陶土样，可出现皮肤瘙痒
压痛	剑突下和右上腹部可有深压痛。可出现不同程度的腹膜刺激征及肝区叩痛。胆囊肿大可被触及，有触痛

（2）辅助检查

1）实验室检查：白细胞计数增多、中性粒细胞比例升高；血清胆红素值及结合胆红素比值升高，血清转氨酶和/或碱性磷酸酶升高；尿中胆红素升高，尿胆原降低或消失；便中尿胆原减少。

2）影像学检查：超声检查为首选，可发现胆管内结石及胆管扩张影像。磁共振胰胆管成像（MRCP）可明确结石的部位、数量、大小，以及胆管梗阻的部位和程度。经内镜逆行胰胆管造影术（ERCP）诊断肝外胆管结石的阳性率高。

（3）治疗：以手术治疗为主。

1）手术原则：①术中尽可能取尽结石。②解除胆道狭窄和梗阻，去除感染病灶。③术后保持胆汁引流通畅，预防胆石再发。

2）手术方式：①胆总管切开取石、T 管引流术。②胆肠吻合术，常用胆总管空肠（鲁氏 Y形）Rouxen – Y 吻合术。③Oddi 括约肌成形术。④经内镜下括约肌切开取石术。

第十一节　胰腺疾病

1. 急性胰腺炎

（1）临床表现

1）腹痛是主要症状，常于饱餐和饮酒后突然发作，程度剧烈，多位于左上腹，向左肩及左腰背部放射。

2）腹胀与腹痛同时存在，早期为反射性，继发感染后由腹膜后的炎症刺激所致。有腹水时可加重腹胀，患者排便、排气停止。

3）早期可出现恶心、呕吐，呕吐常剧烈而频繁，呕吐物为胃十二指肠内容物，偶可呈咖啡色，呕吐后腹痛不缓解。

4）急性水肿性胰腺炎时压痛多只限于上腹部，常无明显肌紧张。重症急性胰腺炎腹部压痛明显，可伴肌紧张和反跳痛，可累及全腹。肠鸣音减弱或消失，腹腔渗液量大者移动性浊音阳性。

5）轻症急性胰腺炎可不发热或轻度发热。合并胆道感染时常伴寒战、高热。胰腺坏死伴感染时，持续性高热为主要症状之一。胆道结石嵌顿或肿大胰头压迫胆总管可出现黄疸。重症胰腺炎可有脉搏细速、血压下降，乃至休克。

6）严重患者胰腺出血可经腹膜后途径渗入皮下，在腰部、季肋部和下腹部皮肤出现大片青紫色瘀斑，称格雷－特纳（Grey Turner）征；若出现在脐周，称卡伦（Cullen）征。

7）血钙降低时，可出现手足抽搐。

（2）辅助检查：见表10－11－1。

表10－11－1　急性胰腺炎的辅助检查

检查项目	内容
血常规	多有白细胞计数增多及中性粒细胞核左移
淀粉酶检查	血清淀粉酶一般在起病后2~12小时开始升高，24小时达高峰，48小时开始下降，持续3~5天。尿淀粉酶在发病后12~14小时开始升高，下降缓慢，持续1~2周
C反应蛋白（CRP）	是反映组织损伤和炎症的非特异性标志物。胰腺坏死时CRP明显升高
生化检查	持久的空腹血糖大于10mmol/L反映胰腺坏死，提示预后不良。低钙血症（<2mmol/L）多见于重症急性胰腺炎，低血钙程度与临床严重程度相平行，若血钙低于1.5mmol/L提示预后不良。
CT扫描	是最具诊断价值的影像学检查。在胰腺弥漫性肿大基础上出现质地不均、液化和蜂窝状低密度区，可诊断为胰腺坏死
超声	可发现胰腺肿大和胰周液体积聚

（3）诊断：①急性、持续性中上腹痛。②血淀粉酶或脂肪酶大于正常值上限3倍。③急性胰腺炎的典型影像学改变。具备以上3项中任意2项可确诊，诊断一般应在患者就诊后48小时内明确。

（4）治疗：见图 10 - 11 - 1。

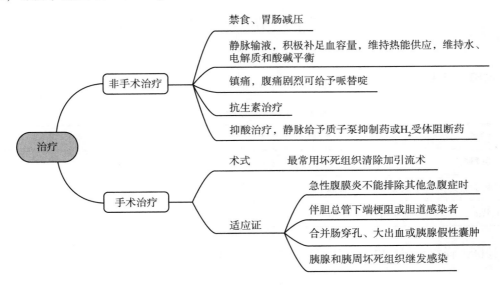

图 10 - 11 - 1　急性胰腺炎的治疗

2. 慢性胰腺炎

（1）病因：长期大量饮酒和吸烟是慢性胰腺炎最常见的危险因素。

（2）临床表现：腹痛最常见。疼痛位于上腹部剑突下或偏左，常放射到腰背部，呈束腰带状。疼痛持续时间较长。可有食欲缺乏和体重下降。部分患者有胰岛素依赖性糖尿病和脂肪泻。通常将腹痛、体重下降、糖尿病和脂肪泻称为慢性胰腺炎的四联症。部分患者可出现黄疸。

（3）治疗：见图 10 - 11 - 2。

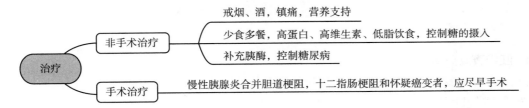

图 10 - 11 - 2　慢性胰腺炎的治疗

3. 胰腺癌

（1）临床表现

1）症状：最常见腹痛、黄疸和消瘦。胰头癌以腹痛、黄疸和上腹胀不适为主，胰体尾癌则以腹痛、上腹胀不适和腰背痛为多见。

2）体征：早期无明显体征，典型者可见消瘦、上腹压痛和黄疸。可扪及无压痛肿大胆囊，称库瓦西耶（Courvoisier）征。晚期肿块多位于上腹部，呈结节状或硬块，一般较深，不活动。晚期患者可有腹水、锁骨上淋巴结肿大，或直肠指检触及盆腔转移结节。

（2）治疗：手术切除是胰头癌有效的治疗方法。常用胰头十二指肠切除术。

（3）转诊：对可疑病例应及时转专科医院进一步诊治。

第十二节　急腹症

1. 病因　见表 10 – 12 – 1。

表 10 – 12 – 1　急腹症的病因

类型	常见病变
空腔脏器病变	穿孔、梗阻等
实质脏器病变	破裂出血、炎症感染等
血管病变	腹主动脉瘤破裂、肠扭转等

2. 诊断　详细询问病史、认真细致的查体、合理的逻辑推断和分析对急腹症的诊断是不可替代的。

3. 治疗原则

（1）尽快明确诊断，针对病因采取相应措施。如暂时不能明确诊断，应维持重要脏器功能，严密观察病情变化，采取进一步的措施明确诊断。

（2）诊断尚未明确时，禁用强效镇痛药，以免掩盖病情发展，延误诊断。

（3）如诊断不能明确，需行急诊手术探查的情况：①脏器有血运障碍，如肠坏死。②腹膜炎不能局限有扩散倾向。③腹腔有活动性出血。④非手术治疗病情无改善或恶化。

（4）手术原则是保住患者性命放在首位，其次是根治疾病。

第十三节　肛门直肠疾病

1. 肛管直肠脱垂

（1）诊断：多自幼年开始出现。初起脱出部分自行还纳，继续发展则直肠脱出、嵌顿，需急诊处理。嘱患者下蹲后用力屏气做排便动作，使直肠脱出。部分脱垂可见圆形、粉红色、表面光滑的肿物，黏膜皱襞呈不规则的圆环形。若为完全性直肠脱垂，表面黏膜有同心环皱襞。

（2）治疗：见表 10 – 13 – 1。

表 10 – 13 – 1　肛管直肠脱垂的治疗

治疗方式	措施
非手术治疗	饮食清淡、忌暴饮暴食；纠正便秘或腹泻；养成良好排便习惯，避免久蹲；服用补中益气中药；脱出的直肠，应立即还纳，用丁字带加压固定
注射疗法	直肠黏膜下注射法、直肠周围注射法
手术治疗	直肠悬吊。术后平卧两周，半年内不能负重

2. 肛窦炎、肛乳头炎

（1）诊断：肛门疼痛，可放射至臀部及大腿后侧，伴有里急后重，肛门部潮湿，有分泌物，偶带血。肛门皮肤湿润，可见渗出液。肛门指诊，触痛，可触到变硬、增大的肛乳头。

（2）治疗：见表 10 - 13 - 2。

表 10 - 13 - 2　肛窦炎、肛乳头炎的治疗

治疗方式	措施
非手术治疗	①温盐水灌肠。②用 10% 蛋白银溶液或 5% 硝酸银溶液涂擦肛窦底部。③热敷或热水坐浴。④便秘者服用缓泻剂。外用药，如痔疮膏、化痔栓等
手术治疗	局部麻醉后用肛门镜显露肛管，持肛窦钩，拉起肛窦，钳夹肥大的乳头，切开肛窦，结扎肛乳头。对病程久、常伴有肛门梳硬结者，需做硬结切开术

3. 肛裂

（1）诊断：排便时肛门有间歇期疼痛。出血为鲜红色。常有肛裂三联征，包括齿状线上肛乳头肥大、前哨痔及肛裂。

（2）处理：见图 10 - 13 - 1。

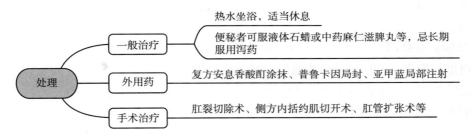

图 10 - 13 - 1　肛裂的处理

4. 痔

（1）内痔分度：见图 10 - 13 - 2。

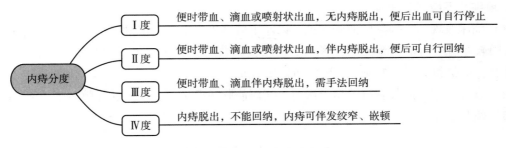

图 10 - 13 - 2　内痔分度

（2）诊断：见表 10 - 13 - 3。

表 10 - 13 - 3　痔的诊断

类型	诊断要点
内痔	主要为出血和脱出，常见无痛性、间歇性便后出鲜血
外痔	主要为肛门不适、潮湿不洁、瘙痒，如血栓形成及皮下血肿则有剧痛，称为血栓性外痔
混合痔	内痔、外痔症状同时存在，Ⅲ度以上的内痔多为混合痔。混合痔逐渐加重，呈环状脱出肛门外，称环状痔
嵌顿性痔或绞窄性痔	脱出痔块被痉挛的括约肌嵌顿，以致水肿、淤血甚至坏死

（3）治疗：无症状的痔无须治疗，有症状的痔重在减轻、消除症状，以保守治疗为主。可用注射疗法、胶圈套扎疗法、痔切除术、血栓外痔剥离术等。

5. 肛门直肠周围脓肿

（1）诊断：肛提肌下方脓肿，位置较浅，疼痛出现早且程度明显；肛提肌上方脓肿位置深，疼痛轻，出现晚。周身不适、头晕、乏力、发热、寒战、食欲缺乏等。白细胞计数增多、中性粒细胞比例升高。直肠腔内 B 超有助于确诊。

（2）治疗：联合应用抗生素、温水坐浴、局部理疗、口服缓泻剂等；手术切开引流。

6. 肛瘘

（1）诊断：在肛门周围发现单个或多个外瘘口，并不断有少量脓性、血性、黏液性分泌物排出，有时肛门部潮湿、瘙痒或形成溃疡。瘘管位置低者，自外口向肛门方向可触及索条样瘘管。瘘管造影发现有窦道存在即可作出诊断。

（2）治疗：肛瘘不能自愈，必须手术治疗。

第十四节　周围血管疾病

1. 单纯性下肢静脉曲张

（1）临床表现：大隐静脉曲张多见，以左下肢多见。下肢浅静脉扩张、伸长、迂曲。交通静脉瓣膜破坏后可出现踝部轻度肿胀和足靴区皮肤营养性变化，包括皮肤萎缩、脱屑、瘙痒、色素沉着、皮肤和皮下组织硬结、湿疹和溃疡形成。

（2）查体：①大隐静脉瓣膜功能试验。②深静脉通畅试验。③交通静脉瓣膜功能试验。

（3）治疗：见表 10 - 14 - 1。

表 10 - 14 - 1　单纯性下肢静脉曲张的治疗

治疗方式	内容
非手术疗法	包括患肢穿弹力袜或弹力绷带，避免久站、久坐，间歇抬高患肢，仅能改善症状。适应证：①病变局限，症状轻微又不愿手术者。②妊娠期发病者。③症状虽然明显，但手术耐受力极差者

续表

治疗方式	内容
硬化剂注射和压迫疗法	适用于少量、局限的病变，或作为手术的辅助疗法，处理残留的曲张静脉
手术疗法	是根本的治疗方法。凡有症状且无禁忌证者都应手术治疗，包括大隐或小隐静脉高位结扎及主干与曲张静脉剥脱术。已确定交通静脉功能不全的，可选择筋膜外、筋膜下或借助内镜做交通静脉结扎术

2. 下肢深静脉血栓形成

（1）病因：静脉损伤、血流缓慢和血液高凝状态是造成深静脉血栓形成的三大因素。

（2）临床表现：①患肢肿胀，组织张力高，呈非凹陷性水肿，皮肤泛红，皮温较对侧高，肿胀严重时，皮肤可出现水泡。②患肢局部可产生持续性疼痛，下肢静脉回流受阻，患肢胀痛。压痛主要局限在静脉血栓产生炎症反应的部位。急性期可导致低热。③股青肿，表现为患肢剧烈疼痛，皮肤发亮，伴有水泡或血泡，皮色呈青紫色，皮温低，足背动脉、胫后动脉不能触及搏动。常伴高热，精神萎靡，甚至休克。

（3）辅助检查：超声多普勒检查（首选）、下肢静脉顺行造影。

（4）治疗：见表 10 - 14 - 2。

表 10 - 14 - 2　下肢深静脉血栓形成的治疗

治疗方式	内容
一般处理	卧床休息，抬高患肢，适当使用利尿药。当全身症状和局部压痛缓解后，可进行轻便活动。起床活动时，应穿弹力袜或用弹力绷带
溶栓疗法	病程不超过 72 小时者，给予溶栓治疗。常用药物为尿激酶
抗凝疗法	抗凝剂有肝素和香豆素衍化物
祛聚疗法	祛聚药物包括右旋糖酐、阿司匹林、双嘧达莫和丹参等
手术疗法	多用于髂 - 股静脉血栓形成而病期不超过 48 小时者

3. 血栓闭塞性脉管炎

（1）临床表现：见表 10 - 14 - 3。

表 10 - 14 - 3　血栓闭塞性脉管炎的临床表现

分期	临床表现
局部缺血期	患肢麻木、发凉、怕冷，轻度间歇跛行，患肢苍白，温度低。足背或胫后动脉搏动减弱，可伴游走性浅静脉炎
营养障碍期	症状加重，间歇跛行距离缩短，患肢持续性静息痛，夜间尤甚，影响睡眠。患肢更为苍白或潮红、紫斑，皮肤干燥，不出汗，趾甲变形，小腿肌萎缩，足背、胫后动脉搏动消失
组织坏死期	趾端或足部发黑、干枯，形成干性坏疽。若继发感染可转为湿性坏疽，出现高热等全身症状。患肢疼痛难忍，患者常抱足而坐，或昼夜下垂肢体以减轻疼痛，因而肢体明显肿胀

（2）治疗：①戒烟，防寒保暖，不应使用热疗，适度锻炼。②药物治疗，可用四妙勇安汤或阳和汤加减、血管扩张药、低分子右旋糖酐、镇痛药。③局部缺血、营养障碍期患者行腰交感神经切除术、大网膜移植术或动静脉转流术，组织坏死期患者做截肢（趾）术。

（3）转诊：治疗后病情无好转或加重，或已至组织坏死期者，应转院治疗。

第十五节　创伤

1. 多发性创伤

（1）概述：多发性创伤指同一致病因子同时或相继造成两个或两个以上部位的损伤。

（2）治疗原则：先治疗，后诊断；边治疗，边诊断。先处理危及生命的损伤。

2. 软组织损伤

（1）概述：软组织专指体表的软组织，不包括体腔内的脏器。软组织损伤往往合并有骨折或内脏损伤。

（2）分类：见图 10 – 15 – 1。

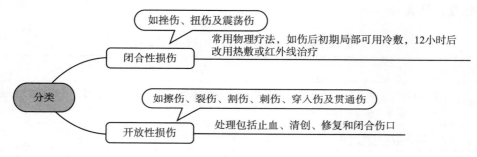

图 10 – 15 – 1　软组织损伤的分类

（3）转诊：①有脱位、骨折或内脏伤可能的闭合伤需转诊。②复杂的开放伤需转诊。

第十六节　烧伤

1. 烧伤面积的估算

（1）九分法：见表 10 – 16 – 1。

表 10 – 16 – 1　烧伤面积九分法

部位		占成人体表面积/%	占儿童体表面积/%
头颈	发部	3	
	面部	3	9
	颈部	3	9 +（12 – 年龄）

续表

部位		占成人体表面积/%		占儿童体表面积/%
双上肢	双上臂	7	9×2	
	双前臂	6		
	双手	5		
躯干	躯干前	13	9×3	
	躯干后	13		
	会阴	1		
双下肢	双臀	男5；女6	9×5+1	9×5+1-（12-年龄）
	双大腿	21		
	双小腿	13		
	双足	男7；女6		

（2）手掌法：不论性别、年龄，患者并指的掌面约占体表面积1%。

2. 烧伤深度的识别 ①Ⅰ度：伤及表皮浅层，生发层健在，再生能力强。表面红斑状，干燥，烧灼感，3~7天脱屑痊愈，短期内有色素沉着。②浅Ⅱ度：伤及表皮的生发层、真皮乳头层。局部红肿明显，有水疱形成，内含淡黄色澄清液体；水疱皮如剥脱，创面红润、潮湿、疼痛明显。如不感染，1~2周内愈合，一般不留瘢痕，多有色素沉着。③深Ⅱ度：伤及皮肤的真皮层，有大小不等的水疱，去疱皮后，创面微湿，红白相间，痛觉较迟钝。如不感染，可融合修复，需时3~4周。常有瘢痕增生。④Ⅲ度：全皮层烧伤甚至达到皮下、肌肉或骨骼。创面无水疱，呈蜡白或焦黄色甚至炭化，痛觉消失，局部温度低，皮层凝固性坏死后形成焦痂，触之如皮革，痂下可显树枝状栓塞的血管。

3. 烧伤严重性分度 见图10-16-1。

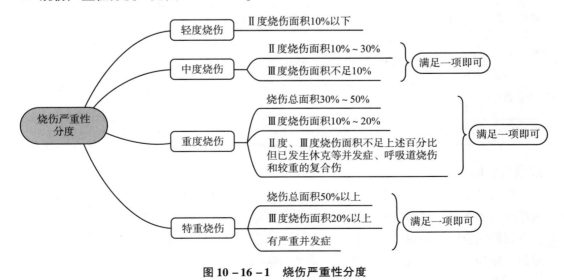

图10-16-1 烧伤严重性分度

4. 治疗原则

（1）现场急救：①迅速脱离热源，减轻烧伤程度。②保护受伤部位，避免用有色药物涂抹。③维护呼吸道通畅，必要时及时气管插管，给予氧气。④大面积严重烧伤早期应避免长途转送。⑤安慰和鼓励受伤者，疼痛剧烈者可酌情使用哌替啶等。⑥注意有无复合伤。

（2）入院后初期处理：Ⅰ度烧伤创面一般只需保持清洁和防止再损伤；Ⅱ度以上烧伤需做创面清创术。已并发休克者须先休克治疗；为缓解疼痛，清创前可注射镇痛镇静药。

（3）补液疗法：伤后第一个 24 小时，每 1% 烧伤面积（Ⅱ度、Ⅲ度）每千克体重应补充电解质液 1ml 和胶体液 0.5ml（电解质与胶体比例为 2∶1），另加基础水分 2000ml。伤后 8 小时内输入一半，后 16 小时输入另一半。广泛深度烧伤者与儿童烧伤者电解质与胶体比例可改为 1∶1。

第十七节　尿路结石

1. 肾结石

（1）临床表现

1）疼痛常位于脊肋角、腰部和腹部，多呈阵发性，可呈持续性钝痛或刀割样绞痛，向下腹部及会阴部放射，伴恶心、呕吐。脊肋角叩击痛。

2）血尿，尿中排砂石；合并感染时有脓尿。

3）结石梗阻可引起肾积水，出现腹部或腰部肿块。

4）孤立肾或双肾结石因梗阻而引起无尿。

（2）治疗：见表 10 - 17 - 1。

表 10 - 17 - 1　肾结石的治疗

方法	内容
解痉镇痛	口服非甾体抗炎药。疼痛重者可用哌替啶、异丙嗪、吗啡
排石治疗	大量饮水，口服排石药物，体位排石。适应证：①结石 <0.6cm，光滑。②无肾盂、输尿管连接部及输尿管狭窄，无尿路梗阻、无感染。③纯尿酸结石及胱氨酸结石
体外冲击波碎石	是上尿路结石最常用的治疗方法。适合于肾功能良好且肾盏出口、肾盂输尿管连接部及输尿管无狭窄患者
手术治疗	包括肾盂切开取石术、肾实质切开取石术、肾部分切除术及输尿管切开取石术

2. 输尿管结石

（1）临床表现：①疼痛剧烈、阵发性发作，位于腰部或上腹部，沿输尿管放射至同侧腹股沟，可累及同侧睾丸或阴唇。腹部平软，无明显压痛及反跳痛，肾区叩击痛明显。②多为镜下血尿。③尿路完全性梗阻时可出现恶心、呕吐。结石伴感染或输尿管膀胱壁段结石时，可有尿频、尿急、尿痛。④可出现寒战、发热、腰痛等症状。

（2）治疗：同肾结石。

第十八节　前列腺疾病

1. 前列腺炎

（1）临床表现：见表 10 - 18 - 1。

表 10 - 18 - 1　前列腺炎的临床表现

分类	临床表现
急性细菌性前列腺炎	发病突然，寒战、高热、尿频、尿急、尿痛。会阴部坠胀痛。可发生排尿困难或急性尿潴留。常伴发急性膀胱炎
慢性细菌性前列腺炎	膀胱刺激症状，排尿时尿道不适或灼热。尿道口"滴白"。合并精囊炎时，可有血精。会阴部、下腹部隐痛不适，有时有腰骶部、腹股沟区等酸胀感。性功能减退。出现头晕、乏力、失眠，甚至焦虑，抑郁症状
慢性非细菌性前列腺炎	类似慢性细菌性前列腺炎，但无反复尿路感染。盆腔、会阴部疼痛明显。直肠指检前列腺稍饱满，质软，轻度压痛

（2）治疗

1）急性期需卧床休息、热水坐浴、理疗，避免长时间骑、坐车等。

2）应用抗菌药物，输液或大量饮水，使用镇痛、解痉、退热等药物。急性尿潴留可采用耻骨上膀胱穿刺造瘘。

2. 前列腺增生

（1）临床表现：①膀胱刺激症状，如尿急、尿频、夜尿及急迫性尿失禁。②排尿踌躇、费力、时间延长、尿线变细、尿流无力、间断性排尿、终末余沥、尿潴留及充溢性尿失禁。

（2）治疗

1）未引起梗阻者一般无须处理。

2）梗阻较轻或不能耐受手术者可采用 α 受体阻断药、5α 还原酶抑制药或姑息性手术治疗。

3）膀胱残余尿量超过 50ml 或既往出现过急性尿潴留、全身状况能耐受手术者，应争取早日手术治疗，包括经尿道前列腺电切除术（TURP）、耻骨上经膀胱或耻骨后前列腺切除术。

第十九节　骨折与脱位

考点直击

【病历摘要】

女，70 岁。跌倒后右腕部疼痛，活动障碍 3 小时。

患者 3 小时前走路时不慎跌倒，右手掌着地，伤后即感右腕部疼痛，活动受限，急诊来院，病程中无昏迷、呼吸困难，无心悸、气促。既往体健，无高血压、心脏病病史，无手术、外伤史及药物过敏史、无遗传性疾病家族史。

查体：体温 37℃，脉搏 80 次/分，呼吸 20 次/分，血压 135/70mmHg。急性痛苦病容，双肺未闻及干、湿啰音，心界不大，心率 80 次/分，心律整齐，未闻及杂音，腹平软，无压痛，肝、脾肋下未触及，移动性浊音（−）。

骨科专科检查：右腕部肿胀，呈"枪刺"畸形，右桡骨远端、尺骨茎突压痛（+）。

右腕部正位 X 线片：右桡骨远端、尺骨茎突骨皮质连续性中断。

【病例分析】

1. 诊断　①右桡骨远端骨折（Colles 骨折）。②右尺骨茎突骨折。

2. 诊断依据

（1）右桡骨远端骨折（Colles 骨折）

1）老年女性，跌倒外伤史。

2）右腕部肿胀，活动受限，呈"枪刺"畸形，右桡骨远端压痛（+）。

3）右腕部正位 X 线片示右桡骨远端骨皮质连续性中断。

（2）右尺骨茎突骨折

1）老年女性，跌倒外伤史。

2）右腕部肿胀，活动受限，右尺骨茎突压痛（+）。

3）右腕部正位 X 线片示尺骨茎突骨皮质连续性中断。

3. 鉴别诊断　①右腕部软组织挫伤。②右腕骨骨折。

4. 进一步检查　①右腕部侧位 X 线检查。②心电图。

5. 治疗原则　①在局部麻醉或臂丛麻醉下手法复位。②复位后复查 X 线，石膏托或小夹板外固定。③康复治疗。

1. 常见骨折

（1）锁骨骨折

1）诊断：外伤后局部有肿胀、畸形、瘀斑和疼痛。患肩下沉，患者常用健侧手托患肢肘部，头部向患侧偏斜。触诊可摸到移位的骨折端，有局限性压痛和骨擦感。如暴力作用强大可合并神经、血管损伤。上胸部正位 X 线检查不可缺少。

2）治疗：儿童青枝骨折及成人无移位骨折可不做特殊治疗，仅用三角巾悬吊患肢3~6周即可开始活动。多数中段骨折可采用手法复位，横"8"字绷带固定。切开复位内固定指征：①患者不能忍受"8"字绷带固定的痛苦。②复位后再移位，影响外观。③合并神经、血管损伤。④开放性骨折。⑤陈旧骨折不愈合。⑥锁骨外端骨折，合并喙锁韧带断裂。

（2）肱骨近端骨折

1）根据肱骨四个解剖部位（肱骨头、大结节、小结节和肱骨干）及相互之间的移位程度（以移位大于1cm或成角畸形大于45°为移位标准），可分为一部分骨折、两部分骨折、三部分骨折、四部分骨折。

2）对于无移位的肱骨近端骨折，以及有轻度移位的两部分骨折，功能要求不高者，可用上肢三角巾悬吊3~4周，复查X线片示有骨折愈合迹象后，行肩部功能锻炼。

3）多数移位的肱骨近端骨折的特点是两部分以上的骨折，应及时行切开复位钢板内固定。三部分、四部分骨折也可行切开复位钢板内固定，但对特别复杂的老年人四部分骨折，可选择人工肱骨头置换术。

（3）肱骨干骨折

1）诊断：受伤后，上臂出现疼痛、肿胀、畸形，皮下瘀斑，上肢活动障碍。可发现假关节活动，骨擦感，骨传导音减弱或消失。X线片可确定骨折的类型、移位方向。肱骨干中下1/3段骨折易发生桡神经损伤，表现为垂腕、各手指掌指关节不能背伸、拇指不能伸、前臂旋后障碍，手背桡侧皮肤感觉减退或消失。

2）治疗：可选择手法复位外固定、切开复位内固定。

（4）肱骨髁上骨折

1）分型：见表10-19-1。

表10-19-1　肱骨髁上骨折的分型

类型	诊断要点
伸直型	患者有手着地受伤史，肘部出现疼痛、肿胀、皮下瘀斑，肘部向后突出并处于半屈位，局部明显压痛，有骨擦音及异常活动，肘前方可扪及骨折断端，肘后三角关系正常。通常近折端向前下移位，远折端向上移位
屈曲型	伤后局部肿胀、疼痛，肘后凸起，皮下瘀斑。肘上方压痛，后方可扪及骨折端。X线片可见近折端向后下移位，远折端向前移位，骨折线呈由前上斜向后下的斜形骨折

2）治疗：手法复位外固定适用于受伤时间短，局部肿胀轻，没有血循环障碍者。复位后用后侧石膏托在屈肘位固定4~5周。手术治疗适用于手法复位失败；小的开放伤口，污染不重；有神经血管损伤。

（5）前臂双骨折：伤后前臂出现疼痛、肿胀、畸形及功能障碍。可有骨擦音及假关节活动，骨传导音减弱或消失。

1）孟氏（Monteggia）骨折：指尺骨上1/3骨干骨折可合并桡骨小头脱位。

2）盖氏（Galeazzi）骨折：指桡骨干下1/3骨折合并尺骨小头脱位。

（6）桡骨远端骨折

1）分型：见表10-19-2。

表 10 - 19 - 2　桡骨远端骨折的分型

类型	诊断要点
伸直型骨折 （Colles 骨折）	腕关节背伸位、手掌着地、前臂旋前时受伤，伤后局部疼痛、肿胀，侧面看呈"银叉样"畸形，正面看呈"枪刺样"畸形。局部压痛明显，腕关节活动障碍。X 线片见骨折远端向桡、背侧移位，近端向掌侧移位
屈曲型骨折 （Smith 骨折）	腕关节屈曲、手背着地受伤，或腕背部受到直接暴力打击。伤后腕部下垂，局部肿胀，腕背侧皮下瘀斑，腕部活动受限。局部明显压痛。X 线片见近折端向背侧移位，远折端向掌侧、桡侧移位

2）治疗：以手法复位外固定为主，部分需要手术。

（7）股骨颈骨折

1）诊断：中老年人有摔倒受伤史，伤后感髋部疼痛，下肢活动受限，多数不能站立和行走。患肢外旋畸形，一般为 45°~60°。髋部肿胀及瘀斑，有压痛、下肢轴向叩击痛。患肢缩短，患侧 Bryant 三角底边较健侧缩短；股骨大转子上移在 Nélaton 线以上。

2）治疗：全身情况允许者尽早尽快手术治疗。24 小时内不能完成手术者给予皮牵引或胫骨结节牵引。全身状况尚好，Garden Ⅲ、Ⅳ型股骨颈骨折的老年患者，选择全髋关节置换术；全身状况差、并发症多、预期寿命短者，选择半髋关节置换术。

（8）股骨转子间骨折：伤后转子区出现疼痛、肿胀、瘀斑，下肢不能活动。转子间压痛，下肢外旋畸形明显，可达 90°，有轴向叩击痛。下肢短缩。有手术禁忌证者，采用胫骨结节或股骨髁上外展位骨牵引，10~12 周后逐渐扶拐下地活动。

（9）股骨干骨折

1）分类：见表 10 - 19 - 3。

表 10 - 19 - 3　股骨干骨折的分类

类型	特点
股骨干上 1/3 骨折	由于髂腰肌、臀中肌、臀小肌和外旋肌牵拉，近折端向前、外及外旋方向移位；由于内收肌牵拉，远折端向内、后方向移位；由于股四头肌、阔筋膜张肌及内收肌的作用而向近端移位
股骨干中 1/3 骨折	由于内收肌群牵拉，骨折向外成角
股骨干下 1/3 骨折	由于腓肠肌牵拉及肢体重力作用，远折端向后方移位，由于股前、外、内肌牵拉的合力，近折端向前移位，断端重叠，形成短缩畸形

2）治疗：3 岁以下儿童采用垂直悬吊皮肤牵引。成人和 3 岁以上儿童的股骨干骨折多采用手术内固定治疗。有手术禁忌证的，可行持续牵引 8~10 周。

（10）胫腓骨骨折

1）胫骨干横切面呈三棱形，在中下 1/3 交界处变成四边形，二者移行交界处是骨折好发部位。胫骨下 1/3 几乎无肌肉附着，血供少，易发生骨折延迟愈合或不愈合。

2）无移位的胫腓骨干骨折采用石膏固定。有移位的横形或短斜形骨折采用手法复位石膏固定。

（11）踝部骨折：踝部肿胀明显，瘀斑，内翻或外翻畸形，活动障碍。骨折处可扪及局限性压痛。先手法复位外固定，失败后则采用切开复位内固定。

（12）脊柱骨折与脊髓损伤

1）诊断：有高空坠落，重物撞击腰背部等严重外伤病史。胸腰椎损伤主要为局部疼痛，站立及翻身困难。常出现腹痛、腹胀等腹膜后神经刺激症状。胸腰段脊柱骨折常可摸到后凸畸形。伴脊髓或马尾神经损伤者可出现双下肢运动、感觉、括约肌功能障碍。<u>首选 X 线检查</u>。

2）急救搬运：正确方法是用担架、木板或门板运送，伤员双下肢伸直，担架放在伤员一侧，搬运人员用手将伤员平托至担架上；或采用滚动法，使伤员保持平直状态，成一整体滚动至担架上。

（13）骨盆骨折：除骨盆边缘撕脱骨折和骶尾骨骨折外，都有强大外伤史。因有严重多发伤，常见有血压低、休克等。骨盆分离和挤压试验阳性；肢体长度不对称；会阴部瘀斑是耻骨和坐骨骨折的特有体征。X 线检查可显示骨折类型及骨折块移位情况。条件允许，应常规做 CT 检查。

2. 常见关节脱位

（1）肩关节脱位

1）诊断：有上肢外展外旋或后伸手掌着地外伤病史。患肩疼痛，肿胀，不敢活动，患者以健手托住患侧前臂，头部向患侧倾斜。<u>方肩畸形</u>，肩胛盂处有空虚感，有弹性固定。杜加斯（Dugas）征阳性，即将病侧肘部紧贴胸壁时，手掌搭不到健侧肩部，或手掌搭在健侧肩部时，肘部无法贴近胸壁。

2）治疗：<u>首选手法复位加外固定治疗</u>，一般采用局部浸润麻醉，用 Hippocrates 法复位。

（2）桡骨头半脱位：多见于 5 岁以下儿童，有腕、手被向上牵拉史。儿童肘部疼痛，活动受限，前臂处于半屈位及旋前位。肘部外侧压痛。X 线检查常不能发现桡骨头脱位。不用麻醉即可进行手法复位。有轻微的弹响声，肘关节旋转、屈伸活动正常提示复位成功。复位后不必固定。

（3）髋关节脱位：见表 10 – 19 – 4。

表 10 – 19 – 4　髋关节脱位

分类	诊断要点	治疗
后脱位	有明显外伤史，疼痛明显，髋关节不能主动活动。患肢短缩，髋关节呈屈曲、内收、内旋畸形。可在臀部摸到脱出的股骨头，大转子上移明显。可合并坐骨神经损伤	须在全身麻醉或椎管内麻醉下行手法复位。复位宜早，最初 24~48 小时是复位的黄金时期，应尽可能在 24 小时内复位完毕。常用 Allis 法复位，即提拉法
前脱位	有强大暴力所致外伤史。患肢呈外展、外旋和屈曲畸形。腹股沟处肿胀，可摸到股骨头	在全身麻醉或椎管内麻醉下手法复位
中心脱位	多为高能量损伤，可有出血性休克。髋部肿胀、疼痛、活动障碍；大腿上段外侧方常有大血肿。常合并腹部内脏损伤	应及时处理低血容量性休克及腹部内脏损伤

第二十节 踝部扭伤

1. 诊断 伤后出现疼痛、肿胀、皮下瘀斑，活动踝关节疼痛加重。伤处有局限性压痛点，踝关节跖屈位加压，使足内翻或外翻时疼痛加重，应诊断为踝部韧带损伤。加压下极度内翻位行踝关节正位 X 线摄片，可发现外侧关节间隙显著增宽，或在侧位片上发现距骨向前半脱位，多为外侧副韧带完全损伤。

2. 治疗 急性损伤应立即冷敷，48 小时后可局部理疗。韧带部分损伤或松弛者，在踝关节背屈 90°位，极度内翻位（内侧副韧带损伤时）或外翻位（外侧副韧带损伤时）石膏固定，或用宽胶布，绷带固定 2~3 周。韧带完全断裂合并踝关节不稳定者，或有小的撕脱骨折片者，可采用石膏固定 4~6 周。若有骨折片进入关节，可切开复位、固定骨折片或直接修复断裂的韧带。

第二十一节 骨关节疾病

1. 颈椎病

（1）临床表现：见表 10 - 21 - 1。

表 10 - 21 - 1 颈椎病的临床表现

分类	临床表现
神经根型	多见颈肩痛，短期内加重，向上肢放射。皮肤可有麻木、过敏等感觉异常。上肢肌力下降，手指动作不灵活。患侧颈部肌痉挛，头喜偏向患侧，肩部上耸。局部有压痛。患肢上举、外展和后伸有不同程度受限。上肢牵拉试验阳性，压头试验阳性
脊髓型	上肢或下肢麻木无力、僵硬，双足踩棉花感，束带感，双手精细动作障碍。后期可有大小便功能障碍。感觉障碍平面，肌力减退，四肢腱反射活跃或亢进，而浅反射减弱或消失。霍夫曼（Hoffmann）征、巴宾斯基征等病理征可呈阳性
交感型	①交感神经兴奋症状，如头痛、头晕；视力下降；心搏加速、心律不齐、心前区痛和血压升高；出汗异常以及耳鸣、听力下降、发音障碍等。②交感神经抑制症状，头晕，视物模糊、流泪、鼻塞、心动过缓、血压下降等
椎动脉型	①头晕、恶心、耳鸣、偏头痛等，或转动颈椎时突发眩晕而猝倒。②心悸、心律失常、胃肠功能减退等

（2）治疗：见图 10 - 21 - 1。

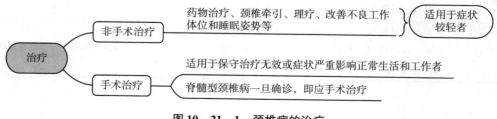

图 10 - 21 - 1 颈椎病的治疗

2. 腰椎间盘突出症

（1）临床表现：见表10-21-2。

表10-21-2　腰椎间盘突出症的临床表现

表现	内容
腰痛	绝大部分患者有腰痛
坐骨神经痛	多为逐渐发生，呈放射性，由臀部、大腿后外侧、小腿外侧至足跟部或足背。部分患者行走时取前倾位，卧床时取弯腰侧卧髋屈膝位
马尾综合征	中央型腰椎间盘突出可压迫马尾神经，出现大小便障碍，鞍区感觉异常
腰椎侧凸	是一种为减轻疼痛的姿势性代偿畸形，具有辅助诊断价值
腰部活动受限	几乎所有患者均出现，以前屈受限最明显
压痛及骶棘肌痉挛	多数患者在病变间隙的棘突间有压痛，按压椎旁1cm处有沿坐骨神经的放射痛。约1/3患者有腰部骶棘肌痉挛，使腰部固定于强迫体位
直腿抬高试验及加强试验	患者仰卧，伸膝，被动抬高患肢，抬高在60°以内即可出现坐骨神经痛，称直腿抬高试验阳性。缓慢降低患肢高度，待放射痛消失，再被动背屈踝关节以牵拉坐骨神经，又出现放射痛，称加强试验阳性
神经系统表现	①腰5神经根受累者，小腿外侧和足背痛、触觉减退；骶1神经根受压时，外踝附近及足外侧痛、触觉减退。②腰5神经根受累，足踇趾背伸肌力下降；骶1神经根受累，足跖屈肌力减弱。③踝反射减弱或消失表示骶1神经根受累；骶3至骶5马神经受压，肛门括约肌张力下降及肛门反射减弱或消失

（2）影像学检查：X线平片常作为常规检查，一般拍摄腰椎正、侧位片。

（3）治疗：见表10-21-3。

表10-21-3　腰椎间盘突出症的治疗

治疗方式	内容
非手术治疗	卧床休息，一般严格卧床三周，带腰围逐步下地活动；非甾体抗炎药物；牵引疗法，骨盆牵引最常用；理疗
手术治疗	包括传统开放手术、显微外科腰椎间盘摘除术、微创椎间盘切除术、人工椎间盘置换术。适应证：①腰腿痛症状严重，反复发作，经半年以上非手术治疗无效，且病情逐渐加重，影响工作和生活者。②中央型突出有马尾神经综合征、括约肌功能障碍者，应按急诊进行手术。③有明显的神经受累表现者

3. 骨关节炎

（1）诊断

1）骨关节炎好发于膝关节、髋关节、腰椎、颈椎、手远端指间关节、第一腕掌关节、第一跖趾关节等部位。一般起病隐匿，进展缓慢。疼痛是主要症状，多于活动后发生，休息可缓解。晨僵一般不超过30分钟。关节肿胀，可伴局部温度升高，严重者可发生关节畸形和半脱位。受累关节局部可有压痛，活动时出现弹响，以膝关节多见。活动受限。

2）典型X线表现为受累关节间隙狭窄，边缘骨赘形成，软骨下骨质硬化、囊性变，关节半脱位及关节游离体等。

（2）治疗：见表10-21-4。

表 10 - 21 - 4　骨关节炎的治疗

治疗方式	措施
非药物治疗	减少不合理的运动，减少受累关节负重，物理治疗
药物治疗	局部或全身应用非甾体抗炎药；关节腔注射透明质酸钠等
手术治疗	主要有游离体摘除术、关节镜下关节清理术、截骨术、关节融合术和关节成形术等；晚期可行人工关节置换术

4. 骨肿瘤

（1）临床表现：见表10-21-5。

表 10 - 21 - 5　骨肿瘤的临床表现

临床表现	内容
疼痛与压痛	良性肿瘤多无疼痛；恶性肿瘤几乎均有局部疼痛，开始时为间歇性，以后发展为持续性剧痛、夜间痛
局部肿块和肿胀	良性肿瘤常见质硬而无压痛的肿块，生长缓慢。恶性肿瘤多见局部肿胀，肿块发展迅速，局部血管怒张
功能障碍和压迫症状	邻近关节的肿瘤可使关节活动功能障碍；位于骨盆的肿瘤可引起消化道和泌尿生殖道机械性梗阻症状
病理性骨折	轻微外伤引起病理性骨折是某些骨肿瘤的首发症状，也是恶性骨肿瘤和骨转移癌的常见并发症

（2）X线检查：见表10-21-6。

表 10 - 21 - 6　骨肿瘤的 X 线检查

分类	X 线特点
良性骨肿瘤	界限清楚、密度均匀。多为膨胀性病损或外生性生长。病灶骨质破坏呈单房性或多房性，周围可有硬化反应骨，通常无骨膜反应
恶性骨肿瘤	病灶多不规则，呈虫蛀样或筛孔样，密度不均，界限不清。Codman 三角多见于骨肉瘤。"葱皮"现象多见于尤因肉瘤

（3）辅助检查：病理检查是骨肿瘤确诊的唯一可靠检查。骨质迅速破坏，如广泛溶骨性病变，血钙常升高；血清碱性磷酸酶在成骨性肿瘤如骨肉瘤中多明显升高。

（4）治疗：良性骨肿瘤可行刮除植骨术、外生性骨肿瘤的切除。恶性骨肿瘤可根据情况行保肢治疗、截肢术。

第二十二节 急性腰扭伤

1. 诊断 受伤时患者常感腰部有响声或组织突然撕裂感。伤后立即出现剧烈腰痛，不敢弯腰或直腰；疼痛呈持续性，活动时、咳嗽、大声说话、腹部用力等均加重，休息不能消除，可向臀部、大腿后侧放射，但不过膝关节。X线检查无骨折。

2. 治疗 腰部痛点神经末梢阻滞。应用消炎镇痛药。推拿按摩、理疗等。

第二十三节 颈肩痛

1. 诊断

（1）颈项肩背部慢性疼痛，晨起或天气变化及受凉后症状加重，活动后疼痛减轻，常反复发作。急性发作时，局部肌肉痉挛、颈项僵直、活动受限。疼痛区域可触到明显痛点、痛性结节、索状物，局部肌肉痉挛，严重者颈椎活动受限。

（2）X线检查可显示一定程度的退变性改变。部分患者红细胞沉降率加快，抗溶血性链球菌"O"阳性提示与风湿性活动有关。

2. 治疗 以非手术治疗为主，如局部理疗、按摩、口服非甾体抗炎药，局部明显疼痛者可采用糖皮质激素封闭治疗。有明确压痛点，末梢神经卡压者，可行局部点状或片状软组织松解术。

第二十四节 外科常用消毒剂、消毒方法及注意事项

1. 常见物理灭菌法 见图 10 - 24 - 1。

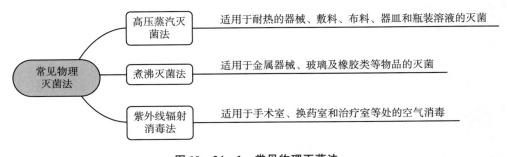

图 10 - 24 - 1 常见物理灭菌法

2. 化学药品消毒法　见表 10 - 24 - 1。

表 10 - 24 - 1　化学药品消毒法

常用消毒剂	特点
2% 戊二醛	用于手术器械消毒及灭菌；浸泡 10 分钟可达到消毒作用，4 小时以上可达到灭菌作用
75% 乙醇	用于手术器械消毒及灭菌；浸泡 1 小时
聚维酮碘	0.5% 聚维酮碘用于消毒皮肤；0.02% 聚维酮碘用于会阴、阴囊和口腔黏膜消毒
10% 甲醛溶液	浸泡 30 分钟，用于输尿管导管，塑料类、有机玻璃物品的消毒
器械消毒液	用于手术器械消毒及灭菌

3. 常见灭菌法的注意事项　见表 10 - 24 - 2。

表 10 - 24 - 2　常见灭菌法的注意事项

方法	注意事项
高压蒸汽灭菌法	灭菌包大小不得超过 55cm×33cm×22cm，不可包扎过紧、排列过密；蒸汽应直接与物品接触；易燃、易炸物品禁用此法，刀剪不宜用此法
煮沸灭菌法	物品必须置于水面以下；水沸后开始计算灭菌时间，灭菌过程中如再加入物品，应从第 2 次水沸后重新计算灭菌时间
紫外线辐射消毒法	灯管表面应每周用乙醇纱布轻擦；保持消毒室内清洁干燥，有效距离在 2m 以内，消毒时间 60~120 分钟，在灯亮后 5~7 分钟开始计时
化学药品消毒法	物品应全部浸泡在消毒液面下，器械的轴节要打开，有空腔的物品要将消毒液注入腔内；容器应加盖，并定期更换消毒液；浸泡消毒后的物品，使用前应用生理盐水冲净

第十一章　妇产科疾病

第一节　青春期性教育

1. 性教育的内容　见表 11 – 1 – 1。

表 11 – 1 – 1　性教育的内容

分类	内容
性生理教育	生殖器官的解剖与生理、青春期体格发育、女性体格特点、第二性征发育、月经初潮、月经病及经期卫生、女性外生殖器卫生以及其他生理功能的发育
性心理教育	解除女孩对月经的恐惧与敌视、分清友谊与爱情的界限、有分寸地与异性交往、克服性冲动的困扰等
性道德教育	在青春期阶段联系与调整男女青少年之间关系的道德规范与行为标准
性美学教育	使青少年懂得符合自己性角色的举止、言谈和健康美

2. 性教育的原则　因时、因地、因人；适宜、适时、适度；言教与身教并重；正面疏导、尊重和理解等。

3. 性教育的途径　个别谈话、课堂讲课、专题讲座、科普读物、广播、影视宣传等。

第二节　白带异常

1. 概述　生理性白带呈白色稀糊状或蛋清样，黏稠、量少，无腥臭味。生殖道炎症或癌变时，白带量显著增多且有性状改变。

2. 常见病理性白带　见表 11 – 2 – 1。

表 11 – 2 – 1　常见病理性白带

性状	临床意义
透明黏性白带	考虑卵巢功能失调、阴道腺病或宫颈高分化腺癌等可能
灰黄色或黄白色泡沫状稀薄白带	提示滴虫阴道炎
凝乳块状或豆渣样白带	提示外阴阴道假丝酵母菌病
灰白色匀质鱼腥味白带	常见于细菌性阴道病

续表

性状	临床意义
脓性白带	可见于淋病奈瑟球菌阴道炎、急性宫颈炎及宫颈管炎、阴道癌或宫颈癌并发感染、宫腔积脓或阴道内异物残留等
血性白带	考虑宫颈癌、子宫内膜癌、宫颈息肉、宫颈炎或子宫黏膜下肌瘤等，放置宫内节育器也可引起血性白带
水样白带	持续流出淘米水样白带且奇臭者，一般为晚期宫颈癌、阴道癌或黏膜下肌瘤伴感染；间断性排出清澈、黄红色或红色水样白带，考虑输卵管癌可能

第三节　下腹痛

1. 临床表现　见图 11 − 3 − 1。

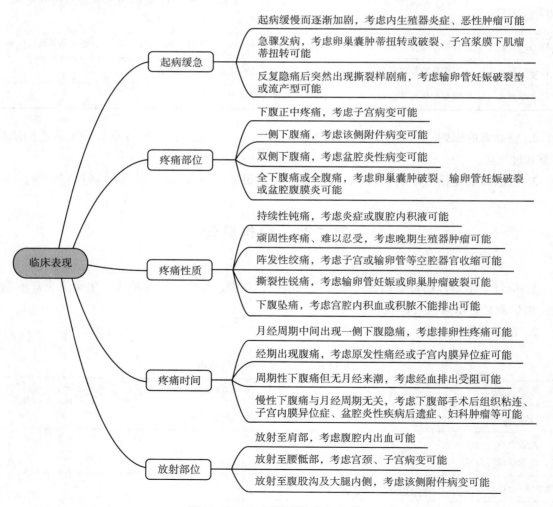

图 11 − 3 − 1　下腹痛的临床表现

2. 伴随症状 腹痛同时有停经史，多为妊娠合并症；伴恶心、呕吐，考虑卵巢囊肿蒂扭转可能；伴畏寒、发热，常为盆腔炎性疾病；伴休克表现，考虑腹腔内出血可能；出现肛门坠胀，考虑直肠子宫陷凹积液可能；伴恶病质，考虑生殖器晚期肿瘤可能。

第四节 阴道异常出血

考点直击

【病历摘要】

女，28岁。停经9周，阴道流血1日。

患者9周前停经，无不适。2周前B超检查提示"宫内早孕"。1天前阴道少量流血，伴轻微下腹痛，半天前腹痛加剧，阴道大量流血，并诉在家中排出一块肉样组织物。发病以来饮食、睡眠、大小便无异常。孕1产0。月经初潮14岁，（3~5）天/28天。否认肝炎、肾病、高血压病史，无药物过敏史，无遗传病家族史。

查体：体温36.8℃，脉搏115次/分，呼吸18次/分，血压80/60mmHg。皮肤黏膜无出血点，浅表淋巴结未触及肿大，巩膜无黄染，口唇苍白，双肺未闻及干、湿啰音，心界不大，心率115次/分，律齐，心尖部未闻及杂音，肝脾肋下未触及，双下肢无水肿。

妇科检查：子宫增大，如妊娠2个月大小，宫颈口见组织物堵塞，并有活动性出血。

实验室检查：血常规示血红蛋白100g/L，红细胞3.6×10^{12}/L，白细胞6.8×10^9/L，中性粒细胞0.65，血小板250×10^9/L。

【病例分析】

1. 诊断 不全流产。

2. 诊断依据

（1）28岁女性，停经9周，阴道流血1日，伴下腹痛，有妊娠组织物排出。

（2）存在脉搏加快、血压降低等失血性休克表现。

（3）宫口扩张，宫颈口有妊娠物堵塞，子宫的大小小于停经周数。

3. 鉴别诊断 ①先兆流产。②难免流产。③完全流产。④稽留流产。

4. 进一步检查 ①肝肾功能、电解质、凝血功能、血型检测。②产科B超检查。③心电图检查。

5. 治疗原则 ①补液输血，抗休克。②做必要术前准备。③急诊刮宫术，刮出物送病理检查。

1. 概述 阴道出血是指除正常月经外，来自女性生殖道任何部位出血的统称，绝大多数出血来自子宫体。

2. 临床表现 见图11-4-1。

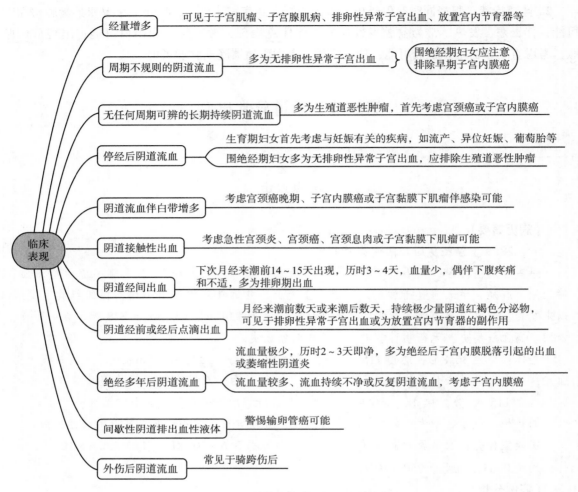

图 11 - 4 - 1　阴道异常出血的临床表现

3. 检查

（1）查体

1）全身检查：检查生命体征，注意皮肤黏膜有无苍白、出血点和瘀斑，有无肝脾大，有无腹部包块，下腹有无压痛、反跳痛及肌紧张，叩诊有无移动性浊音。

2）妇科检查：观察外阴、阴道及宫颈情况，判断出血来源，注意宫口有无肿物或组织物堵塞，有无宫颈举痛，检查子宫大小、硬度及宫旁有无包块和压痛。

（2）辅助检查：见表 11 - 4 - 1。

表 11 - 4 - 1　阴道异常出血的辅助检查

检查项目	内容
血常规、凝血功能检查	了解有无贫血、感染及凝血功能异常
妊娠试验	尿或血 hCG 测定对早期诊断妊娠与妊娠相关的疾病至关重要
宫颈细胞学检查	筛查宫颈癌及癌前病变

续表

检查项目	内容
宫颈活组织检查	是诊断宫颈癌前病变和宫颈癌的必需步骤
诊断性刮宫	刮取子宫内膜送病理检查,明确有无子宫内膜病变
超声检查	了解子宫及卵巢的大小等,对早孕、异位妊娠、子宫内膜病变、妇科肿瘤等均有诊断价值
影像学检查	CT、MRI 等对妇科恶性肿瘤的诊断有价值
宫腔镜、腹腔镜检查	宫腔镜对子宫内膜病变、黏膜下肌瘤有诊断价值,腹腔镜是异位妊娠诊断的"金标准",可在确诊的同时行镜下手术治疗

4. 治疗 关键是明确病因,针对原发病进行治疗。当阴道出血过多或疑有腹腔内大量出血,伴血压下降、脉搏加快,或出现晕厥与休克时,快速补充血容量,抗休克治疗。

5. 转诊指征 ①经处理仍出血不止,伴贫血者。②可疑先兆流产、难免流产、不全流产,无清宫条件者。③出血量多,甚至出现血压下降、晕厥与休克者。④疑为异位妊娠、妇科肿瘤、血液系统疾病和肝脏疾病导致的出血者。⑤出血诊断不清,需做进一步检查者。

第五节 盆腔肿物

盆腔肿物的临床表现见图 11 - 5 - 1。

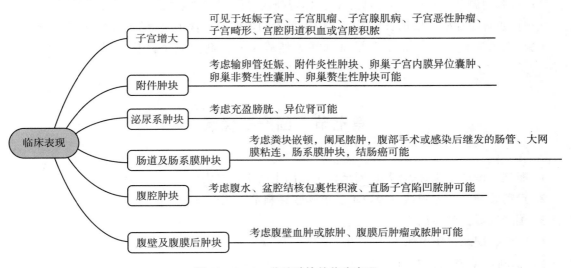

图 11 - 5 - 1 盆腔肿块的临床表现

第六节　围绝经期保健

1. 概述　围绝经期是指从绝经前一段时间出现与绝经有关的内分泌、生物学改变和临床特征起至绝经12个月内的时期，也称更年期。

2. 围绝经期症状　见表 11 – 6 – 1。

表 11 – 6 – 1　围绝经期症状

症状	具体表现
血管舒缩失调	面部潮红、潮热、出汗，在围绝经期的症状中最突出
泌尿生殖器萎缩	性交困难、排尿困难、尿痛、尿急或压力性尿失禁
月经不规律	表现为月经周期改变和月经量改变
其他症状	抑郁、精神紧张、心悸、头痛、乏力、水肿、注意力不集中和头晕，骨质疏松，阿尔茨海默病等

3. 治疗原则

（1）一般治疗

1）心理治疗，必要时可用适量镇静药帮助睡眠。症状较轻者，建议适度体育锻炼和参加娱乐活动。

2）可服用调节自主神经的药物，α受体阻断药可治疗潮热症状。

3）预防骨质疏松，增加日晒时间，摄入足量的蛋白质和含钙丰富的食物，补充钙剂。

（2）激素替代疗法：原则上尽量选择天然雌激素，剂量应个体化，以取得最小有效量为佳。

第七节　围产期保健

1. 概述　围产期指妊娠满28周至新生儿出生后7天之内。

2. 产前诊断　绒毛膜绒毛吸取术、羊膜腔穿刺术、超声诊断。

3. 围产期母婴常见病

（1）妊娠期高血压疾病

1）诊断：见表 11 – 7 – 1。

表 11 – 7 – 1　妊娠期高血压疾病的诊断

疾病	诊断标准
妊娠高血压	妊娠20周后出现高血压，收缩压≥140mmHg 和/或舒张压≥90mmHg，于产后12周内恢复正常；尿蛋白（－）；产后方可确诊

续表

疾病	诊断标准
子痫前期	妊娠 20 周后出现收缩压≥140mmHg 和/或舒张压≥90mmHg，伴有尿蛋白≥0.3g/24h，或随机尿蛋白（＋），或虽无蛋白尿，但合并下列任意一项者：血小板 < 100 × 10^9/L；肝功能损害；肾功能损害；肺水肿；新发生的中枢神经系统异常或视觉障碍
子痫	子痫前期基础上发生不能用其他原因解释的抽搐
慢性高血压并发子痫前期	慢性高血压妇女妊娠前无蛋白尿，妊娠 20 周后出现蛋白尿；或妊娠前有蛋白尿，妊娠后蛋白尿明显增多，或血压进一步升高，或出现血小板 < 100 × 10^9/L，或出现其他肝肾功能损害、肺水肿、神经系统异常或视觉障碍等严重表现
妊娠合并慢性高血压	妊娠 20 周前收缩压≥140mmHg 和/或舒张压≥90mmHg（除外滋养细胞疾病），妊娠期无明显加重；或妊娠 20 周后首次诊断高血压并持续到产后 12 周以后

2）治疗：注意休息，左侧卧位，补充营养，必要时给予解痉、降压、镇静、合理扩容及必要的利尿，适时终止妊娠。

（2）妊娠期感染：孕妇患感染性疾病，病原体有细菌、病毒、衣原体、原虫、螺旋体等。

（3）前置胎盘：典型症状为无痛性阴道流血，可少量反复多次，或一次大量急性失血甚至休克。腹软，胎儿大小符合妊娠周数，先露高浮，可伴胎位异常。期待疗法适用于妊娠 36 周内，胎儿存活、一般情况良好、阴道流血量少、无须紧急分娩的孕妇。

（4）胎盘早剥：典型表现是阴道流血、腹痛，可伴子宫张力增大和子宫压痛，尤以胎盘剥离处最明显。阴道流血为陈旧不凝血，出血量与疼痛程度、胎盘剥离程度不一定符合。早期常以胎心率异常为首发变化，宫缩间歇期子宫呈高张状态，胎位触诊不清。严重时子宫呈板状，压痛明显，胎心率改变或消失，甚至出现休克征象。其分级见表 11 - 7 - 2。应早期识别、处理休克，及时终止妊娠。

表 11 - 7 - 2　胎盘早剥分级

分级	标准
0 级	分娩后回顾性产后诊断
I 级	外出血，子宫软，无胎儿窘迫
II 级	胎儿宫内窘迫或胎死宫内
III 级	产妇出现休克症状，伴或不伴弥散性血管内凝血

（5）妊娠合并心脏病：妊娠前有心悸、气短、心力衰竭史或曾有风湿热病史，曾被诊断有器质性心脏病。有劳力性呼吸困难，经常性夜间端坐呼吸、咯血。可有发绀、杵状指、持续性颈静脉怒张。心电图可见严重的心律失常，X 线检查示心脏明显扩大。

（6）妊娠合并肝脏疾病：患者乏力、恶心、尿色黄、可有肝脾大伴压痛。谷丙转氨酶（GPT）升高，谷草转氨酶（GOT）升高，血清胆红素升高，白蛋白减少。B 超可协助诊断，检查肝脾大小。治疗包括休息，隔离，清淡低脂饮食；补充维生素、能量；适时终止妊娠。

（7）妊娠合并糖尿病：妊娠期多饮、多食、多尿；外阴阴道假丝酵母菌感染反复发作；孕

妇体重 $\geq 90\mathrm{kg}$；本次妊娠并发羊水过多或巨大胎儿者，应警惕合并糖尿病可能。治疗包括控制血糖、适当运动、监护胎儿生长发育和胎儿宫内情况。

第八节　计划生育

1. 女性常用节育方法

（1）宫内节育器（IUD）

1）放置禁忌证：①妊娠或妊娠可疑。②生殖道急性炎症。③人工流产出血多，怀疑有妊娠组织物残留或感染可能；中期妊娠引产、分娩或剖宫产胎盘娩出后，子宫收缩不良，有出血或潜在感染可能。④生殖器肿瘤。⑤生殖器畸形如纵隔子宫、双子宫等。⑥宫颈内口过松、重度陈旧性宫颈裂伤或子宫脱垂。⑦严重的全身性疾病。⑧宫腔深度 <5.5cm 或 >9.0cm。⑨近3个月内有月经失调、阴道不规则流血。⑩有铜过敏史。

2）放置时间：①月经干净 3~7 天无性交。②人工流产后立即放置。③产后 42 天恶露已净，会阴伤口愈合，子宫恢复正常。④含孕激素宫内节育器在月经第 4~7 日放置。⑤自然流产于转经后放置，药物流产 2 次正常月经后放置。⑥哺乳期放置应先排除早孕。⑦性交后 5 天内放置为紧急避孕方法。

3）取出适应证：①计划再生育或已无性生活无须避孕者。②放置期限已满需更换者。③绝经过渡期停经 1 年内。④拟改用其他避孕措施或绝育者。⑤有并发症及副作用，经治疗无效者。⑥带器妊娠者，包括宫内和宫外妊娠。

（2）甾体类避孕药

1）禁忌证：①严重心血管疾病、血栓性疾病患者不宜应用，如高血压、冠心病、静脉栓塞等。②急、慢性肝炎或肾炎患者。③部分恶性肿瘤、癌前病变患者。④内分泌疾病患者，如糖尿病、甲状腺功能亢进症。⑤哺乳期不宜使用复方口服避孕药。⑥年龄 >35 岁的吸烟妇女服用避孕药，会增加心血管疾病发病率，不宜长期服用。⑦精神病患者。⑧有严重偏头痛，反复发作者。

2）常用类型：包括口服避孕药、长效避孕针、探亲避孕药、缓释避孕药。

3）并发症：类早孕反应、不规则阴道流血、闭经、体重增加、皮肤问题等。

（3）避孕工具：包括避孕套、阴道隔膜等。

（4）输卵管绝育术

1）禁忌证：①24 小时内两次体温达 37.5℃ 或以上。②全身状况不佳。③患严重的神经症。④各种疾病急性期。⑤腹部皮肤有感染灶或患有急、慢性盆腔炎。

2）手术时间：非妊娠期妇女在月经干净后 3~4 天手术。人工流产或分娩后妇女宜在 48 小时内施术。哺乳期或闭经妇女应排除早孕后再行绝育术。

2. 人工流产术

（1）药物流产

1）适应证：①早期妊娠 ≤49 天，可门诊行药物流产；>49 天，应酌情考虑，必要时住院流产。②本人自愿，血或尿 hCG 阳性，超声确诊为宫内妊娠。③人工流产高危因素者。④多次人工流产史，对手术流产有恐惧和顾虑心理。

2）禁忌证：①有米非司酮禁忌证。②有前列腺素药物禁忌证。③过敏体质、带器妊娠、异位妊娠；妊娠剧吐，长期服用抗结核、抗癫痫、抗抑郁、抗前列腺素药等。

（2）手术流产

1）适应证：妊娠10周内要求终止妊娠而无禁忌证，患有某种严重疾病不宜继续妊娠。

2）禁忌证：生殖道炎症；各种疾病的急性期；全身情况不良，不能耐受手术；术前两次体温在37.5℃以上。

第十二章　传染病科疾病

第一节　流行性脑脊髓膜炎

见第九章第十一节常见传染病中相关部分。

第二节　肾综合征出血热

1. 概述　肾综合征出血热又称流行性出血热，由汉坦病毒感染人引起，有发热、出血和肾脏损害三大主症。

2. 临床表现　见表12-2-1。

表12-2-1　肾综合征出血热的临床表现

分期	临床表现
发热期	起病急剧，体温多在39~40℃，为稽留热或弛张热，热程多为3~7天。伴全身中毒症状（头痛、腰痛、眼眶痛）；毛细血管损害（颜面、颈、上胸部潮红）；肾损害（蛋白尿、镜检发现管型）
低血压休克期	多数患者体温开始下降时出现血压下降。轻者为一过性低血压，重者出现休克。血压初降时，颜面潮红、四肢温暖、多汗、口渴、尿少，随之出现手足冰冷、口唇发绀、呼吸急促、脉搏细弱以至不能触及。全身中毒症状及出血现象更加明显，皮肤及黏膜出血点增多，重者可有鼻出血、消化道或其他部位出血
少尿期	尿少、无尿，主要表现为尿毒症、酸中毒和水、电解质紊乱
多尿期	尿量显著增多，可出现失水和电解质紊乱，特别是低钾血症
恢复期	尿量逐渐恢复正常，精神、食欲逐渐好转，症状消失，体力恢复

3. 辅助检查　血白细胞计数增多、淋巴细胞比例升高，出现异型淋巴细胞，血小板发病早期即可减少；尿蛋白阳性。特异性 IgM 阳性或发病早期和恢复期两次血清特异性 IgG 抗体效价递增 4 倍以上。

4. 治疗　见表12-2-2。

表 12 - 2 - 2　肾综合征出血热的治疗

分期	治疗
发热期	控制感染、减轻外渗、改善中毒症状、预防弥散性血管内凝血。抗病毒治疗应在发病 4~7 天内应用，可选用干扰素或利巴韦林
低血压休克期	积极补充血容量、纠正酸中毒和改善微循环障碍
少尿期	稳定机体内环境、促进利尿、导泻和透析治疗
多尿期	维持电解质平衡，防治继发感染。补液以口服为主
恢复期	补充营养，定期复查肾功能

第三节　细菌性痢疾

考点直击

【病历摘要】

男，20 岁。腹痛、腹泻、发热 3 天，于 8 月 2 日来诊。

3 天前饮用不洁水后出现腹痛，伴腹泻，每天十余次至数十次，初为稀水样，后为黏液脓血便，里急后重明显。发热，体温最高 39.5℃，伴畏寒。食欲缺乏，进食少，无恶心、呕吐。发病以来睡眠稍差，体重略有下降，小便正常。既往体健。未到过血吸虫病疫区。无遗传性疾病家族史。

查体：体温 38.7℃，脉搏 95 次/分，呼吸 18 次/分，血压 115/75mmHg。急性病容，皮肤未见出血点和皮疹，浅表淋巴结未触及肿大，巩膜无黄染。双肺未闻及干、湿啰音。心界正常大小，心率 95 次/分，心律整齐，各瓣膜听诊区未闻及杂音。腹平软，左下腹压痛，无反跳痛，未触及包块，肝、脾肋下未触及，移动性浊音（-），肠鸣音 11 次/分，双下肢无水肿。

实验室检查：血常规示血红蛋白 130g/L，白细胞 15.0×10^9/L，中性粒细胞 0.89，淋巴细胞 0.11，血小板 230×10^9/L。便常规示黏液脓血便，高倍镜下白细胞满视野，红细胞 3~5 个/HP。

【病例分析】

1. 诊断　急性细菌性痢疾。

2. 诊断依据

（1）青年男性，急性起病。既往体健。夏季发病，有不洁饮水史。

（2）腹痛、腹泻、黏液脓血便，伴里急后重、发热。

（3）查体见急性病容，腹平软，左下腹压痛，无反跳痛。

（4）血常规示白细胞计数增多、中性粒细胞比例升高。便常规示黏液脓血便，白细胞及红细胞均为阳性。

3. 鉴别诊断 ①急性胃肠炎。②细菌性食物中毒。③急性阿米巴痢疾。④炎症性肠病（如溃疡性结肠炎）。

4. 进一步检查 ①大便培养＋药敏试验。②血电解质、肝肾功能检测。

5. 治疗原则

（1）选择敏感抗菌药物，首选氟喹诺酮类，并根据药敏试验调整。

（2）补液，维持水、电解质平衡。

（3）休息，营养支持，退热、解痉镇痛等对症治疗。

（4）消化道隔离至大便培养连续2次阴性。

1. 概述 细菌性痢疾，简称菌痢，是痢疾杆菌所致的一种常见肠道传染性疾病，主要通过粪－口途径传播。

2. 临床表现

（1）急性菌痢：见表12－3－1。

表12－3－1　急性菌痢

类型	临床表现
普通型（典型）	起病急，畏寒发热。腹痛位于脐周或左下腹，多呈阵发性，伴里急后重；腹泻初为稀便或水样便，以后转为黏液脓血便，大便每日十余次至数十次。左下腹可有压痛，肠鸣音亢进
轻型（非典型）	不发热或低热，主要为腹泻，1日数次，稀便可有黏液，常无脓血，轻微腹痛，无明显里急后重
重型	多见于老年、体弱、营养不良者，急起发热，腹泻每天数十次，为稀水脓血便，偶尔排出片状假膜，甚至大便失禁，腹痛、里急后重明显。后期可出现严重腹胀及肠麻痹，严重失水引起外周循环衰竭、感染中毒性休克、酸中毒、水和电解质平衡失调及心、肾衰竭
中毒型	多见于3~7岁儿童。起病急骤，来势凶猛。休克型以面色苍白、四肢湿冷、血压下降等循环衰竭症状为主。脑型以反复抽搐、神志不清、发生脑疝时呼吸节律不齐等症状为主。混合型具有上述两型的特点

（2）慢性菌痢：指急性菌痢病程迁延或反复发作超过2个月不愈者。见表12－3－2。

表12－3－2　慢性菌痢

分型	特点
慢性迁延型	急性发作后迁延不愈，时轻时重，可导致乏力、贫血、营养不良。大便间歇排菌
急性发作型	有慢性菌痢史，又出现急性菌痢表现，但发热、全身毒血症状不明显
慢性隐匿型	有急性菌痢史，无明显临床症状，大便培养可检出痢疾杆菌，结肠镜检可发现黏膜炎症、溃疡等病变

3. 辅助检查

（1）血常规：白细胞计数增多，中性粒细胞比例升高。

（2）便常规：肉眼观呈脓血便或黏液脓血便。镜检有大量脓细胞或白细胞及红细胞。

（3）大便细菌培养：培养出痢疾杆菌为确诊依据，可做药敏试验。

4. 治疗　见表 12 - 3 - 3。

表 12 - 3 - 3　细菌性痢疾的治疗

类型	措施
急性菌痢	①消化道隔离至症状消失，大便培养<u>两次阴性</u>。卧床休息，以流食、半流食为主。②高热脱水者口服补液盐溶液，吐泻严重者可静脉输液。③抗生素治疗，如喹诺酮类、庆大霉素
慢性菌痢	①根据药敏试验，联合应用抗生素。②选用微生物制剂如乳酸杆菌、双歧杆菌制剂。③生活规律，注意饮食，适量体育活动

第四节　霍乱

1. 概述　霍乱是由霍乱弧菌所致的<u>烈性</u>肠道传染病，发病急，传播快。典型病例临床经过分为泻吐期、脱水期、反应期及恢复期。

2. 临床表现　起病突然，多以剧烈腹泻开始，继以呕吐，多无腹痛，无里急后重，一般无发热。每天大便次数多，初为稀便，后为水样便，少数为米泔样或洗肉水样便。由于严重吐泻引起水和电解质丧失，可出现脱水及周围循环障碍。脱水纠正后症状消失，尿量增加，约 1/3 患者出现发热性反应，持续 <u>1~3</u> 天可自行消退。

3. 实验室检查　见表 12 - 4 - 1。

表 12 - 4 - 1　霍乱的实验室检查

检查项目	内容
血常规检查	周围血红细胞及血红蛋白相对增多，中性粒细胞比例升高
大便悬滴镜检	可见到运动力强、呈穿梭状快速运动的细菌，涂片染色能见到排列呈鱼群状的革兰阴性弧菌，暗视野观察可见弧菌呈流星样的特征性的运动，并能被特异性血清所抑制
大便培养	直接接种于碱性蛋白胨水增菌后，于碱性琼脂培养基或强选择性培养基上做分离培养可帮助诊断
血清学检查	杀弧菌抗体测定增长 4 倍以上有诊断意义

4. 治疗　有典型表现者，应按霍乱患者处理；腹泻不严重，但有密切接触史者，按高度疑似患者处理。早期、足量、快速补充液体和电解质是治疗本病的关键。

第五节　艾滋病

1. 概述　艾滋病是由人类免疫缺陷病毒（HIV）感染引起的慢性传染病，主要经性接触、血液传播和母婴传播。患者和无症状 HIV 携带者是本病的传染源。

2. 临床表现　见表 12 – 5 – 1。

表 12 – 5 – 1　艾滋病的临床表现

分期	临床表现
急性期	发热、皮疹、肌肉关节痛和淋巴结肿大等，与血清病或单核细胞增多症相似，症状持续数天到两周后消失
无症状期	无任何症状，但血清中可查到 HIV、核心蛋白和抗 – HIV，具有传染性
艾滋病期	①HIV 相关症状：持续 1 个月以上的发热、盗汗、腹泻，体重减轻10% 以上。可有神经精神症状，如记忆力减退，精神淡漠、性格改变、头痛、癫痫、痴呆。可出现持续性全身淋巴结肿大。②各种机会性感染及肿瘤

3. 辅助检查　HIV1/2 抗体检测是 HIV 感染诊断的金标准，病毒载量测定和 CD4 + T 淋巴细胞计数是判断疾病进展和治疗时机、评价疗效和预后的两项重要指标。

4. 治疗　给予抗反转录病毒治疗、免疫调节、抗机会性感染及抗肿瘤等措施。

第六节　病毒性肝炎

1. 概述　病毒性肝炎由肝炎病毒引起，目前已知的肝炎病毒主要有甲型肝炎病毒（HAV）、乙型肝炎病毒（HBV）、丙型肝炎病毒（HCV）、丁型肝炎病毒（HDV）及戊型肝炎病毒（HEV）。

2. 临床表现

（1）急性肝炎

1）急性起病，常见乏力、食欲缺乏、厌油腻、恶心、呕吐、右季肋部疼痛等，可有短暂发热、腹泻等症状。多有肝大、轻触痛和叩痛，可伴脾大。

2）急性无黄疸性肝炎症状较轻，肝功能呈轻、中度异常；急性黄疸性肝炎症状较重，尿色深，巩膜、皮肤出现黄染，可有大便颜色变浅、皮肤瘙痒、心动过缓等梗阻性黄疸表现。

（2）慢性肝炎：急性肝炎病史超过半年，或原有乙型、丙型、丁型、戊型肝炎或 HBsAg 携带史，本次又因同一病原再次出现肝炎症状、体征及肝功能异常者，可确诊。

（3）重型肝炎：见表 12 – 6 – 1。

表 12 – 6 – 1　重型肝炎

分类	临床表现
急性重型肝炎	以急性肝炎起病，2 周内出现极度乏力，消化道症状明显，迅速出现Ⅱ度或Ⅱ度以上肝性脑病，肝浊音界进行性缩小，黄疸急剧加深；或黄疸很浅，甚至尚未出现黄疸。出血倾向明显，一般无腹水。凝血酶原活动度低于 40%
亚急性重型肝炎	起病 15 天至 24 周内，有明显消化道症状，极度乏力，黄疸迅速加深，重度腹胀，可出现腹水或肝性脑病，血清总胆红素（TBil）大于 10 倍正常值上限或每日上升≥17.1μmol/L，凝血酶原活动度低于 40% 并排除其他原因者
慢加急性（亚急性）重型肝炎	在慢性肝病基础上，短期内发生急性或亚急性肝功能失代偿的临床症状
慢性重型肝炎	在肝硬化基础上，肝功能进行性减退和失代偿

（4）淤胆型肝炎：主要表现为急性黄疸性肝炎较长期（黄疸持续 3 周以上）肝内梗阻性黄疸，消化道症状轻、GPT 上升幅度小、凝血酶原时间（PT）延长或凝血酶原活动度（PTA）下降不明显与黄疸重呈分离现象。全身皮肤瘙痒及大便颜色变浅或灰白、肝大，实验室检查结果提示梗阻性黄疸。

（5）肝炎肝硬化：见表 12 – 6 – 2。

表 12 – 6 – 2　肝炎肝硬化

分类	临床表现
代偿性肝硬化	一般属 Child – Pugh A 级。可有轻度乏力、食欲减退、腹胀等症状；GPT、GOT 水平可异常，但尚无明显肝功能失代偿表现。可有门静脉高压症，但无食管 – 胃底静脉曲张破裂出血，无腹水和肝性脑病等
失代偿性肝硬化	一般属 Child – Pugh B、C 级。常发生食管 – 胃底静脉曲张破裂出血，腹水和肝性脑病等严重并发症。有明显的肝功能失代偿

3. 病原学诊断　见表 12 – 6 – 3。

表 12 – 6 – 3　病毒性肝炎的病原学诊断

分型	病原学诊断
甲型肝炎	①血清抗 – HAV IgM 阳性（目前临床最常用的诊断方法）。②病程中抗 – HAV 效价（或抗 – HAV IgG）有 4 倍以上增长。③大便经免疫电镜找到 HAV 颗粒或用 ELISA 法检出 HAVAg。④血清或大便中检出 HAV RNA。凡符合上述任何一项可确诊 HAV 近期感染
乙型肝炎	①血清 HBsAg 阳性。②血清 HBV DNA 阳性。③血清抗 – HBc IgM 阳性。④肝内 HBcAg 阳性或 HBsAg 阳性，或 HBV DNA 阳性。有上述现症 HBV 感染指标任何一项阳性可诊断为 HBV 感染
丙型肝炎	临床表现为急性或慢性肝炎，血清 HCV RNA 和抗 – HCV 阳性
丁型肝炎	抗 – HDV IgM 阳性提示现症感染。高效价抗 – HDV IgG 提示感染持续存在。血清或肝组织中 HDV RNA 是诊断 HDV 感染最直接的依据
戊型肝炎	抗 – HEV IgM 阳性提示近期 HEV 感染。抗 – HEV IgG 效价较高，或由阴性转为阳性，或由低效价升为高效价，或由高效价降至低效价甚至阴转，均可诊断为 HEV 感染。采用 RT – PCR 法在大便和血液标本中检测到 HEV RNA，可明确诊断

4. 治疗　根据不同类型、不同病期区别对待。治疗措施包括隔离、休息、注意饮食与营养、保肝治疗、抗病毒治疗、人工肝或者肝移植。

第七节　结核病

1. 概述　结核病是结核分枝杆菌引起的慢性感染性疾病，可累及全身多个脏器，以肺结核最为常见，是最主要的结核病类型。

2. 诊断

（1）高度警惕结核病的情况：①反复发作或迁延不愈的咳嗽咳痰，或呼吸道感染经抗炎治疗3~4周仍无改善。②痰中带血或咯血。③长期低热。④肩胛间区有湿啰音或局限性哮鸣音。⑤有结核病诱因或好发因素尤其是糖尿病、免疫功能低下疾病或接受激素和免疫抑制剂治疗者。⑥关节疼痛和皮肤结节性红斑等变态反应性表现。⑦有渗出性胸膜炎、肛瘘、长期淋巴结肿大既往史以及有家庭开放性肺结核密切接触史者。

（2）痰结核分枝杆菌检查：是确诊肺结核最特异性的方法。

（3）影像学检查：原发性肺结核的典型表现为肺内原发灶、淋巴管炎和肿大的肺门或纵隔淋巴结组成的哑铃状病灶。

3. 治疗　化疗是现代结核病最主要的基础治疗方法，原则是早期、联合、适量、规律、全程。抗结核化疗药物包括异烟肼、利福平、吡嗪酰胺、乙胺丁醇等。其他治疗方法还有手术治疗、对症治疗等。

第十三章　神经科疾病

第一节　短暂性脑缺血发作

1. 概述　短暂性脑缺血发作（TIA）为短暂的、可逆的、局部的脑血液循环障碍，可反复发作，多与动脉粥样硬化有关，也可以是脑梗死的前驱症状。

2. 临床表现　发作突然，历时短暂，多数在 1 小时内缓解。症状完全消失，一般不留神经功能缺损。常反复发作。

（1）颈内动脉系统 TIA：常表现为发作性单肢轻瘫。可出现对侧偏身麻木或感觉减退；对侧同向偏盲。

（2）椎基底动脉系统 TIA：常见眩晕、平衡障碍、复视、构音障碍及运动感觉障碍。可有跌倒发作，患者转头或仰头时下肢突然失去张力而跌倒，无意识丧失，可很快自行站起；双眼视力障碍（一过性黑矇）。

3. 辅助检查　头颅 CT 平扫或 MRI 是最重要的初始诊断性检查，发病 1 周内的患者建议就诊当天急诊行头颅 CT 平扫或 MRI 检查。

4. 治疗　见表 13 - 1 - 1。

表 13 - 1 - 1　TIA 的治疗

治疗方法	内容
药物治疗	①抗血小板聚集剂如阿司匹林、氯吡格雷。②抗凝药物如肝素、低分子量肝素和华法林。③中医中药如丹参、川芎、红花、水蛭等单方或复方制剂。④血管扩张药如烟酸占替诺、罂粟碱。⑤扩容药物如低分子右旋糖酐。⑥钙拮抗药如尼莫地平、氟桂利嗪，进行脑保护治疗
外科治疗	有颈动脉或椎 - 基底动脉严重狭窄（＞70%）的 TIA 患者，经抗血小板聚集治疗和/或抗凝治疗效果不佳或病情有恶化趋势者，可酌情选择血管内介入治疗、动脉内膜剥脱术或动脉搭桥术治疗

5. 转诊　定期复查卒中危险因素的重要临床指标，及时调整治疗方案；发作频繁者应要求患者转到上一级医院行院内治疗。

第二节　脑栓塞

1. 概述　脑栓塞是指各种栓子随血流进入颅内动脉系统，使血管腔急性闭塞引起相应供血区脑组织缺血坏死及脑功能障碍。脑栓塞常是全身动脉栓塞性疾病的最初表现，较少反复发生，复发往往在首次栓塞后的 1 年内。

2. 病因 ①心源性：最常见，心肌梗死是栓子的主要来源。②非心源性：如动脉粥样硬化斑块的脱落，肺静脉血栓，骨折手术时脂肪栓和气栓，癌细胞、寄生虫、肺感染、肾病综合征及血液高凝状态等亦可引起脑栓塞。③约30%不能确定原因。

3. 诊断

（1）青壮年多见。多在活动中突然发病，在数秒至数分钟发展到高峰。多数患者意识清楚或轻度障碍；颈内动脉或大脑中动脉栓塞导致的大面积脑栓塞可发生严重脑水肿、颅压高、昏迷和抽搐发作。发病后数天内进行性加重，或局限性神经功能缺失。

（2）多数患者有栓子来源的原发疾病。约4/5的脑栓塞发生在大脑中动脉主干及其分支，出现偏瘫、失语和癫痫，瘫痪多以面部及上肢为重，下肢较轻。1/5的脑栓塞发生于椎－基底动脉系统，表现为眩晕、复视、共济失调、交叉瘫和四肢瘫等。

（3）头颅CT及MRI可显示脑栓塞的部位和范围。头颅CT在发病24小时后梗死区出现低密度病灶，发生出血性梗死时可见在低密度的梗死区出现一个或多个高密度影。

4. 治疗 颈内动脉或大脑中动脉主干的大面积脑栓塞，应行脱水降颅压治疗及开瓣减压术。抗凝疗法可预防形成新的血栓。部分心源性脑栓塞患者发病后2~3小时可用较强的血管扩张药。感染性栓塞可用足量抗生素，并禁用溶栓和抗凝治疗，防止感染扩散。脂肪栓塞，可采用肝素、5%碳酸氢钠及脂溶剂。空气栓塞者可进行高压氧治疗。发生出血性脑梗死时，立即停用溶栓药、抗凝药和抗血小板聚集药；治疗脑水肿，调节血压。

第三节 脑梗死

1. 临床表现 多见于老年人，常伴高血压、高脂血症、糖尿病、冠状动脉粥样硬化性心脏病等病史，常有吸烟、不运动等不良生活方式以及家族性心脑血管病病史。少数患者起病前可有TIA病史。多数为静态发病，在24小时内达到高峰，约1/3可在48~72小时内进展。快速起病且迅速到达高峰者，多提示为栓塞性脑梗死。不同血管分布区脑梗死的表现见表13-3-1。

表13-3-1 不同血管分布区脑梗死的表现

血管	临床表现
大脑前动脉	皮质支闭塞导致对侧下肢的运动和感觉障碍，可伴排尿障碍；深穿支闭塞导致对侧下面部、舌、上肢的瘫痪，下肢受累轻；累及优势半球出现运动性失语
大脑中动脉	主干闭塞出现对侧偏瘫、偏身感觉障碍和偏盲（"三偏"征）；累及优势半球，出现失语、失读等。皮质支闭塞可出现对侧面部和上肢为重的偏瘫；累及优势半球，伴失语，失读等；累及非优势半球，可有偏侧忽略等体像障碍。深穿支（豆纹动脉）闭塞导致对侧一致性偏瘫
大脑后动脉	皮质支闭塞导致对侧同向偏盲或象限性盲。深穿支的丘脑膝状体动脉闭塞导致对侧深浅感觉障碍，可伴自发性疼痛及一过性轻偏瘫。深穿支的丘脑穿通动脉闭塞导致对侧肢体舞蹈、震颤等锥体外系损害表现
椎基底动脉	基底动脉主干闭塞，可出现意识障碍、四肢瘫痪、延髓麻痹、瞳孔缩小、高热等，常迅速死亡

2. 辅助检查　见表 13 - 3 - 2。

表 13 - 3 - 2　脑梗死的辅助检查

检查方式	内容
头颅 CT 检查	发病 6 小时内多正常，24 小时后病灶呈边界不清的低密度改变
头颅 MRI 检查	起病数小时后病灶表现为 T_1 加权低信号、T_2 加权高信号。弥散加权成像可在起病 2 小时内显现病灶，为早期诊断的重要方法
血管病变检查	常用颈动脉双功超声、经颅多普勒超声（TCD）、磁共振血管成像（MRA）、CT 血管成像（CTA）和数字减影血管造影（DSA）等

3. 脑梗死与脑出血的鉴别诊断　见表 13 - 3 - 3。

表 13 - 3 - 3　脑梗死与脑出血的鉴别诊断

鉴别要点	脑梗死	脑出血
发病年龄	多为 60 岁以上	多为 60 岁以下
起病状态	安静或睡眠中	动态起病（活动中或情绪激动时）
起病速度	10 余小时或 1~2 天症状达到高峰	10 分钟至数小时症状达到高峰
全脑症状	轻或无	头痛、呕吐、嗜睡、打哈欠等颅压高症状
意识障碍	无或较轻	多见且较重
神经体征	多为非均等性偏瘫（大脑中动脉主干或皮质支）	多为均等性偏瘫（基底核区）
CT 检查	脑实质内低密度病灶	脑实质内高密度病灶
脑脊液	无色透明	可有血性

4. 治疗　见表 13 - 3 - 4。

表 13 - 3 - 4　脑梗死的治疗

方式	措施
血管再通治疗	起病 4.5 小时内适合者应静脉注射重组的组织型纤溶酶原激活剂
抗血小板聚集治疗	未接受溶栓治疗者应尽早或于溶栓治疗 24 小时后开展抗血小板聚集治疗，如应用阿司匹林
脑水肿和颅内压升高的治疗	可选择甘露醇、甘油果糖、高渗盐水等短期降低颅压。对严重者，需进行去骨瓣减压术
支持治疗	注意体位和保持气道通畅，预防低氧血症。积极控制体温、痫性发作，保持内环境稳定，避免高血糖或低血糖发生。不推荐早期积极降低血压，除非血压超过 220/120mmHg
预防治疗	对非心源性患者，应早期开展他汀治疗；对心源性者，病情平稳后，应启动抗凝治疗。对由颅外颈动脉粥样硬化病变所引起者，可考虑行颈动脉内膜剥离术或动脉成形和支架植入术

第四节 脑出血

考点直击

【病历摘要】

男，65 岁。言语不能、右侧肢体无力 2 小时。

患者于 2 小时前早晨被家人唤醒后，发现不能言语，右侧肢体无力。尚能听懂他人言语，右侧口角流涎。无肢体抽搐，无大、小便失禁，急诊就诊。发现"高血压"1 年，未治疗。否认糖尿病病史。吸烟 30 年，每日 20 支。家族中无类似病史。

查体：体温 36.8℃，脉搏 88 次/分，呼吸 18 次/分，血压 200/105mmHg。嗜睡，皮肤和巩膜无黄染，未见肝掌及蜘蛛痣，浅表淋巴结未触及肿大。心、肺查体未见异常。腹平软，无压痛、反跳痛，肝、脾肋下未触及，移动性浊音（－）。双下肢无水肿。

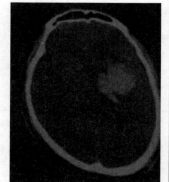

神经系统检查：双侧瞳孔等大等圆，直径 3mm，对光反应灵敏，右侧鼻唇沟浅，口角左偏，伸舌右偏，右侧上、下肢肌力分别为 1 级和 2 级，右侧偏身痛觉减退，右侧巴宾斯基征阳性，颈软，脑膜刺激征（－）。

辅助检查：血常规示血红蛋白 128g/L，白细胞 7.8×10^9/L，中性粒细胞 0.70，淋巴细胞 0.27，血小板 150×10^9/L。血糖和肝功能、肾功能正常。头颅 CT 检查结果如图所示。

【病例分析】

1. 诊断 ①左侧基底节出血。②高血压 2 级，高危。

2. 诊断依据

（1）左侧基底节出血

1）老年男性，发现高血压 1 年。起病急，突发不能言语，右侧肢体无力。

2）查体见嗜睡，右侧鼻唇沟浅，口角左偏，伸舌右偏，右侧肢体肌力减退，右侧偏身痛觉减退，右侧巴宾斯基征阳性。

3）头颅 CT 检查示左侧基底节高密度病灶。

（2）高血压 2 级，高危：发现高血压 1 年，血压 200/105mmHg，此次合并脑出血。

3. 鉴别诊断 ①急性脑梗死。②蛛网膜下腔出血。③脑肿瘤或转移瘤。

4. 进一步检查 ①电解质、血脂、凝血功能检测。②头颅 MRI 检查（病情允许时）。③颅内动脉血管 CT 成像、MRI 检查、数字减影血管造影检查。

5. 治疗原则

（1）卧床休息，监测生命体征，保持呼吸通畅。

（2）维持内环境稳定，营养等对症支持治疗，防治并发症。

（3）降低颅内压，应用脱水药如甘露醇等。

（4）做好血压管理，必要时手术治疗。

（5）康复治疗。

1. 病因　最常见的病因是高血压合并脑动脉硬化，其次是脑淀粉样血管病。情绪激动或用力多为诱因。

2. 临床表现　起病急骤，突发局灶性神经功能缺损，易伴随血压升高、头痛、恶心呕吐及意识障碍。病情轻重与出血部位和出血量密切相关。

（1）基底核区出血：是脑出血的最好发部位，主要病因是高血压。血肿大或伴明显水肿占位效应时，患者意识损害严重，可出现小脑幕疝，表现为出血侧瞳孔扩大、光反应迟钝或消失。血肿大可破入脑室，损害下丘脑或脑干，出现昏迷加深、去皮质强直、中枢性高热、上消化道出血、肺水肿等严重情况。

1）壳核 – 外囊出血：表现为对侧偏瘫，头、眼向病灶侧偏斜，严重者有意识障碍、偏身感觉障碍、同向偏盲，优势半球病变者有失语。

2）丘脑 – 内囊出血：严重者意识障碍突出，有典型的偏瘫、偏身感觉障碍和同向偏盲。上、下肢体瘫痪对等，深、浅感觉障碍均受累。

（2）脑桥出血

1）少量出血可无意识障碍，仅表现为交叉性瘫痪或共济失调轻偏瘫，双眼向病灶侧凝视。

2）双侧脑桥大量出血多见，表现为严重意识障碍、四肢瘫痪、双侧针尖样瞳孔和中枢性高热，预后极差。

（3）小脑出血：患者多突发头晕、眩晕、头痛、剧烈恶心呕吐，伴意识障碍。可见眼震、小脑性共济失调、颈项强直等。压迫脑干，可导致昏迷加深、脑积水、枕骨大孔疝。极少量出血者可仅为单纯头晕和眩晕。

（4）脑室出血：病情凶险，迅速出现昏迷、频繁呕吐、四肢瘫痪及去皮质或去脑强直发作。

（5）脑叶出血：多见于无高血压的高龄老人，好发于额叶、顶叶、枕叶，引起急性发生的认知损害、情感障碍、行为改变、语言及视觉损害等症状，出血量大者可导致中线移位、意识障碍、头痛、癫痫等表现。

3. 辅助检查　首选 CT 或 MRI 检查。急性期头颅 CT 中见高密度血肿，可有占位效应和/或脑组织移位。MRI 对小脑和脑干能显出 T_1 加权等信号和 T_2 加权的等信号及略低信号的出血区。

4. 治疗　见表 13 – 4 – 1。

表 13 – 4 – 1　脑出血的治疗

治疗方法	内容
非手术治疗	①卧床休息2~4周，维持生命体征稳定，防治并发症。②控制血压。③控制脑水肿，降低颅内压。④控制体温。⑤止血治疗
手术治疗	宜在早期（发病后6~24小时）进行。考虑手术治疗的情况：①基底核区中等量以上出血（壳核出血≥30ml，丘脑出血≥15ml）。②小脑出血≥10ml或直径≥3cm，或合并明显脑积水。③重症脑室出血（脑室铸型）。④合并脑血管畸形、动脉瘤等血管病变
康复治疗	只要患者生命体征平稳、病情不再进展，宜尽早进行康复治疗。早期分阶段综合康复治疗对恢复患者的神经功能，提高生活质量有益

5. 预防　①血压控制在 140/90mmHg 以下。②慎用抗栓治疗。③生活中避免酗酒、情绪激动。④避免胆固醇过低。⑤在寒冷天气注意保暖等。

第五节　高血压脑病

1. 临床表现　剧烈头痛，频繁呕吐，视物模糊或复视、一过性失明，嗜睡，严重者可突然出现惊厥和昏迷。血压常在（150~160）/（100~110）mmHg 或以上。

2. 治疗　降压止痉，静脉注射呋塞米。明显少尿或无尿时，禁用甘露醇等脱水药，以免加重水钠潴留或高血压，从而加重病情。

第六节　偏头痛

1. 概述　偏头痛是常见的原发性头痛，女性多于男性，多在青春期发病。月经期易发作。乳酪、葡萄酒等食物可诱发。多有家族史。

2. 临床表现

（1）有先兆偏头痛：头痛发生数小时至数天前，患者感疲乏、欣快，频繁打哈欠、思睡、烦躁、抑郁或小便减少。先兆以视觉先兆最为常见。可出现暗点、亮点亮线或视野缺损。头痛多位于偏侧，逐渐加剧，扩展至半侧头部或整个头部；常为搏动性，伴恶心、呕吐、畏光、畏声。日常动作可使头痛加重。持续4~72小时，睡眠后减轻。

（2）无先兆偏头痛：最常见。反复发作的一侧或双侧额颞部疼痛，呈搏动性。常伴有恶心、呕吐、畏光、畏声。

3. 鉴别诊断

（1）丛集性头痛：是较少见的一侧眼眶周围发作性剧烈疼痛，持续 15 分钟至 3 小时，发作从隔天 1 次到每天 8 次。反复密集发作，但始终为单侧头痛，常伴同侧结膜充血、流泪、流涕、前额和面部出汗、霍纳（Horner）综合征等。

（2）紧张性头痛：是双侧枕部或全头部紧缩性或压迫性头痛，常为持续性，很少伴有恶心、呕吐，部分病例也可表现为阵发性、搏动性头痛。多见于青、中年女性，情绪障碍或心理因素可加重头痛症状。

4. 治疗　见表 13 – 6 – 1。

表 13 – 6 – 1　偏头痛的治疗

治疗方法	内容
预防发作	避免促发因素如紧张、睡眠不规律、精神压力、喧闹声。发作时需静卧
发作时治疗	可选用阿司匹林、芬必得、布洛芬、吲哚美辛、甲芬那酸等。发作早期可给予咖啡因麦角胺；或 5 – $HT_{1B/1D}$ 受体选择性激动药，如舒马普坦、佐米曲普坦、利扎曲普坦
预防性用药	β 受体阻断药、抗癫痫药、钙通道阻滞药、抗抑郁药等。适应证：①频繁发作者，尤其每月 2 次以上严重头痛，影响生活和工作。②急性期治疗无效或有药物不良反应或禁忌应用药物，无法进行急性期治疗

第七节　癫痫

1. 病因　见表 13 – 7 – 1。

表 13 – 7 – 1　癫痫的病因

分类	病因
特发性癫痫	病因尚未明确，部分可能与遗传因素有关
症状性癫痫	由各种脑部疾病和影响脑功能的全身疾病引起，癫痫发作只是某个疾病的一种症状
隐源性癫痫	临床表现提示为症状性癫痫，现有检查手段不能发现明确的病因

2. 部分性发作

（1）单纯部分性发作：见表 13 – 7 – 2。

表 13 – 7 – 2　单纯部分性发作

分类	表现
部分运动性发作	指局部肢体的抽动，多见于一侧口角、眼睑、指和趾，也可涉及整个一侧面部或一个肢体的远端，有时表现为言语中断。发作自一侧开始后，按大脑皮质运动区的分布顺序缓慢地移动，如自一侧拇指沿手指、腕部、肘部、肩部扩展，称为杰克逊（Jackson）癫痫，病灶在对侧中央前回运动区
特殊感觉或躯体感觉性发作	闪光等视幻觉，病灶在枕叶。焦臭味等嗅幻觉，病灶在钩回前部。眩晕发作，病灶在颞叶部。发作性口角、指或趾等部位麻或刺感，病灶在对侧中央后回感觉区
精神性发作	包括各种类型的遗忘症（如似曾相识、强迫思维）、情感异常（如无名恐惧、愤怒、欣快）、错觉（如视物变大或变小）、复杂幻觉等

（2）复杂部分性发作：病灶多在颞叶。发作起始出现各种精神症状或特殊感觉症状，随后出现意识障碍或自动症和遗忘症，有时发作一开始即为意识障碍。先兆之后，患者呈部分性或完全性对环境接触不良，做出一些表面上似有目的的动作，即自动症。患者先瞪目不动，然后做出无意识的动作，如机械重复原来的动作，或出现其他动作如咀嚼、舔舌、抚面、解扣、脱衣，甚至游走、奔跑、乘车、上船等。

（3）部分性发作继发全面性发作：单纯部分性发作可发展为复杂部分性发作，单纯或复杂部分性发作可泛化为全面性强直－阵挛发作。

3. 全面性发作

（1）强直－阵挛发作：以意识丧失和全身抽搐为特征。自发作开始至意识恢复历时5~10分钟。醒后感到头痛、全身酸痛和疲乏，对抽搐全无记忆。其分期见表13－7－3。

表13－7－3　癫痫全面性强直－阵挛发作的分期

分期	表现
强直期	所有骨骼肌呈持续性收缩。喉部痉挛，发出叫声。口部先张开而后突闭，可咬破舌尖。颈部和躯干先屈曲而后角弓反张。上肢自上举、后旋，转变为内收、前旋。下肢自屈曲转变为强力伸直。强直期持续10~20秒后，在肢端出现微细的震颤
阵挛期	震颤幅度增大并延及全身，成为间歇的痉挛，即进入阵挛期。每次痉挛都继有短促的肌张力松弛。阵挛频率逐渐减慢，松弛期逐渐延长。持续0.5~1.0分钟
惊厥后期	阵挛期以后，尚有短暂的强直痉挛，造成牙关紧闭，大小便失禁。呼吸首先恢复，口鼻喷出泡沫或血沫。心率、血压、瞳孔等回至正常。肌张力松弛，意识逐渐清醒

（2）失神发作：脑电图（EEG）上呈规律和对称的3周/秒棘慢波组合；意识短暂中断，持续3~15秒；无先兆和局部症状；发作和中止均突然；每日可发作数次至数百次。发作时患者停止当时的活动，呼之不应，两眼瞪视不动，可伴眼睑、眉或上肢的3次/秒颤抖或有简单的自动性活动，如用手按面、吞咽，一般不会跌倒，手中持物可能坠落，事后立即清醒，继续原先的活动，对发作无记忆。

4. 癫痫持续状态　指持续30分钟以上的癫痫的一系列间隙极短的密集发作或连续发作。在全面性强直－阵挛发作的多次发作间隙一直处于意识不清的状态。

5. 治疗　病因治疗、对症治疗。合理安排生活和工作，避免驾驶、高空作业和危险活动、防止过度劳累。对癫痫持续状态，控制抽搐、给氧、给予广谱抗生素防治肺部感染；保持水、电解质平衡；脑水肿时，可静脉滴注甘露醇。高热可给予体表降温。常用药物见表13－7－4。

表13－7－4　癫痫治疗常用药物

发作类型	常用药物
部分性发作、部分性发作继发全面性发作	卡马西平、丙戊酸、托吡酯、左乙拉西坦
全面性强直－阵挛发作	丙戊酸、卡马西平、苯妥英钠、托吡酯、奥卡西平、拉莫三嗪
强直性发作	卡马西平、苯妥英钠、丙戊酸、托吡酯、拉莫三嗪、左乙拉西坦
阵挛性发作	丙戊酸、卡马西平、托吡酯、拉莫三嗪、左乙拉西坦
失神、肌阵挛发作	丙戊酸、乙琥胺、氯硝西泮、拉莫三嗪、托吡酯、左乙拉西坦

第八节　帕金森病

1. 概述　帕金森病（PD）又称震颤麻痹，是病因不明的进行性变性疾病，发病率随年龄增长而升高。

2. 临床表现　见表 13 - 8 - 1。起病隐匿，进展缓慢，多以震颤为初发症状，常自一侧上肢开始，逐渐波及其他肢体。口咽和腭肌运动障碍会出现讲话缓慢、音量低、流涎，严重时吞咽困难；常见皮脂腺、汗腺分泌亢进引起"脂颜"，多汗，消化道蠕动障碍引起顽固性便秘，交感神经功能障碍导致直立性低血压；部分患者晚期出现轻度认知功能减退，常见抑郁及视幻觉，通常不严重。

表 13 - 8 - 1　帕金森病的临床表现

临床表现	特点
静止性震颤	常为首发症状，"搓丸样"动作，静止时出现，睡眠时消失，精神紧张时加重，随意动作时减轻。可逐渐扩展到同侧及对侧上下肢，下颌、口唇、舌及头部较少受累
肌强直	铅管样强直、齿轮样强直
运动迟缓	随意动作减少，主动运动缓慢；"面具脸"；手指精细动作困难；"小写征"
姿势步态异常	行走转身时平衡障碍、易跌倒。可有慌张步态等

3. 辅助检查

（1）特发性 PD，血、脑脊液常规检查无异常，CT、MRI 检查无特征性改变。

（2）正电子发射断层扫描（PET）和单光子发射计算机断层扫描（SPECT）对 PD 早期诊断及监测病情进展有价值。

4. 诊断　①中老年发病，缓慢进行性病程。②主要症状及体征（静止性震颤、肌强直、运动迟缓、步态姿势障碍）中运动迟缓是必备；症状不对称。③左旋多巴治疗有效。④无眼外肌麻痹、小脑体征、直立性低血压、锥体系损害和肌萎缩等。

5. 治疗　见图 13 - 8 - 1。

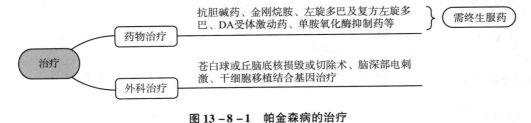

图 13 - 8 - 1　帕金森病的治疗

第十四章　精神科疾病

第一节　精神疾病症状学

1. 认知过程障碍

（1）感觉障碍：①感觉过敏。②感觉减退。③内感性不适。

（2）知觉障碍：见表 14-1-1。

表 14-1-1　知觉障碍

类型	概述
错觉	是对客观事物的歪曲感知
幻觉	最常见，是在没有现实刺激作用于感官时发生的知觉体验，如幻听、幻视、幻嗅、幻味、幻触等
感知综合障碍	对事物虽能感知，但事物的个别属性被歪曲，如视物显大症、视物变形症等

（3）思维障碍：见表 14-1-2。

表 14-1-2　思维障碍

类型	概述
思维奔逸	思维联想加快、转变迅速，表现为语量增多，语流加速，可出现随境转移和音联、意联现象，多见于躁狂发作
思维迟缓	思维进程缓慢，联想困难，表现为语量减少，语流缓慢，多见于抑郁发作
思维贫乏	思维联想数量明显减少，表现为思维内容空洞，概念贫乏，词汇短缺，多见于精神分裂症
思维散漫	思维联想松弛，内容散漫，逻辑关系不紧凑，表现为答不切题、不易理解以致交谈困难
思维破裂	思维联想过程破碎，缺乏连贯性和逻辑性，表现为言语支离、语句之间无联系、难于理喻，是思维散漫进一步发展的结果
病理象征性思维	是对概念的歪曲理解，以某种无关的具体事物代替某一抽象概念，不经患者解释，别人无法理解，如患者反穿衣服，喻意"心地坦白，表里合一"
语词新作	自造一些文字、图形或符号，赋予只有患者自己能解释的意义
思维被插入、被夺走、被播散或被中断	患者体验到不属于自己的思想强行进入脑中，自己的思想突然被抽走、向外界扩散，或突然中断
强迫观念	反复出现的某种思维观念，明知不对又无法摆脱，内心十分苦恼焦虑，进而也可表现为强迫性动作或行为，常见于强迫性障碍

续表

类型	概述
妄想	是在病理基础上产生的歪曲信念，无事实根据，不符合客观实际，患者坚信不疑，通过说服教育不能纠正；可分为关系妄想、被害妄想、罪恶妄想、嫉妒妄想、钟情妄想、物理影响妄想、被控制妄想或体验、被洞悉妄想或体验、疑病妄想、夸大妄想等

（4）注意障碍：见表 14 - 1 - 3。

表 14 - 1 - 3　注意障碍

类型	概述
注意增强	主动注意增强，受病态影响，特别关注某类事物；如有被害妄想者防御警惕性提高，有疑病妄想者过于注意自身的健康状况
注意减退	主动注意和被动注意的兴奋性减弱
注意涣散	主动注意不易集中
注意转移	被动注意兴奋性增强，注意不持久，易受周围环境影响而不断变换注意对象，常见于躁狂发作

（5）记忆障碍：见表 14 - 1 - 4。

表 14 - 1 - 4　记忆障碍

类型	概述
记忆减退	表现为记不住、易忘、回忆不起来等，多见于神经衰弱或痴呆患者
遗忘	对某一时期经历的事件不能回忆，可表现为顺行性遗忘或逆行性遗忘
虚构	是错误的记忆，将过去从未发生的经历或事物认为确有其事
错构	是另一类型的记忆错误，对过去经历的事件出现错误的回忆，且确信不疑

（6）智力障碍：见表 14 - 1 - 5。

表 14 - 1 - 5　智力障碍

类型	概述
精神发育迟滞	在胎儿期、围产期和婴幼儿时期，由各种原因引起的大脑发育受阻，使其智力发育停留在一定的阶段，明显低于正常同龄儿童
痴呆	是包括计算、理解、综合、分析、判断、推理等智力活动的普遍减退，进而其他精神活动如情感、意志等也可出现轻重不等的失调

（7）定向力障碍：定向力是对时间、地点、人物及自身状态的认识能力。定向力障碍是意识障碍的重要标志，但精神病患者有定向力障碍时，不一定都有意识障碍。

（8）自知力障碍：精神病患者一般均有程度不等的自知力缺失，不承认自己有精神病，拒绝就医、服药，随着病情好转自知力逐渐恢复。

2. 情感过程障碍　见图 14 - 1 - 1。

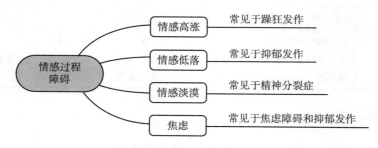

图 14 - 1 - 1　情感过程障碍

3. 意志行为障碍　①意志缺乏：多见于精神分裂症。②精神运动性兴奋：协调性精神运动性兴奋多见于躁狂发作；不协调性精神运动性兴奋多见于精神分裂症。③精神运动性抑制：常见于精神分裂症。④冲动行为。⑤自伤或自杀行为。

第二节　常见精神卫生问题的卫生宣教技术和常用筛检量表的使用

1. 精神卫生　是指维护和促进人类精神或心理健康，预防精神疾病和心理障碍的保健手段与措施。

（1）对已患精神疾病和心理障碍者进行积极的治疗，减少复发，促进康复和回归社会。

（2）提高正常人群的精神健康水平，增强个体承受刺激和适应社会的能力，培养和塑造健全的人格，预防和减少各类精神疾病、心理障碍与行为问题的发生。

2. 常用筛检量表　见表 14 - 2 - 1。

表 14 - 2 - 1　常用筛检量表

量表	用法
90 项症状检核表（SCL - 90）	用于反映有无各种心理症状及其严重程度
汉密尔顿抑郁量表（HAMD）	是经典的抑郁症状严重程度评定量表，也是目前临床上应用最普遍的抑郁量表。适用于有抑郁症状的成年人，包括情感性精神障碍抑郁状态和抑郁性神经症患者
汉密尔顿焦虑量表（HAMA）	适用于有焦虑症状的成年人，尤其是焦虑性神经症患者焦虑症状的严重程度评定，不适用于估计各种精神病时的焦虑状态
抑郁自评量表（SDS）	使用对象是有抑郁症状的成年人，特别适合于药理学研究中评定治疗前后的变化以及在综合性医院中发现抑郁症患者
临床总体印象量表（CGIS）	适用于对各种精神障碍的病情评估和治疗效果的前后比较
简明精神病评定量表（BPRS）	适用于具有精神病性症状的大多数重度精神病患者，尤其适宜于精神分裂症患者

续表

量表	用法
阳性和阴性精神症状评定量表（PANSS）	是目前临床科研中疗效评定的代表性量表
智力量表	是评估智力水平高低的工具，其结果为智商，可作为临床诊断的重要参考指标
人格测验量表	最常用明尼苏达多相人格调查表（MMPI）
简易精神状态检查（MMSE）	是最具影响的认知缺损筛选工具之一

第三节　焦虑症

1. 临床表现

（1）惊恐障碍

1）患者突然感到一种异乎寻常的惊恐体验，伴濒死感或失控感，且有严重的自主神经功能紊乱症状，患者感觉死亡将至，极度紧张、恐惧、心悸、胸闷、呼吸困难或过度换气、冲动、大声呼救、头痛、头晕、出汗、四肢麻木和感觉异常、全身发抖或全身无力等，心率明显加快，血压升高等。

2）惊恐发作常起病急骤，终止迅速，一般在半小时以内，很少超过 1 个小时，但时隔不久可突然再发。发作期间患者意识始终清晰，警觉度高，担心再发。

3）多数患者担心救治不及时而产生回避行为，不敢单独外出，24 小时需要有人陪伴。

（2）广泛性焦虑障碍：多起病缓慢，患者常合并疲劳、抑郁、强迫、恐惧、惊恐发作及人格解体等症状，见表 14 - 3 - 1。

表 14 - 3 - 1　广泛性焦虑障碍

临床表现	特点
精神性焦虑	精神上过度担心，对未来可能发生的、难以预料的不幸事件或某种危险经常担心。患者担心的也许是现实生活中可能会发生的事情，但其担心、焦虑和烦恼的程度与现实情况不对称。有的患者不能明确意识到所担忧的对象或内容，而只是一种莫名的担心、惶恐不安感
警觉性提高	对外界刺激敏感，易于出现惊跳反应，注意力难以集中，易受干扰。难以入睡、睡中易惊醒。情绪易激惹等
躯体性焦虑	运动不安，可表现为坐立不安、来回走动、搓手顿足、无目的的小动作增多。肌肉紧张，表现为主观上肌肉的紧张感，严重时有肌肉抽动或肢体的震颤，紧张性头痛也很常见
自主神经功能紊乱	表现为心动过速、胸闷气短，皮肤潮红或苍白，口干，便秘或腹泻，出汗，尿意频繁等症状，有的患者出现早泄、阳痿、月经紊乱等症状

（3）恐惧症：见表 14 - 3 - 2。

表 14 - 3 - 2　恐惧症

分类	特点
广场恐惧症	最常见，女性多于男性。对某些特定环境的恐惧，如广场、密闭的环境和拥挤的公共场所等，患者害怕离家或独处，害怕去人多拥挤的地方或乘坐公共交通工具，甚至不敢出门
社交恐惧症	常无明显诱因，害怕被人注视，一旦发现被别人注意自己就不自然，不敢与人对视，甚至感觉到无地自容。不敢在公共场所演讲，集会时不敢坐在前面，回避社交。常害怕见到异性、上司和未婚夫（妻）的父母等，或者熟人，与人见面时可出现脸红或者感觉到脸红（实无）、手抖、尿急等症状，症状有时严重到惊恐发作的程度，甚至在公共场所演讲时晕倒
特定恐惧症	恐惧局限于特定的情境，如害怕接近特定的动物，害怕高处、雷鸣、飞行、封闭空间、在公厕大小便、目睹流血或创伤，害怕接触特定的疾病等促发的恐惧。对恐惧情境的害怕一般不波动，导致功能损害的程度取决于患者回避恐惧情境的难易程度

2. 治疗

（1）药物治疗：①苯二氮䓬类药物，如阿普唑仑、氯硝西泮等。②抗抑郁药物，如 5 - 羟色胺再摄取抑制药和 5 - 羟色胺和去甲肾上腺素再摄取抑制药。

（2）心理治疗：包括系统脱敏疗法、暴露冲击疗法、认知疗法。

3. 转诊

（1）患者有严重的焦虑障碍时，建议转诊至精神科专业机构进行诊治。

（2）当焦虑障碍症状继发于躯体疾病或脑器质性疾病时，需将患者转诊至各专科进行及时诊治，治疗以其他专科治疗为主，精神科治疗为辅。

第四节　抑郁症

1. 临床表现　见表 14 - 4 - 1。情绪低落、兴趣缺乏和快感缺失、精力不济或疲劳感是抑郁障碍的核心症状，可伴有躯体症状、自杀观念和行为以及社会功能出现不同程度的损害。

表 14 - 4 - 1　抑郁症的临床表现

临床表现	特点
情绪低落	表现为情绪低沉、压抑郁闷，愁眉苦脸、唉声叹气，常有无望感、无助感和无用感。晨重暮轻，即情绪低落在早晨较重，到下午或傍晚时有所减轻
兴趣减退或缺乏	对以前喜欢的各种活动兴趣减退或丧失，不愿意出门，喜欢独自待着
快感缺失	不能从平时的活动中体验到快乐，或不能体验到发自内心的快乐
思维迟缓	自觉脑子变笨了，思考问题困难，主动言语减少、语速慢、语音低。自觉记忆力下降
活动减少	自觉变懒，不爱活动，动作缓慢。严重者可出现木僵或亚木僵状态
焦虑	莫名其妙地紧张、担心、坐立不安，甚至恐惧等。抑郁发作时常伴随不同程度的焦虑

临床表现	特点
自责自罪	患者对自己既往的一切轻微过失或错误横加责备，觉得自己给家庭、社会带来负担，自己一无是处，甚至觉得自己罪孽深重，该受惩罚
自杀观念和行为	患者感到生活毫无意义，可有自杀计划和行动，反复寻求自杀。出现自杀行为是严重抑郁的一个标志
精神病性症状	可出现幻觉和妄想，内容可与抑郁心境相协调，如罪恶妄想，伴有嘲笑或谴责性质的幻听；有时也与抑郁心境不协调
躯体症状	主要有食欲缺乏、睡眠障碍如早醒或入睡困难、性欲减退、体重下降、全身无力、便秘、身体各部位的疼痛感、自主神经功能紊乱等。少数患者出现食欲增加、睡眠增多、体重增加等
恶劣心境	原称抑郁性神经症，是一种以持久的情绪低落为主的轻度抑郁，从不出现躁狂。常伴有焦虑、躯体不适和睡眠障碍，但无明显的精神运动性抑制或精神病性症状。抑郁常持续 2 年以上，期间无长时间的完全缓解，如有缓解，一般不超过 2 个月。患者有求治要求，工作和生活不受严重影响

2. 治疗

（1）药物治疗：见表 14 – 4 – 2。

表 14 – 4 – 2　抑郁症的药物治疗

分类	代表药物
5 – 羟色胺再摄取抑制药	氟西汀、帕罗西汀、舍曲林、氟伏沙明、西酞普兰和艾斯西酞普兰
5 – 羟色胺和去甲肾上腺素再摄取抑制药	文拉法辛、度洛西汀
特异性 5 – 羟色胺受体阻断药	米氮平
三环类及四环类抗抑郁药	丙米嗪、氯米帕明、阿米替林、多塞平等

（2）心理治疗：包括支持性心理治疗和认知行为治疗。

（3）物理治疗：对有严重自杀言行或抑郁性木僵的患者，首选改良电抽搐治疗。对药物治疗无效、对药物不良反应不能耐受者也可采用电抽搐治疗。

3. 转诊　对重症抑郁障碍患者，尤其是有严重自杀念头的或有过自杀未遂者建议转至精神科专业机构进行诊治，同时向家属交代病情的严重性，在转院过程中要防止意外发生。对有严重躯体疾病伴发的抑郁障碍应转诊至相应的专科进行治疗，同时治疗抑郁。

第十五章　康复科疾病

第一节　神经系统常见病康复评定、康复治疗注意事项

1. 脑卒中

（1）康复评定：①认知功能评定。②运动功能评定。③感觉功能评定。④言语功能评定。⑤构音障碍评定。⑥吞咽功能评定。⑦心理精神功能评定。⑧生活质量评定。

（2）康复治疗

1）急性期：①肢体摆放（表15-1-1）和体位转换，每2小时翻身一次是预防压疮的重要措施。②偏瘫肢体被动活动，顺序为近端关节到远端关节，一般每天2~3次，每次5分钟以上。同时头转向偏瘫侧。被动活动肩关节时，偏瘫侧肱骨应呈外旋位。③床上活动，双手叉握上举运动、翻身、桥式运动。④物理因子治疗，常用局部的机械性刺激、冰刺激、功能性电刺激、肌电生物反馈和局部气压治疗等。⑤传统疗法，按摩和针刺治疗等。⑥药物治疗，可选溶栓药、脱水药、钙通道阻滞药，改变血黏度药物、抗血小板聚集和控制血压、感染等的药物。

表15-1-1　肢体摆放

体位	肢体体位
患侧卧位	偏瘫侧上肢应呈肩关节前屈90°、伸肘、伸指、掌心向上；下肢呈伸髋、膝稍曲、踝背屈90°；健侧放在舒适的位置
仰卧位	偏瘫侧肩胛骨和骨盆下应垫薄枕，上肢呈肩关节稍外展、伸肘、伸腕、伸指。掌心向下；下肢呈屈髋、屈膝、足踩在床面上或伸髋、伸膝、踝背屈90°；健侧放在舒适的位置
健侧卧位	偏瘫侧上肢有支撑，肩关节前屈90°，伸肘、伸腕、伸指、掌心向下；下肢有支撑，呈迈步状，患足垫枕支撑

2）恢复早期：指发病后的3~4周。①床上与床边活动：上肢上举运动、床边坐与床边站、双下肢交替屈伸运动、桥式运动。②坐位活动：坐位平衡训练，偏瘫侧上肢负重，上、下肢功能活动。③站立活动：站立平衡训练、偏瘫侧下肢负重（单腿负重）、上下台阶运动。④平行杠内行走。⑤室内行走与户外活动。⑥物理因子治疗：功能性电刺激、肌电生物反馈和低中频电刺激等。⑦传统康复疗法：针刺、按摩等。⑧作业治疗：日常生活活动、运动性功能活动、辅助用具或假肢使用训练。⑨应用步行架与轮椅。⑩言语治疗。

3）恢复中期：指发病后的4~12周。①上、下肢和手的治疗性活动。②作业性治疗活动。③认知功能训练。

4）恢复后期：指发病后的4~6个月。①上、下肢和手的功能训练。②日常生活活动能力

训练。③言语治疗。④认知功能训练。⑤心理治疗。⑥支具和矫形器的应用。

5）后遗症期：临床上有的在发病后6~12个月，但多在发病后1~2年。代偿性功能训练，包括矫形器、步行架和轮椅等的应用，以及环境改造和必要的职业技能训练及心理疏导。

2. 脊髓损伤

（1）康复评定：损伤平面；完全和不完全损伤的评定；日常生活活动能力的评定；功能恢复预测。

（2）康复治疗：见表15－1－2。

表15－1－2　康复治疗

分期	措施
急性期	患者卧床时应保持肢体于功能位；四肢瘫患者采用手功能位夹板使腕、手保持于功能位。呼吸及排痰训练。体位变换，每2小时翻身一次。关节被动活动。坐起、站立训练
恢复期	物理治疗，包括蜡疗、功能性电刺激、超短波和紫外线等；肌力训练；垫上运动训练，如翻身训练、牵伸训练、垫上支撑、垫上移动；坐位训练；转移训练；轮椅训练；步行训练；日常生活活动能力的训练；应用矫形器；心理治疗

第二节　心肺疾病康复的特点、治疗及注意事项

1. 慢性阻塞性肺疾病

（1）功能评定：①肺功能检查，包括肺容量和肺通气功能测定。②运动试验，常用活动平板和功率自行车试验。③日常生活活动能力评定（表15－2－1）。

表15－2－1　日常生活活动能力评定

分级	特点
0级	活动不受限，无症状
1级	一般活动时稍气短
2级	一般走路无气短，较快走或上下楼梯时气短
3级	行走百米时气短
4级	讲话、穿衣、轻微活动时气短
5级	安静时气短，不能平卧

（2）康复治疗：见表15－2－2。

表 15 – 2 – 2　康复治疗

方法	具体措施
超声雾化吸入	常用抗生素、激素、祛痰药、支气管扩张药等类药物吸入
超短波电疗法	剂量不宜过大，一般采用 I~ II 级剂量，每次 10~15 分，每天 1~2 次
体位引流	采用侧卧位、仰卧位、俯卧位等。引流时可轻拍患者胸背部，嘱患者做腹式呼吸。每个部位引流时间 5~10 分钟，每天 2~4 次
咳嗽训练	先缓慢深吸气，再憋气片刻，身体前倾，两臂屈曲用肘轻压两下肋，然后收腹，连续咳嗽 2~3 声，再用力呼气，休息片刻，再重复训练
腹式呼吸训练	每次 15~30 分钟，每天 2~3 次，持续 6~8 周
运动训练	轻症者可采用功率自行车、活动平板、步行、慢跑、游泳等活动；重症者可室内活动、上下楼梯及院内活动、呼吸运动等
作业治疗	包括穿衣、洗漱、洗澡、烹饪、清洁卫生等；功能训练如写字、绘画、打字、操作微机、缝纫、纺织等；娱乐性活动如棋类、弹琴、园艺等

2. 冠状动脉粥样硬化性心脏病

（1）康复分期：见表 15 – 2 – 3。

表 15 – 2 – 3　康复分期

分期	特点
I 期	指急性心肌梗死或急性冠脉综合征住院期康复，冠状动脉搭桥术（CABG）或经皮冠状动脉腔内成形术（PTCA）术后早期康复也属于此列；时间 3~7 天
II 期	指患者出院开始，至病情稳定性完全建立为止；时间 5~6 周
III 期	指病情处于较长期稳定状态，或 II 期过程结束的冠状动脉粥样硬化性心脏病患者。PTCA 及支架置入术后或 CABG 术后的康复也属于此期；一般 2~3 个月

（2）康复治疗：见表 15 – 2 – 4。

表 15 – 2 – 4　康复治疗

分期	康复方案
I 期	活动一般从床上的肢体活动开始，从远端肢体的小关节活动开始，从不抗地心引力的活动开始。呼吸训练，主要指腹式呼吸，不可憋气。坐位训练。步行训练。保持大便通畅。上、下楼活动。心理康复与二级预防宣教。康复方案调整与监护
II 期	室内外散步、医疗体操、气功、家庭卫生、厨房活动、园艺活动或在邻近区域购物、作业训练
III 期	有氧训练、循环抗阻训练、柔韧性训练、医疗体操、作业训练、放松性训练、行为治疗、心理治疗等。有氧训练是最重要的核心

第三节　骨关节与软组织常见病、伤、残的特点及康复治疗注意事项

1. 软组织损伤　治疗目的是消炎、镇痛，恢复功能。
（1）急性损伤：①短波或超短波。②毫米波。③磁疗法。④紫外线照射。⑤低频或中频电疗。
（2）亚急性、慢性损伤：①红外线。②蜡疗。③高频电疗。④超声波。⑤音频电疗。
（3）恢复功能：增加关节活动范围，牵伸练习，肌力训练。

2. 骨折
（1）康复目标
1）上肢主要功能是手的应用。当关节功能不能完全恢复时，必须保证其最有效的、起码的活动范围，即以各关节的功能位为中心而扩大的活动范围。
2）下肢的主要功能是负重和行走，要求各关节保持充分的稳定。
（2）评定内容：①骨折愈合情况，包括骨折对位、骨痂形成，是否延迟愈合或未愈合，有无假关节、畸形愈合，有无感染、血管神经损伤、骨化性肌炎。②关节活动度。③肌力。④肢体长度及周径。⑤感觉功能。⑥日常生活活动能力。
（3）康复治疗：见图 15 - 3 - 1。

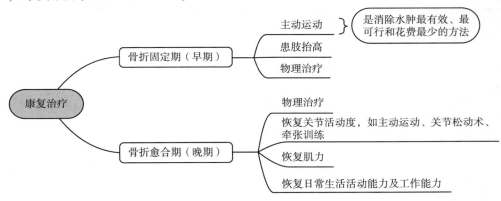

图 15 - 3 - 1　康复治疗

3. 肩关节脱位　见表 15 - 3 - 1。

表 15 - 3 - 1　肩关节脱位

分期	方案	注意事项
急性期	①物理治疗对镇痛和控制炎症有帮助。②手法治疗。③Codman 运动或钟摆运动	保护修复的软组织，肩部悬吊带固定 3~4 周，训练时取下吊带，训练结束后，立即佩戴。训练或日常生活活动时避免导致脱位的姿势
亚急性期和恢复期	①物理治疗有助于松解粘连、软化纤维瘢痕组织。②手法治疗，将肩关节摆在体侧，开始等长阻力训练，可分别在不同的无痛姿势的可动角度内进行。③主动运动，等张抗阻运动，限制外旋在 50°以内，以避免脱位的姿势	实施手法治疗，禁止将肩关节向前滑动，以免关节脱位。5 周时，除外展 90°加外旋姿势外，所有动作都可在等速运动仪上进行

4. 颈椎病

（1）病理变化：椎间盘脱水、变薄，椎间隙变窄，椎间关节失稳，骨刺形成，椎间孔变形、变小等，导致压迫或刺激脊神经根、椎动脉、脊髓、交感神经等，引起一系列临床症状。

（2）颈椎牵引：分为持续牵引与间歇牵引。牵引角度见表15－3－2。一般以体重的1/12～1/8，平均为体重的10% 开始牵引。第一天牵引后如无不适反应，从第二天开始视患者体质状况增加1～2kg 重量，再根据患者自觉反应情况逐步增加，通常每3～5天增加1kg。如症状有改善，可维持此重量，如没有改善，可继续增加，最大可达12kg。每次牵引以20～30分钟较为合适，每天1～2次，每周治疗3～5天，10～14天为1个疗程，持续4～6周。

表15－3－2　颈椎牵引角度

情况	牵引角度
神经根型颈椎病	15°～25°
椎动脉型和脊髓型颈椎病	0
$C_{1～4}$ 段颈椎病变	0
$C_5～T_1$ 段颈椎病变	15°～25°
颈椎生理弧度消失甚至反弓	0～15°

第十六章　眼、耳鼻喉科疾病

第一节　睑板腺炎

1. 概述　睑板腺炎多由葡萄球菌，特别是金黄色葡萄球菌感染睑板腺而引起。

2. 临床表现

（1）患处红、肿、热、痛。肿胀比较局限，疼痛明显，病变处有硬结，触之压痛，睑结膜面局限性充血、肿胀。

（2）2~3 天后，常于睑结膜面形成黄色脓点，向结膜囊内破溃，少数患者可向皮肤面破溃。破溃后炎症明显减轻，1~2 天逐渐消退，多数在 1 周左右痊愈。

3. 治疗　局部滴用抗生素滴眼液（首选喹诺酮类滴眼液），晚间涂 0.3% 氧氟沙星眼膏。若局部炎症剧烈或伴有发热、耳前或颌下淋巴结肿大，可口服抗菌药物。热敷患眼，可促进硬结吸收或软化。皮下或结膜下出现脓头，可切开排脓。内睑腺炎切口常在睑结膜面，应垂直于睑缘。

第二节　睑板腺囊肿

1. 诊断　青少年或中壮年多见，发生在上睑者居多。病程缓慢，多无自觉症状，表现为眼睑皮下无痛性圆形肿块，囊肿可长期无改变，也可自行破溃，在睑结膜面形成肉芽肿，若合并感染则形成急性化脓性炎症。

2. 治疗　睑板腺囊肿较小者，可用抗生素药物滴眼；较大者可手术切除，老年患者的切除标本应送病理检查，以排除睑板腺癌。

第三节　结膜炎

1. 概述

（1）病因：最常见的是微生物感染。致病微生物可为细菌、病毒或衣原体等。非微生物性因素包括物理性、化学性刺激。

（2）临床表现：患眼出现异物感、烧灼感、痒感、畏光、流泪等。结膜充血、结膜有分泌物、乳头增生、滤泡形成、球结膜水肿、耳前淋巴结肿大等。

（3）治疗：针对病因治疗，一般以局部给药为主，如滴眼液滴眼；必要时全身用药。急性期禁忌包扎患眼。

2. 急性流行性出血性结膜炎

（1）临床表现

1）起病急速，潜伏期短；接触传染源后可在 24~48 小时内发病。常为双眼先后或同时发病。有剧烈异物感、流泪、畏光和眼痛等症状。眼睑红肿，睑结膜和球结膜高度充血、水肿；球结膜下有细小点状或片状出血，分泌物为水样或黏液样。

2）多伴有角膜上皮损伤。表现为多个点状浸润，重者表现为小片状或浅实质层混浊，角膜知觉减退。严重者可伴前葡萄膜炎改变。可伴发热、乏力、咽痛等症状，多伴有耳前或颌下淋巴结肿大。个别患者可合并肢体瘫痪。

（2）治疗：抗病毒滴眼液滴眼；晚间用 0.3% 氧氟沙星眼膏涂眼。为防止混合感染，可加用抗生素滴眼液滴眼。分泌物较多者，可用生理盐水冲洗结膜囊。眼部冷敷可缓解不适症状。一般不选用糖皮质激素滴眼。

3. 急性卡他性结膜炎

（1）临床表现：两眼同时或先后急性发病。轻者有眼部不适或异物感，重者有畏光、流泪、眼部烧灼感；分泌物过多时可出现一过性视物不清。检查可见眼睑轻微肿胀，睑结膜及穹隆部结膜充血明显，球结膜水肿，结膜下可见出血点，有黏液或黏液脓性分泌物。偶见角膜合并症。表现为角膜周边部的灰白色小混浊点，甚者出现边缘性角膜浸润或溃疡。

（2）治疗：抗生素滴眼液滴眼。睡前涂抗生素眼膏。分泌物较多时可用生理盐水或 3% 硼酸液冲洗结膜囊。局部冷敷可减轻眼部不适或刺激症状。治疗及时、彻底，症状完全消失后应再坚持用药 1~2 周。

第四节　白内障

1. 概述　白内障是由于各种原因导致的晶状体蛋白变性混浊，致使视力下降。在我国，白内障是致盲的主要眼病。

2. 分类　见图 16 - 4 - 1。

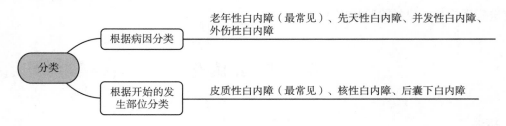

图 16 - 4 - 1　白内障的分类

3. 诊断　皮质性白内障早期视力受影响不明显，核性白内障和后囊下白内障早期即有视力减退。主要表现有视物模糊、眼睛易疲劳、眼前有固定黑影、单眼复视或多视、视物变形、视力逐渐减退，严重者可致盲。裂隙灯检查可见晶状体混浊，晶状体完全混浊者用手电筒检查可见瞳孔区呈灰白色，眼底窥不清。

4. 治疗　见表 16 - 4 - 1。

表 16 - 4 - 1　白内障的治疗

分期	治疗
初发期	眼部滴用谷胱甘肽、吡诺克辛钠或吡诺克辛滴眼液等，可缓解或限制其发展，但不能使已混浊的晶状体蛋白变透明
近成熟期或成熟期	首选白内障超声乳化摘除术或囊外摘除术联合人工晶体植入术

第五节　青光眼

1. 闭角型青光眼

（1）诊断

1）多见于 50 岁以上的老年女性，冬春季节多见。情绪激动或过度劳累可诱发。

2）急性发作时，出现剧烈眼痛、畏光、流泪，伴同侧头痛、恶心或呕吐等症状。视力急剧下降，可降至眼前指数或手动，并伴虹视现象。

3）眼睑水肿，结膜混合充血，角膜呈雾状或磨砂玻璃状水肿，前房变浅和瞳孔散大。眼压明显升高，常在 50mmHg 以上，个别可达 80mmHg 以上。急性期可不出现视野改变，但视野检查可用于观察疗效和判断预后。

（2）治疗：急性闭角型青光眼以手术治疗为主，但急性发作期以药物降眼压为主。首选毛果芸香碱滴眼液滴眼，合用 β 受体阻断药。眼压急性升高时，可选碳酸酐酶抑制药抑制房水生成，如乙酰唑胺。急性期眼压较高者，可选用高渗脱水药降低眼压。给予镇静、镇吐或安眠药物辅助治疗。

2. 开角型青光眼

（1）诊断

1）常见于 40 岁以上的中、老年男性。常为双眼发病，起病慢，眼压逐渐升高，房角始终保持开放。早期无任何症状；病情进展到一定阶段可有轻微眼胀、头痛或视力疲劳。

2）早期中心视力不受影响，视野改变明显，旁中心暗点和鼻侧阶梯，然后扩大形成弓形暗点；周边视野逐渐缩小，严重者呈管状视野。

3）早期眼压升高不明显，24 小时眼压波动较大。病变后期眼压中度升高。早期瞳孔无改变，晚期有瞳孔开大，对光反应迟钝。视神经盘凹陷扩大变深，视神经盘旁有线状出血等。

（2）治疗：先用药物治疗，首选前列腺素衍生物滴眼液。最大剂量药物无效者，可选择激光小梁成形术。眼压持续不降或视功能继续恶化者，可选择手术治疗，如滤过性手术。

第六节　屈光不正

1. 近视

（1）诊断：见表 16 – 6 – 1。

表 16 – 6 – 1　近视的诊断

项目	诊断要点
视力障碍	近视力正常，远视力减退。近视度数越高，远视力越差
视疲劳	眼睛易于疲劳，低度近视者视物时常有眯眼动作，高度近视者眼睛略有外突感，也可有眼前黑影飘动等玻璃体混浊症状
眼位	近视眼患者视近时无须调节，易发生外隐斜或外斜视
眼球改变	眼球前后轴伸长，表现为眼球突出，前房较深，瞳孔大和对光反射较迟钝
眼底改变	低度近视者一般不发生眼底改变；高度近视者可引起眼底退行性改变，表现有豹纹状眼底、近视性弧形斑、黄斑出血或裂孔等

（2）并发症：高度近视者常并发晶状体混浊、巩膜后葡萄肿、玻璃体混浊、玻璃体液化或后脱离、周边部视网膜变性、视网膜裂孔或视网膜脱离等。

（3）治疗：验光配镜、佩戴角膜接触镜、望远镜式眼镜。手术治疗多采用准分子激光手术、角膜磨削术、表层角膜镜片术、眼内晶状体植入术等。

（4）健康指导：青少年注意用眼卫生，坚持正确的读写姿势，阅读距离应大于33cm。中、小学生不要在极强光线或极弱光线下读书，连续阅读或写作时间不要超过1小时。加强身体锻炼，注意平衡营养，多摄入含锌或钙的食物。定期检查视力。

2. 远视

（1）诊断：见表 16 – 6 – 2。

表 16 – 6 – 2　远视的诊断

项目	诊断要点
视力障碍	年轻人轻、中度远视者调节能力较强，可表现为远、近视力正常。随着年龄增长，调节能力渐弱，表现为远视力正常，近视力异常。年龄较大者或高度远视者的远、近视力均不正常
视疲劳	眼痛或头痛等疲劳症状非常明显，甚者出现恶心、呕吐，尤其表现在看书或写字时间稍久就感视物模糊，休息后好转。少年儿童调节能力强，可无症状。随着年龄的增长，症状逐渐加重
眼位	高度远视者由于使用较强的调节能力，集合能力也较强，远视度数高的眼易发生内隐斜或调节性内斜视
眼球改变	远视眼的眼球前后径较正视眼为短，晶状体体积相对较大，以致前房变浅，年长者易诱发闭角型青光眼
眼底改变	高度远视者视神经盘较小，颜色略红，边界欠清晰，但无水肿
其他	老视出现的年龄比正视眼者早

（2）治疗：7 岁以下儿童的轻度远视属生理现象，无须配镜。青年人轻度远视者若不伴视疲劳时也无须配镜。青少年若度数较深，并伴视力减退或斜视，必须验光配镜。配镜后应定期验光。单眼高度远视或无晶状体眼者建议使用角膜接触镜矫正。手术治疗可采用准分子激光手术或表层角膜镜片术。

3. 散光

（1）诊断：视力减退，低度散光时可无视力减退症状；高度散光时有视物模糊或视力减退，看远、看近都不清楚，在近距离工作时明显。视力疲劳，常伴前额头痛或不适感。为能清晰视物，可出现头颈部倾斜或扭动现象。幼儿高度散光可引起弱视，尤其是混合散光者。

（2）处理：散光度数较低，视力较好者，可暂不配镜；若出现视力明显减退、视疲劳症状明显，均应配镜。规则散光检影后用合适度数的柱镜片加以矫正，非规则散光可用角膜接触镜矫正。准分子激光手术、表层角膜镜片术可用于治疗高度散光。

4. 屈光参差　主要与先天发育异常有关；后天因素常见于外伤或手术引起的单眼无晶状体。患者无立体视觉；斜视或弱视。验光配镜可纠正。单眼高度近视者选择准分子激光手术治疗；单眼无晶状体眼者可考虑人工晶体植入手术。

5. 弱视　主要病因有斜视、屈光不正和屈光参差。患者视力减退；视觉拥挤现象；弱视常有旁中心固视，使用中心凹以外的视网膜某一点注视目标；常有眼位偏斜。早发现和早治疗是防治弱视的关键。学龄前是治疗弱视的最好时期。包括遮盖疗法、精细目力训练、弱视治疗仪、药物疗法等。

6. 斜视

（1）诊断：见表 16 - 6 - 3。

表 16 - 6 - 3　斜视的诊断

分类	诊断
共同性斜视	眼球运动无障碍，两眼向各个方向转动时偏斜的程度保持不变。患者多无复视、头晕和代偿头位等，常因容貌问题而就医
麻痹性斜视	眼球向某一方向运动障碍，两眼向各个方向转动时偏斜的程度不一。有复视、头晕症状和代偿头位

（2）治疗：屈光矫正。对于斜视引起的视力减退或弱视，应及早进行弱视治疗。错过最佳视力矫正时机（5 岁以前），可造成终身弱视。麻痹性斜视者应积极治疗病因，早期给予针灸治疗或理疗，半年后仍斜视者可考虑手术治疗。

7. 老视　患者早期主诉视近不清，需将书报放到较远处，才能看清楚。日久放远处也不清楚。阅读时间较长时易出现眼胀或头痛等视疲劳症状。通过验光检查，佩戴合适的老视眼镜可以矫正。若想同时看远和看近，可佩戴双焦点眼镜。

第七节　中耳炎

1. 分泌性中耳炎

（1）概述：分泌性中耳炎是以鼓室积液及听力下降为主要特征的中耳非化脓性炎性疾病。一般病程早期为浆液性，后期为黏液性。

（2）诊断

1）听力下降伴自声增强，急性发病时可有耳痛，耳内闭塞感或闷胀感，按压耳屏后可暂时减轻。急性者松弛部或全鼓膜充血、内陷。

2）鼓室积液时，鼓膜失去正常光泽，呈淡黄、橙红或琥珀色，当积液未充满整个鼓室时，透过鼓膜可见到液平面，鼓室穿刺可抽出淡黄色液体。

3）鼓气耳镜检查见鼓膜活动受限。音叉实验和纯音听力测试提示传导性听力下降。

（3）治疗：控制感染，清除中耳积液，改善咽鼓管通气引流，同时治疗相关疾病。

2. 化脓性中耳炎

（1）概述：主要致病菌为肺炎链球菌、流感嗜血杆菌、溶血性链球菌、葡萄球菌、变形杆菌等，经耳咽管、外耳道鼓膜途径感染，耳咽管途径最常见。

（2）诊断：见表16－7－1。

表 16－7－1　化脓性中耳炎的诊断

分类	特点
急性化脓性中耳炎	主要为耳痛、鼓膜充血、鼓膜穿孔、耳流脓。患者有发热、畏寒，局部表现为耳痛、听力下降、耳鸣及流脓。乳突区可有轻微压痛。耳镜检查可见鼓膜充血、穿孔。听力检测为传导性听力下降
慢性化脓性中耳炎	病变侵犯鼓室、鼓窦、乳突和咽鼓管。主要为耳内长期间断或持续性流脓、鼓膜穿孔和传导性听力下降。耳镜检查可见鼓膜呈不同形态和大小的穿孔

（3）治疗：见表16－7－2。

表 16－7－2　化脓性中耳炎的治疗

分类	治疗措施
急性化脓性中耳炎	镇痛、控制感染、通畅引流、去除病因。及早应用足量的广谱抗生素。鼓膜穿孔前用1%酚甘油滴耳、麻黄碱和含激素的抗生素滴鼻液滴鼻；穿孔后过氧化氢溶液清洗外耳道、氧氟沙星滴耳液等滴耳
慢性化脓性中耳炎	消除病因，控制感染，清除病灶，畅通引流，尽可能恢复听力。引流通畅者，以局部滴药为主，炎症急性发作时，宜全身应用抗生素。中耳有肉芽或息肉影响引流、CT显示乳突内有软组织影、骨质损害、保守治疗无效者，应手术治疗

3. 中耳胆脂瘤 属于非真性肿瘤。不伴感染者早期可无症状。伴慢性化脓性中耳炎者可有长期持续耳流脓，常伴恶臭。耳镜检查可见鼓膜松弛部或紧张部后上边缘性穿孔，自穿孔处可见鼓室内有灰白色或豆渣样无定形物质，奇臭。听力下降一般为较重的传导性听力损失。若毒素侵入内耳则可有混合性听力下降。一旦确诊，尽早手术治疗。

第八节 鼻炎

1. 急性鼻炎

（1）鼻痒、喷嚏、鼻塞、水样涕、嗅觉减退和闭塞性鼻音。继发细菌感染后，鼻涕变为黏液性、黏脓性或脓性。可有发热、头痛、倦怠，小儿可出现高热、惊厥。

（2）鼻腔检查可见黏膜充血、肿胀、下鼻甲肿大，总鼻道或鼻底有较多分泌物，初为水样，后渐变为黏液性、黏脓性或脓性。

（3）以对症和支持治疗为主，同时预防并发症。

2. 慢性鼻炎 表现为鼻塞、多涕，或伴闭塞性鼻音、嗅觉减退、耳鸣或耳闭塞感、咽干、咽痛等。鼻腔检查可见黏膜充血肿胀，以下鼻甲最明显。鼻腔分泌物为黏液性或黏脓性。治疗时根除病因，恢复鼻腔通气。

3. 变应性鼻炎

（1）以鼻痒、喷嚏、鼻分泌亢进、鼻黏膜肿胀等为主要特点，发作时鼻痒、阵发性喷嚏、大量清水样涕、鼻塞，并有不同程度的嗅觉减退。

（2）鼻腔检查可见黏膜苍白、水肿，以下鼻甲变化最明显，鼻腔有大量清涕。

（3）避免与变应原接触、应用药物（如布地奈德）及进行免疫治疗。

4. 萎缩性鼻炎

（1）鼻黏膜萎缩、嗅觉减退或消失和鼻腔大量结痂形成。常有鼻及鼻咽部干燥、鼻塞、嗅觉减退或失嗅、鼻腔有恶臭异味、头痛和头晕等症状。

（2）鼻腔检查可见鼻腔宽大、鼻甲萎缩甚至不可辨，鼻黏膜明显干燥，鼻腔内有黄绿色或灰绿色痂，有恶臭味。

（3）可试用改善营养、鼻腔冲洗等方法，保守治疗无效、症状较重者可行手术缩窄鼻腔。

第九节 鼻窦炎

1. 概述 鼻窦炎是鼻窦黏膜的化脓性炎症。慢性化脓性鼻窦炎较急性者多见，以慢性上颌窦炎最多，常与慢性筛窦炎合并存在。

2. 各组鼻窦炎头痛的特征 见表16-9-1。

表 16 – 9 – 1 各组鼻窦炎头痛的特征

分组	头痛的特征
前组鼻窦炎	接近头颅表面，头痛多在额部及患侧局部
后组鼻窦炎	在头颅深处，头痛多在头顶部、颞部或后枕部
上颌窦炎	为前额及颞部头痛，晨起轻，午后重。可有面颊肿胀、尖牙窝处压痛
筛窦炎	头痛局限在内眦或鼻根部，也可放射至头顶部，前组筛窦炎有时与额窦炎相似，后组筛窦炎与蝶窦炎相似
额窦炎	前额部呈周期性、定时性头痛。晨起即感头痛，逐渐加重，中午最重，午后开始减轻，晚间消失，次日再发作
蝶窦炎	疼痛可放射到头顶部、后枕部，并可反射到颈部和眼球后，出现早晨轻、午后重的枕部头痛

3. 急性鼻窦炎

（1）常见头痛或鼻局部疼痛，伴鼻塞、脓涕、嗅觉减退，有的患者有畏寒、发热等。重者可累及骨质。

（2）鼻黏膜充血、肿胀，鼻腔、鼻道内可见大量脓性或黏脓性涕，额窦、筛窦及上颌窦靠近体表处可有压痛。

（3）根除病因，解除鼻腔、鼻窦引流和通气障碍，控制感染和预防并发症。可给予抗生素，鼻腔局部用糖皮质激素和/或短期使用收敛剂及生理盐水鼻腔冲洗等方法治疗。

4. 慢性鼻窦炎

（1）常见鼻塞、脓涕，有的暂时性嗅觉减退或消失，头痛多不明显或为钝痛，偶有眼部并发症如视力减退或失明。

（2）鼻黏膜呈慢性充血、肿胀、肥厚，中鼻甲肥大或息肉样变，中鼻道狭窄、黏膜水肿或息肉形成。

（3）不伴鼻息肉者首选药物治疗，常采用鼻腔局部应用糖皮质激素、鼻腔冲洗，严重者可用上颌窦穿刺冲洗或鼻窦负压置换等方法，无效者可考虑手术治疗；伴鼻息肉或鼻腔解剖结构异常者首选手术治疗，围手术期仍需药物治疗。

（4）儿童鼻窦炎以药物保守治疗为主，慢性者保守治疗无效时，可考虑小范围功能性手术。

第十节 咽炎

1. 急性咽炎

（1）诊断

1）急性咽炎常因全身及局部抵抗力下降，溶血性链球菌、肺炎链球菌及病毒侵犯而引发。

2）起病急，咽部干燥、灼热，继之疼痛，吞咽时加重，放射至耳部。有时全身不适，不同程度的发热。

3）检查口咽及鼻咽黏膜弥漫性充血、肿胀，腭弓及悬雍垂水肿，咽后壁淋巴滤泡和咽侧索红肿，表面有黄白色点状渗出物，下颌淋巴结肿大并有压痛。

（2）治疗

1）无全身症状或症状较轻者，局部应用含漱液、各种含片及中成药，针对病因可适当应用口服抗病毒药或抗生素。

2）全身症状较重伴有高热者，除上述治疗外，应卧床休息，多饮水及进食流质，可经静脉途径应用抗病毒药或抗生素。

2. 慢性咽炎

（1）病因：见图 16 – 10 – 1。

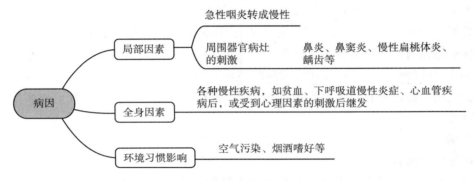

图 16 – 10 – 1　慢性咽炎的病因

（2）临床表现

1）症状：咽部各种不适感觉，如异物感、发痒、灼热、干燥、微痛、干咳、痰多不易咳净，讲话易疲劳，或于刷牙漱口、讲话多时易恶心作呕。

2）体征：见表 16 – 10 – 1。

表 16 – 10 – 1　慢性咽炎的体征

分类	体征
慢性单纯性咽炎	黏膜弥漫性充血，小血管扩张，色暗红，附有少量黏稠分泌物
慢性肥厚性咽炎	黏膜增厚，弥漫性充血，色暗红，咽后壁淋巴滤泡增生充血肿胀，呈点状分布或融合成块，咽侧索充血肥厚
萎缩或干燥性咽炎	黏膜干燥，萎缩变薄，色苍白发亮如蜡纸，并有脓痂附着。咽部感觉及反射减退，鼻咽部也有黏稠分泌物或脓痂附着。若早期萎缩改变不明显，仅表现干燥者，称干燥性咽炎

（3）治疗：治疗局部和全身疾病，戒除烟酒等不良嗜好，改善心理状态，增强体质，提高心理素质。发热者应用抗生素和抗病毒药以及退热对症治疗。复方硼砂溶液漱口，含服碘含片、华素片、六神丸、西瓜霜等药物；用硝酸银或电凝固法烧灼增生的淋巴组织。

第十一节　扁桃体炎

1. 急性扁桃体炎

（1）病因：乙型溶血性链球菌为本病的主要致病菌，非溶血性链球菌、葡萄球菌、肺炎链球菌、流感杆菌等也可引起。细菌和病毒混合感染者不少见。

（2）病理：包括急性卡他性扁桃体炎、急性滤泡性扁桃体炎、急性隐窝性扁桃体炎。

（3）临床表现：①全身症状，多见于急性化脓性扁桃体炎。起病急，可有畏寒、高热、头痛、食欲下降、乏力、全身不适、便秘等。小儿可因高热而引起抽搐、呕吐及昏睡。②局部症状，以剧烈咽痛为主，常放射至耳部，伴有吞咽困难。下颌下淋巴结肿大，有时感到转头不便。葡萄球菌感染者，扁桃体肿大较显著，在幼儿还可引起呼吸困难。③查体见患者呈急性病容。咽部黏膜呈弥漫性充血，以扁桃体及两腭弓最为严重。腭扁桃体肿大，在其表面可显示黄白色脓点，或在隐窝口处有黄白色或灰白色点状豆渣样渗出物，可连成一片形似假膜，下颌下淋巴结常肿大。

（4）实验室检查：涂片多见链球菌、葡萄球菌、肺炎链球菌。血常规示白细胞计数明显增多，中性粒细胞比例升高。

（5）并发症：包括局部并发症（如扁桃体周脓肿、急性中耳炎等）、全身并发症（如急性风湿热、心肌炎、急性关节炎等）。

（6）治疗

1）一般治疗：适当隔离患者。多饮水、进流食，注意休息。高热、咽痛剧烈者可口服解热镇痛药。

2）全身用药：首选青霉素类抗生素

3）局部用药：复方硼砂溶液漱口等。

4）中医中药：常用银翘柑橘汤或用清咽防腐汤。

5）手术治疗：对已有并发症者，应在急性炎症消退后施行扁桃体切除术。

2. 慢性扁桃体炎

（1）概述：慢性扁桃体炎多由急性扁桃体炎反复发作或因扁桃体隐窝引流不畅，窝内细菌、病毒滋生感染而演变为慢性炎症。

（2）临床表现：①患者常有咽痛，易感冒及急性扁桃体炎发作史，平时自觉症状少，可有咽内发干、发痒、异物感、刺激性咳嗽等轻微症状。若扁桃体隐窝内潴留干酪样腐败物或有大量厌氧菌感染，则出现口臭。②小儿扁桃体过度肥大，可能出现呼吸不畅、睡时打鼾、吞咽或言语共鸣的障碍。由于隐窝脓栓被咽下，刺激胃肠，或隐窝内细菌、毒素等被吸收引起全身反应，导致消化不良、头痛、乏力、低热等。③扁桃体和腭舌弓呈慢性充血，黏膜呈暗红色，用压舌板挤压腭舌弓时，隐窝口有时可见黄、白色干酪样点状物溢出。成人扁桃体多已缩小，但可见瘢痕，凹凸不平，常与周围组织粘连。患者常有下颌下淋巴结肿大。

（3）诊断：应根据病史，结合局部检查进行诊断。患者有反复急性发作的病史，为本病诊断的主要依据。

（4）治疗：见表 16 - 11 - 1。

表 16 - 11 - 1　慢性扁桃体炎的治疗

治疗方式	治疗
非手术治疗	①锻炼身体，增强抗病能力。②应用抗菌药物，应结合免疫疗法或抗变应性措施。③其他，局部涂药、隐窝灌洗及激光疗法等
手术治疗	行扁桃体切除术

第十二节　喉炎

1. 急性喉炎

（1）概述：急性喉炎是喉黏膜的急性卡他性炎症，好发于冬、春季节，是一种常见的急性呼吸道感染性疾病。常见病因有感染、用声过度、变态反应、其他（喉异物、咽喉部外伤或烟酒刺激）等。

（2）临床表现：急性喉炎常发生于感冒之后，故有鼻塞、流涕、咽痛等症状，并可有畏寒、发热、乏力等全身症状。局部症状有声音嘶哑、咳嗽和喉痛。

（3）诊断：根据病史有感冒或用声过度等诱因，出现声嘶等症状，间接喉镜检查见喉黏膜充血水肿，尤其是声带充血，即可作出临床诊断。诊断最常用的辅助检查为纤维（电子）鼻咽喉镜。

（4）治疗：①控制用声。②雾化吸入。③药物应用，如病情较重，有细菌感染时可全身应用抗生素和糖皮质激素。④一般对症治疗，包括保证充足的睡眠和休息，调整身体状态，咳嗽严重者应用镇咳药物等。

2. 慢性喉炎

（1）病因：确切病因还不十分明了，可能和用声过度，长期吸入有害气体或粉尘，鼻腔、鼻窦或咽部慢性炎症，急性喉炎反复发作或迁延不愈，下呼吸道慢性炎症等有关。

（2）临床表现：声音嘶哑（主要症状）、喉部不适、分泌物增多（可形成黏痰）。喉镜检查可见慢性单纯性喉炎、肥厚性喉炎和萎缩性喉炎的相应改变。

（3）治疗：①去除病因，如避免长时间用声过度，戒除烟酒，改善工作环境等。②雾化吸入。③中成药治疗，可用黄氏响声丸、清音丸等。

第十三节　神经性耳聋

1. 概述　耳聋是指由于人体听觉系统中的传音、感音、听神经或/和各级中枢的任何结构或功能障碍所引起的不同程度的听力下降。内耳听毛细胞、血管纹，螺旋神经节、听神经或听觉中枢病变均可阻碍声音的感受、分析或影响声音信息传递，引发的听力减退或听力丧失称为感觉神经性耳聋。

2. 感觉神经性耳聋的常见类型 见表 16 – 13 – 1。

表 16 – 13 – 1 感觉神经性耳聋的常见类型

类型	概述
药物性耳聋	指误用某些药物或长期接触某些化学制品造成内耳损害所致的耳聋。常见的中毒药物有氨基糖苷类抗生素、多肽类抗生素、抗肿瘤药物、利尿药、水杨酸类镇痛药、抗疟药等。症状以耳鸣、耳聋和眩晕为主，可出现在用药过程中，也可发生于停药后数日、数周甚至数月
先天性耳聋和遗传性耳聋	先天性耳聋是由于妊娠期母体因素（母体患梅毒、艾滋病等）或分娩因素（病毒感染、产伤等）引起的听力障碍。遗传性耳聋是指基因或染色体异常等造成听觉器官发育缺陷而导致的耳聋，患者多伴有其他部位或系统畸形的异常
突发性耳聋	指突然发生的原因不明的感觉神经性耳聋，多在 72 小时内听力急剧下降，无明显波动，多单耳发病，常伴耳鸣，可伴有眩晕
老年性耳聋	为伴随年龄老化（一般发生在 60 岁以上者）而发生的听觉系统退行性变。表现为双耳同时或先后出现的双侧听觉障碍，常逐渐发生
噪声性耳聋	指急性或慢性强声刺激损伤听觉器官而引起的听力障碍。若长期在噪声环境中工作，则为职业性疾病
其他	听神经瘤、梅尼埃病、病毒或细菌感染、创伤因素、自身免疫病、全身疾病（如高血压、糖尿病）相关性耳聋

3. 转诊 接诊耳聋患者时，要详细了解病史，常规体检，发现严重疾病应转诊专科。

第十四节 鼻 出 血

1. 病因 ①外伤、气压性损伤、鼻中隔偏曲、炎症等局部原因。②血液疾病、急性传染病、心血管疾病、维生素缺乏、肝肾慢性疾病等全身原因。

2. 临床特点

（1）出血可发生在鼻腔的任何部位，以鼻中隔前下区最为多见，有时可见喷射性或搏动性小动脉出血。鼻腔后部出血常迅速流入咽部，从口吐出。鼻窦内出血，血液常自鼻道或嗅裂流出。

（2）局部疾病引起的鼻出血，多限于一侧鼻腔；全身疾病引起者，可能两侧鼻腔内交替出血。

（3）鼻镜、光导纤维鼻咽镜检查有利于发现出血部位。需做必要的全身检查。

3. 治疗 见表 16 – 14 – 1。严重鼻出血，可注射镇静药（一般为巴比妥类药物），老年人宜用地西泮或异丙嗪。心力衰竭及肺源性心脏病患者鼻出血时，忌用吗啡。出现休克者，注意保持呼吸道通畅、行抗休克治疗。

表 16 - 14 - 1　鼻出血的治疗

方法	治疗
局部止血	酌情选择指压法、收敛法、烧灼法、冷冻止血法、填塞法等
全身治疗	①半坐位休息。②对老年人或出血较多者，注意有无失血性贫血、休克、心脏损害等情况，及时处理。失血严重者输血、输液。③补充营养。④合理应用止血药、镇静药。⑤反复鼻腔填塞时间较长者，加用抗生素控制感染
手术疗法	必要时手术

4. 转诊指征　①出血量大、渗血面广或出血部位不明者，应用各种填塞方法无效时，需转送上级医院进一步止血。②出血量不大，但疑为肿瘤、异物或其他原因导致出血，需要治疗原发疾病者。③严重全身疾病所致的鼻出血。④病因不明的鼻出血。

第十七章　皮肤科疾病

第一节　湿疹

1. 病因　①内在因素，如体内慢性感染病灶、神经精神因素、内分泌功能失调、遗传因素等。②外部因素，如食物、吸入物、动物皮毛、环境因素、各种化学物质。

2. 临床表现　见表 17 – 1 – 1。

表 17 – 1 – 1　湿疹的临床表现

分型	临床表现
急性湿疹	①皮疹呈多形性，红斑基础上出现丘疹、丘疱疹、小水疱，糜烂，常融合成片，境界不清，有明显渗出倾向。②皮疹常对称，多见于面、耳、手、足、前臂、小腿等部位。③自觉瘙痒剧烈。搔抓、热水洗烫后可加重皮损
亚急性湿疹	有急性湿疹病史，红肿及渗出减轻，仍可见丘疹，皮损呈暗红色，可有少许鳞屑。自觉剧烈瘙痒
慢性湿疹	①患部皮肤浸润性暗红斑上有丘疹，抓痕及鳞屑。局部皮肤肥厚，表面粗糙，有苔藓样化、色素沉着或色素减退。②好发于手足、小腿、肘窝、股部、乳房、外阴及肛门等处，多成对称性。③自觉有明显瘙痒，常呈阵发性
特殊类型湿疹	手部湿疹、乳房湿疹、外阴肛门湿疹、钱币状湿疹等

3. 鉴别诊断　急性湿疹应与急性接触性皮炎相鉴别。急性接触性皮炎多有接触史，病变发生于接触部位，皮肤损伤境界清楚，病程较短，除去病因后易治愈，不接触不复发。

4. 治疗　急性期无渗液或渗出不多者可用糖皮质激素霜剂，渗出多者可用 3% 硼酸溶液或 0.1% 依沙吖啶溶液等冷湿敷消毒、抗炎、收敛，渗出减少后用糖皮质激素霜剂，与油剂交替使用；亚急性期可选用糖皮质激素乳剂、糊剂，为防止和控制继发性感染，可加用抗生素；慢性期可选用软膏、硬膏、涂膜剂；顽固性局限性皮损可用糖皮质激素局部封包。

5. 转诊与健康指导　①皮疹广泛、渗出显著、炎症明显的泛发湿疹患者，突然加重或经系统治疗仍反复发作的湿疹患者，应及时转诊。②寻找发病因素或者诱发原因，了解病史、工作环境、生活习惯、思想情绪等。避免外界不良刺激，急性期避免外用刺激性药物。

第二节 接触性皮炎

1. 概述 接触性皮炎是皮肤或黏膜接触某些物质后，在接触部位发生的急性或慢性皮炎。有些人接触某些物质后，在光照下引起皮肤反应，这种光接触性皮炎，也属于接触性皮炎。

2. 诊断 ①有接触某些酸、碱、植物（如漆树、荨麻）、化学物（如化妆品及药物）等接触史。②皮肤损害的部位及范围与接触物的接触部位一致，呈红斑、丘疹、丘疱疹、肿胀、水疱、大疱甚至坏死等。可有瘙痒、烧灼或疼痛，少数有发热和全身不适等。③一般除去病因后，经适当治疗1~2周，可痊愈。④斑贴试验可证实变应原或原发刺激物。⑤有时注意与湿疹、丹毒相鉴别。

3. 治疗 ①停止接触变应原或刺激物，避免用热水或热花椒水烫洗。②全身用药：抗组胺药治疗如氯苯那敏等。应用维生素C。重症者可用泼尼松、地塞米松。必要时可加用龙胆泻肝汤加减。③局部用药：局部可用1∶8000高锰酸钾溶液冲洗或湿敷，外用保护剂氧化锌乳剂，严重时应用糖皮质激素乳剂或软膏。

4. 健康指导 可行斑贴试验了解变应原，避免接触变应原及类似结构的刺激物。

第三节 药疹

1. 概述 药疹指药物通过各种途径如口服、注射、吸入、栓剂等方式进入人体后引起的皮肤黏膜的炎症性反应，严重者可累及内脏。

2. 诊断 ①发病前有用药史。②首次用药后，经一定的潜伏期，再次用药引起皮炎反应。③皮疹呈多种类型，如固定红斑型药疹、荨麻疹型药疹和剥脱性皮炎等，甚至危及生命。少数严重药疹可伴有发热等全身症状或伴有肝、肾、造血系统等重要脏器损害。④多有瘙痒或不痒。

3. 治疗 ①立即停用可疑药物。②多饮水，合理输液，促使体内药物排泄。③全身用药，轻症者给抗组胺药，也可加用维生素C；重症者除上述治疗外，可加用糖皮质激素。有发热、感染者根据指征加用抗生素。有肝肾损害者注意保肝和对症处理。④局部使用湿敷、保护剂、乳剂等；注意保护黏膜及对症处理。

第四节 荨麻疹

1. 病因 常见病因有食物、呼吸道吸入物及皮肤接触物、药物、感染、物理因素、精神因素及内分泌因素、系统性疾病等。

2. 诊断 依病程分为急性荨麻疹和慢性荨麻疹（常超过6周以上）。

（1）多发病突然，开始皮肤发痒，很快出现大小不一、数目不定、形态各异的鲜红色或苍白色风团，散在或融合成片，此起彼伏，单个风团持续数分钟至几小时，一般很少超过24小时，消退后不留痕迹，反复复发，自觉剧烈瘙痒。

（2）消化道受累可有腹痛、腹泻、里急后重及黏液样稀便；喉部受累可有呼吸困难，甚至窒息；病情严重者可伴变应性休克症状；如伴高热、寒战、脉速等全身中毒症状，应警惕感染或败血症可能。

（3）特殊类型荨麻疹：见表17-4-1。

表17-4-1 特殊类型荨麻疹

分型	说明
人工荨麻疹	又称皮肤划痕症，指用手搔抓或用钝器划过皮肤后，沿划痕发生条状风团，伴有瘙痒，不久后消退。多呈慢性反复发作
寒冷性荨麻疹	①可为遗传性，婴儿期发病，于受冷后数小时发生泛发性风团，同时可有发热、寒战、头痛、关节痛等症状，被动转移试验和冰块试验均为阴性。②可为获得性，发生在任何年龄，在接触冷风、冷水等后数分钟，于外露部位或接触冷物部位出现瘙痒性水肿或风团，被动转移试验和冰块试验均为阳性
胆碱能性荨麻疹	多见于青年，在遇热、出汗、情绪激动时，皮肤上出现1~3mm的小风团，周围有红晕，自觉剧痒

3. 治疗 ①寻找并去除病因，避免诱因，对症处理。②抗组胺药，是一线药物。③肾上腺素，适用于伴喉头水肿、变应性休克等全身症状的严重急性荨麻疹。④糖皮质激素，一般不选用，适用于伴有全身症状的严重急性荨麻疹。⑤有感染者，合理选用抗生素。⑥腹痛明显者，可选用山莨菪碱等解痉药物。

4. 转诊及健康指导 急性荨麻疹伴胸闷、气急、呕吐、腹痛、变应性休克等全身症状者，在对症治疗、积极抢救的同时，应及时转诊。注意寻找并去除发病因素，对物理因素引起的荨麻疹，应注意避免冷、热、光与机械刺激。

第五节 银屑病

1. 概述 银屑病俗称牛皮癣，是常见的红斑鳞屑性慢性复发性皮肤病。病情常有季节性，多冬天较重，夏天较轻。

2. 诊断 见表17-5-1。

表17-5-1 银屑病的诊断

分型	诊断
寻常型	①典型皮肤损伤为红色丘疹，扩展为浸润斑块，表面覆盖多层干燥的银白色鳞屑，刮去鳞屑，可见一层淡红色发亮的薄膜，称薄膜现象。刮除薄膜后，出现小出血点，称点状出血现象。②进行期在皮肤外伤处或注射针孔处，可出现银屑病皮肤损伤，称为同形反应现象。③可累及皮肤任何部位，以头皮及躯干和四肢伸侧为主，常呈对称分布。④慢性病程，易复发，有一定季节性，多数病损冬重夏轻

续表

分型	诊断
脓疱型	①基本损害为红斑上出现粟粒大小黄色浅表性无菌性脓疱，严重者可急性、全身性出现密集脓疱，脓疱可融合成脓糊，常伴发热等全身症状。②病情好转后，可出现典型银屑病皮肤损伤；局限型者主要发生于掌跖部，常反复发作脓疱及脱屑
关节病型	有银屑病皮肤损伤，关节症状与皮肤损伤同时加重或减轻。手、足、腕、踝、肘及膝等关节肿胀、疼痛，重者可造成关节强直变形
红皮病型	常因寻常型银屑病治疗不当，在急性进行期用刺激性外用药或服用药物不当，使皮肤损伤泛发融合而成的剥脱性皮炎样表现

3. 治疗

（1）一般治疗：①较严重的银屑病，可应用糖皮质激素或其他免疫抑制剂，使用时应慎重选择适应证。②去除诱因。③明显瘙痒时，可应用镇静药或抗组胺类药物。④补充维生素。⑤应用相应的中成药或中药。

（2）局部治疗：①进行期，避免用刺激性强的外用药物，可用 5% 水杨酸软膏或 5% 硼酸软膏或 5% 黑豆馏油软膏外用；皮肤损伤较少者可用糖皮质激素类霜剂。②静止期，皮肤损伤浸润较显著者可用较强的外用药，如 10% 水杨酸软膏等。③物理治疗。④生物制剂治疗。

4. 健康指导　寻找并除去各种诱发因素，防止感染及皮肤外伤。做好心理护理，避免精神创伤、过度紧张和过劳。

第六节　皮肤真菌感染

1. 头癣

（1）概述：头癣是由皮肤癣菌引起的头皮和头发感染。好发于儿童，可通过理发用具和接触传染。

（2）临床表现：见表 17 – 6 – 1。

表 17 – 6 – 1　头癣的临床表现

分型	临床表现
黄癣	典型损害为碟形黄痂，中心有毛发贯穿，发无光泽、长短不一。常伴鼠臭味，病发少有折断，为枯黄无光泽，久之可形成萎缩性瘢痕，造成永久性脱发
白癣	最常见，表现为头皮灰白色鳞屑性脱发斑片。损害可呈卫星状分布，毛发一般在距头皮 2~4mm 处折断，外围白色菌鞘。一般青春期后可自愈，不留痕迹
黑点癣	多数为散在点状鳞屑斑，由于病发出头皮即折断，呈黑色小点状
脓癣	典型损害是化脓性毛囊炎，形成暗红色境界清楚的浸润性红斑，表面柔软，破溃后可有多个蜂窝状排脓小孔

（3）辅助检查：见表17－6－2。

表 17 – 6 – 2　头癣的辅助检查

分类	病发真菌镜检	Wood 灯检查
黄癣	可见菌丝，黄癣痂可见菌丝和孢子	为暗绿色荧光
白癣	可见病发外成堆的孢子	为亮绿色荧光
黑点癣	可见病发内链状排列的孢子	无荧光
脓癣	可见病发内或病发外孢子	呈亮绿色荧光或无荧光

（4）治疗：应采取综合治疗。包括内服药（灰黄霉素、伊曲康唑、特比萘芬等）、搽药、洗头、剪发、消毒等。脓癣不宜切开。

（5）健康指导：①对与患者密切接触者特别是儿童，进行检查。②对家中患病动物应及时处理或治疗。③注意卫生，经常洗头。加强对托儿所、幼儿园、学校、理发店等场所的卫生宣传和管理。④对患者用的帽、枕、被等采取晒、烫、煮等措施。

2. 体癣与股癣

（1）概述：体癣、股癣主要致病真菌为红色毛癣菌，通过直接接触或间接接触传染，或自身的手、足、甲癣等感染蔓延而致。

（2）临床表现：见表17－6－3。

表 17 – 6 – 3　体癣与股癣的临床表现

分型	临床表现
体癣	好发于春夏季，冬季减轻。皮损好发于面部、躯干及四肢近端。皮疹初为红色丘疹、丘疱疹或小水疱，融合成片，表面有鳞屑，不断扩展，中央趋于消退，形成环状或多环状，边缘清楚，似堤状隆起，有丘疹、丘疱疹、小水疱和鳞屑。自觉瘙痒
股癣	在单侧或双侧腹股沟、臀部等处形成半环形皮疹，其余特征同体癣。由于患处潮湿温暖，易摩擦，使得皮疹炎症明显，瘙痒较重

（3）辅助检查：活动性皮疹边缘鳞屑直接镜检可见菌丝。

（4）治疗：局部外用抗真菌药（如咪康唑、酮康唑、克霉唑等软膏或霜剂）为主，若并存手足癣、甲真菌病则同时治疗。

3. 手癣与足癣

（1）概述：手、足癣主要致病真菌为红色毛癣菌，通过直接接触或间接接触传染。手癣患者多为先患足癣，经搔抓传染到手部。

（2）临床特点

1）发病：足癣发病多累及双侧，往往由一侧传播至对侧，易继发细菌感染，出现脓疱、溃疡、急性淋巴管炎、淋巴结炎、蜂窝织炎或丹毒。手癣多单侧发病。

2）分型：见表17－6－4。

表 17 - 6 - 4　手癣与足癣的分型

分型	好发部位	瘙痒程度	其他表现
浸渍糜烂型	指/趾缝，足癣以第 3、4 趾间多见	自觉瘙痒	局部皮肤浸渍发白，表皮易破溃露出糜烂面，伴臭味。易继发细菌感染，出现红肿、淋巴管炎、丹毒等
水疱鳞屑型	指/趾间、掌心、足底、足侧部	明显	皮损初期为水疱，数天后干涸，呈领圈状脱屑。继发感染者可形成脓疱
角化过度型	掌跖部及足跟	不明显	病程长，局部角质增厚，粗糙、干燥、脱屑，易出现皲裂

3）手、足癣皮疹处鳞屑或疱壁直接镜检可见菌丝。

（3）治疗原则：局部外用抗真菌药为主。足癣治疗注意根据皮疹类型选择适当外用药剂。继发细菌感染者如足癣诱发小腿丹毒，应首先抗细菌治疗，待炎症缓解后再治疗真菌感染。另外，注意个人卫生，不穿公共拖鞋等。

4. 甲真菌病

（1）概念：甲真菌病是指皮肤癣菌、酵母菌、霉菌感染甲板或甲下组织所致，多由手、足癣传染而来。

（2）临床特点：发病多从甲前缘或侧缘开始逐渐蔓延，使部分甲或整个甲板混浊失去光泽，呈灰白色或污褐色，甲表面凹凸不平、肥厚、变形、变脆、与甲床分离，受累甲逐渐增多。一般无自觉症状。病甲碎屑直接镜检可见菌丝或孢子。

（3）治疗：见表 17 - 6 - 5。甲真菌病治疗时间长，应坚持治疗。

表 17 - 6 - 5　甲真菌病的治疗

治疗方式	内容
局部治疗	小刀或指甲锉刮除或锉磨病甲，然后涂以抗真菌外用药，不断反复直至新甲完全长出为止；或 40% 尿素软膏封包病甲使其软化剥离，再外用抗真菌药物如阿莫罗芬甲涂剂
全身治疗	口服抗真菌药物如特比萘芬等。伊曲康唑间歇冲击疗法，注意监测肝功能

第七节　带状疱疹

1. 概述　带状疱疹由水痘 - 带状疱疹病毒感染所致。带状疱疹是单侧沿神经分布的皮肤病，病程有自限性。

2. 临床特点

（1）发疹前可有乏力、发热、食欲缺乏等全身症状，患处皮肤可有灼热或灼痛，触之有明显的痛觉敏感。

（2）皮损好发部位依次为肋间神经、脑神经和腰骶神经支配区域，常先出现红斑，很快出现粟粒至黄豆大丘疹，簇状分布而不融合，继之迅速变为水疱，疱壁紧张发亮，疱液澄清，外周绕以红晕，各簇水疱群间皮肤正常。皮损沿某一周围神经呈带状排列，多发生在身体的一

221

侧，一般不超过正中线。皮损表现多种多样，与患者抵抗力差异有关。

3. 治疗 ①系统药物治疗，包括抗病毒药物，如核苷类抗病毒药物（阿昔洛韦），非甾体抗炎药、糖皮质激素等。②外用药物，以抗病毒、干燥、消炎为主。③物理治疗。

第八节　寻常型脓疱疮

1. 概述 脓疱疮是由金黄色葡萄球菌和/或乙型溶血性链球菌引起的一种急性皮肤化脓性炎症。可通过直接接触或自身接种传播。温度较高、出汗较多和皮肤浸渍可促进细菌在局部的繁殖。瘙痒性皮肤病患者的搔抓可破坏皮肤屏障，有利于细菌侵入。本病可通过直接接触或自身接种传播。

2. 临床特点 接触传染性脓疱疮又称寻常型脓疱疮，传染性强，常在托儿所、幼儿园发生流行。可发生于任何部位，以面部等暴露部位为多。皮损初起为红色斑点或小丘疹，迅速转变成脓疱，周围有明显红晕，疱壁薄，易破溃、糜烂，脓液干燥后形成蜜黄色厚痂，常因搔抓使相邻脓疱向周围扩散或融合。陈旧的痂一般于 6~10 天后脱落，不留瘢痕。病情严重者可有全身中毒症状伴淋巴结炎，甚至引起败血症或急性肾小球肾炎。

3. 治疗 患儿应简单隔离，对已污染的衣物及环境应及时消毒。平时注意皮肤清洁卫生、及时治疗瘙痒性皮肤病和防止各种皮肤损伤。以外用药物治疗为主，皮损泛发或病情严重患者可辅以系统药物治疗。脓疱未破者可外用 10% 炉甘石洗剂，脓疱较大时应抽取疱液，脓疱破溃者可用 1:5000 高锰酸钾液或 0.5% 新霉素溶液清洗湿敷，再外用莫匹罗星软膏等。皮损泛发、全身症状较重者应及时使用抗生素。

第九节　疣

疣是人乳头状瘤病毒感染引起的表皮良性赘生物。常见疣的临床特点见表 17-9-1。治疗包括局部物理治疗、外用药治疗和全身治疗（包括抗病毒、增强机体免疫力）。避免用手搔抓或抠掉疣体，以免引起继发感染，以及造成病毒的自身接种。

表 17-9-1　常见疣的临床特点

分类	临床特点
寻常疣	①好发于手、足背和指（趾）、头面颈部、上肢等处，黄豆或豌豆大小，灰白色或乌褐色，表面角化粗糙呈乳头状，触之坚硬，数目不等，一个至数个。②一般无自觉症状，有自行消退倾向。疣体可长期存在
扁平疣	①青少年多见。好发于面部、手背及上肢，为米粒大、绿豆大的扁平淡褐色丘疹，表面光滑，搔抓后有明显的同形反应现象。②一般无自觉症状，或有轻度瘙痒。病程较长，有自行消退倾向，可长期存在
跖疣	发生在足底，境界清楚、表面粗糙的污灰色皮疹，刮去表面粗糙的角质物，可见出血点。有时可以数个融合形成较大皮疹。皮疹常伴触痛及压痛

第十节　性传播疾病

1. 梅毒

（1）概念：梅毒是由梅毒螺旋体通过性交、血液、胎盘等途径感染引起的一种全身性慢性传染病。

（2）临床表现

1）获得性梅毒：见表 17 – 10 – 1。

表 17 – 10 – 1　获得性梅毒

分期	表现
一期梅毒	潜伏期2~4周，主要表现为硬下疳，可在3~8周内自然消退。硬下疳出现1~2周后，可出现一侧腹股沟或患处附近淋巴结肿大，较硬，不融合，无疼痛及压痛，表面无红热
二期梅毒	发生于感染后7~10周，掌跖部、躯干、四肢可见斑疹、丘疹、斑丘疹、脓疱及肛周扁平湿疣等。具有特征性的表现是掌跖部铜红色鳞屑斑丘疹
晚期梅毒	发生于感染后2年以上，表现为结节性梅毒疹、树胶肿等及全身各系统受累

2）先天性梅毒：可分为早期、晚期先天性梅毒。晚期先天性梅毒2岁以后发病，损害与晚期获得性梅毒相似，可见哈钦森三联征，即哈钦森牙、神经性耳聋和间质性角膜炎。

3）潜伏梅毒（隐性梅毒）：感染梅毒，梅毒血清反应阳性但无临床症状和体征。可分为早期、晚期潜伏梅毒。

（3）实验室检查

1）病原体检查：取皮损处分泌物涂片，用暗视野显微镜或直接荧光抗体检查到梅毒螺旋体可确诊，适合于硬下疳或扁平湿疣者。

2）梅毒血清学检查：①非梅毒螺旋体血清试验，是常规筛查梅毒的方法，常用快速血浆反应素环状卡片试验（RPR）、性病研究实验室试验（VDRL）等。②梅毒螺旋体血清试验，常用梅毒螺旋体颗粒凝集试验（TPPA）、荧光螺旋体抗体吸收试验（FTA – ABS）、梅毒螺旋体血凝试验（TPHA）等。

3）脑脊液检查：主要用于诊断神经梅毒。

（4）治疗：治疗原则是早期确诊、及时治疗、用药足量、疗程规范。治疗期间应避免性生活，性伴侣同时治疗。青霉素类为首选药物。青霉素过敏时，可选四环素类和红霉素类药物。妊娠梅毒禁用四环素类药物。无条件进行诊断及治疗者，或重症患者，应尽早转诊。

2. 淋病

（1）概述：淋病是由淋病奈瑟球菌感染引起的泌尿生殖系统化脓性炎症性性传播疾病。潜伏期短，传染性强，并发症多。

（2）临床表现：见表 17 – 10 – 2。

表 17 - 10 - 2　淋病的临床表现

类型	表现
男性淋病	急性期主要表现为尿道炎,尿道口红肿,尿痛,尿道口流脓,偶有尿频、尿急及全身不适。慢性淋病可有终末血尿、尿痛等,尿中偶见淋丝,晨起排尿前常可见尿道口有糊口现象。可合并前列腺炎、精囊腺炎、附睾炎等合并症
女性淋病	症状多轻微,可有白带增多、脓性白带或有轻度尿道炎等。可发生前庭大腺炎、输卵管炎、盆腔炎等合并症,造成不育症
儿童淋病	主要表现为外阴阴道炎,外阴皮肤、黏膜红肿,有脓性分泌物
其他淋病	淋菌性结膜炎、咽喉淋病、直肠淋病
无症状淋病	感染淋病后,无临床症状但有传染性,女性多见,是造成淋病蔓延的重要原因之一

（3）实验室检查：①涂片在多形核白细胞内查到革兰阴性的淋病奈瑟球菌,则诊断成立。有条件者应做淋病奈瑟球菌培养。②淋病奈瑟球菌培养阳性,可确诊。

（4）治疗：早期、足量、规则用药,定期随访,性伴侣同时治疗。常用药物为头孢曲松、大观霉素、喹诺酮类药物等。

3. 生殖器疱疹　生殖器疱疹是由生殖器疱疹病毒感染引起的一种常见的慢性复发性疱疹性疾病。以青年患者多见。男性包皮、龟头、冠状沟、阴茎体,女性大小阴唇、阴阜、阴蒂、宫颈等处出现成簇或散在的丘疱疹、水疱,疱破后形成糜烂或浅溃疡。自觉疼痛、瘙痒、灼热,可伴腹股沟淋巴结肿痛及全身发热、乏力等。可全身抗病毒治疗,局部用阿昔洛韦软膏。注意保持患处清洁、干燥。皮肤损伤处可外涂 3% 阿昔洛韦霜等。

4. 尖锐湿疣　尖锐湿疣是由人乳头状瘤病毒感染引起的疣状增生性性传播疾病,主要发生在生殖器、会阴及肛门等部位。临床表现为男性在冠状沟、龟头、包皮、尿道口、肛门,女性在阴唇、宫颈、阴道、尿道等部位出现大小不等的疣状赘生物,可呈乳头状、鸡冠状、菜花状、一般无症状。巨大尖锐湿疣有可能继发癌变。可外用 0.5% 鬼臼毒素酊、50% 三氯醋酸液等,也可使用激光、冷冻等物理治疗,同时患者全身可给予干扰素等进行免疫治疗。

第十一节　日光性皮炎

1. 概述　日光性皮炎是一种主要由中波紫外线照射局部皮肤引起的急性光毒性皮肤反应。红斑是由于真皮吸收紫外线后血管周围蛋白的氧化产物所致。

2. 临床特点　①受到强烈日光暴晒后,皮损数小时内发生在暴露部位皮肤。局部皮肤弥漫性红斑,可伴水肿,严重时可发生水疱。自觉患处灼热或刺痛。②有即刻性或迟发性色素沉着晒斑。③日晒面积广泛且病情较重者可伴全身不适、发热、恶心、心动过速等全身反应。④轻症者皮疹在 1~2 天由鲜红逐渐转变为暗红,继而脱屑、消退,遗留色素沉着。

3. 防治　①预防的关键是增强皮肤对光线耐受性,避免突然、长时间、大面积日光暴晒,外出时采用物理或化学防护措施。②治疗以早期局部外用药物为主,以消炎、安抚、镇痛为原则。有全身症状者可口服抗组胺药、维生素 C、非甾体抗炎药,严重者可系统应用糖皮质激素。

第十二节　痤疮

1. 概述　痤疮由多种因素引起，主要由于雄性激素分泌过盛而引起皮脂腺排泄皮脂增多，毛囊角化，造成毛孔阻塞，再加上局部痤疮杆菌感染等造成毛囊皮脂腺的慢性炎症。从青春期开始至25岁最常见，病情轻者可自愈。

2. 临床特点　好发于面部及胸背。多为与毛囊一致的丘疹，有开放的黑色粉刺，有圆头的红丘疹及脓头丘疹。部分患者有结节、囊肿及瘢痕。几种皮损可同时存在，时轻时重。可伴面部毛孔开大，脂溢现象明显，并可伴有脂溢性皮炎。

3. 鉴别诊断　与酒渣鼻鉴别。酒渣鼻主要发生于中老年人，皮肤损伤以面部中心处为主，有红斑、毛细血管扩张症状，同时有红丘疹及脓头丘疹。

4. 治疗　①饮食清淡，保持大便通畅，生活有规律，注意卫生。②常用温水洗脸，不用含油脂、粉末较多的化妆品，保持毛囊口通畅。③治疗月经不调等疾病。④皮损较轻者，可外用消炎、去脂药物，如过氧化苯甲酰洗液，维A酸软膏等。不宜自行挤压。对单纯粉刺可用挤压器将其挤出，炎症明显者不宜使用。⑤皮疹泛发或病程较长、反复发作者，应予全身治疗，如选用抗生素类、维A酸类、锌制剂、中药等。

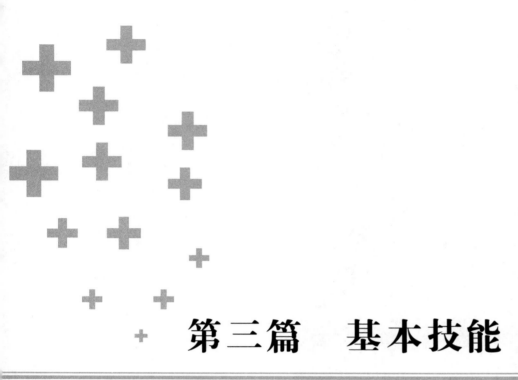

第三篇　基本技能

第十八章 基本急救技能

第一节 急救理论

一、突发公共卫生事件的判断与处置

1. 突发公共卫生事件的概念 突发公共卫生事件是指突然发生的，造成或者可能造成社会公众健康严重损害的重大传染病疫情、群体性不明原因疾病、重大食物和职业中毒以及其他严重影响公众健康的事件。

2. 突发公共卫生事件的预警级别 突发公共卫生事件根据事件性质、危害程度、涉及范围划分为四级：特别重大（Ⅰ级）、重大（Ⅱ级）、较大（Ⅲ级）、一般（Ⅳ级）。例如，发生烈性病菌株、毒株、致病因子等丢失事件，属于特别重大突发公共卫生事件；预防接种或群体预防性服药出现人员死亡，属于重大突发公共卫生事件；预防接种或群体预防性服药出现群体心因性反应或不良反应，属于较大突发公共卫生事件；一次发生急性职业中毒9人以下，未出现死亡病例，属于一般突发公共卫生事件。

3. 突发公共卫生事件的应急处置机制

（1）在全国范围内或者跨省、自治区、直辖市范围内启动全国突发事件应急预案，由国务院卫生行政主管部门报国务院批准后实施。省、自治区、直辖市启动突发事件应急预案，由省、自治区、直辖市人民政府决定，并向国务院报告。

（2）医疗卫生机构、监测机构和科学研究机构，应当服从突发事件应急处理指挥部的统一指挥，相互配合、协作，集中力量开展相关的科学研究工作。医疗卫生机构应当对因突发事件致病的人员提供医疗救护和现场救援，对就诊患者必须接诊治疗，并书写详细、完整的病历记录；对需要转送的患者，应当按照规定将患者及其病历记录的复印件转送至接诊的或者指定的医疗机构。

（3）在突发事件中需要接受隔离治疗、医学观察措施的患者、疑似患者和传染病患者密切接触者，在卫生行政主管部门或者有关机构采取医学措施时应当予以配合；拒绝配合的，由公安机关依法协助强制执行。

二、常用急救药物的应用

见表18-1-1。

表 18 - 1 - 1 常用急救药物的应用

名称	类别	急救应用
肾上腺素	α、β 受体激动药	主要用于心搏骤停和变应性休克，也用于其他类型休克
去甲肾上腺素	α、β 受体激动药	主要用于休克
多巴胺	α、β 受体激动药	主要用于休克
异丙肾上腺素	β 受体激动药	主要用于各种类型休克，尤其合并心率慢或房室传导阻滞者
硝普钠	非选择性血管扩张药	主要用于高血压急症和急性心力衰竭
硝酸甘油	抗心绞痛药	主要用于缓解心绞痛和急性心力衰竭
强心苷	正性肌力药	主要用于急性心力衰竭和快速性心律失常
利多卡因	抗心律失常药	主要用于治疗室性心律失常
阿托品	竞争性 M 胆碱受体阻断药	主要用于缓解心动过缓和解救急性有机磷农药中毒
甘露醇	脱水药	主要用于脱水、降低颅内压
纳洛酮	阿片受体竞争性拮抗药	主要用于阿片类药物急性中毒，也适用于急性酒精中毒、休克、脊髓伤损伤、脑卒中以及脑外伤的救治

三、生命体征的观察及临床意义

1. 体温

（1）正常体温：见表 18 - 1 - 2。

表 18 - 1 - 2 正常体温

部位	温度范围
口温	36.3~37.2℃
肛温	36.5~37.7℃
腋温	36.0~37.0℃

（2）体温过高：见图 18 - 1 - 1。

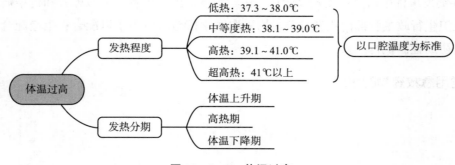

图 18 - 1 - 1 体温过高

（3）热型：见表18-1-3。

表18-1-3 热型

热型	常见疾病
稽留热	伤寒、肺炎链球菌肺炎等
弛张热	败血症、风湿热、重症肺结核和化脓性炎症等
间歇热	疟疾、急性肾盂肾炎等
波状热	布鲁菌病
回归热	回归热、霍奇金淋巴瘤、周期热等
不规则热	结核病、风湿热、支气管炎等

（4）体温过低：体温低于正常称为体温过低，见于休克、严重营养不良、甲状腺功能减退、低血糖昏迷等情况。

2. 脉搏

（1）正常脉搏：在安静状态下，正常成人的脉率为60~100次/分。

（2）异常脉搏

1）脉搏频率异常：见表18-1-4。

表18-1-4 脉搏频率异常

分类	成人安静脉率	常见情况
速脉	>100次/分	发热、甲状腺功能亢进症、休克、大出血前期等
缓脉	<60次/分	颅内压升高、房室传导阻滞、甲状腺功能减退症等

2）节律异常：①交替脉常见于左心衰竭。②脱落脉常见于二度房室传导阻滞。③脉搏短绌常见于心房颤动。

3）脉搏强弱异常：①脉搏增强且振幅大，见于高热、甲状腺功能亢进、主动脉瓣关闭不全等。②脉搏减弱而振幅低，常见于心力衰竭、主动脉瓣狭窄与休克等。

4）动脉管壁弹性异常：常见于动脉硬化患者。

3. 呼吸

（1）正常呼吸：在安静状态下，正常成人的呼吸频率为12~20次/分，正常呼吸表现为节律规则，均匀无声，不费力。

（2）异常呼吸

1）呼吸频率异常：见表18-1-5。

表 18 - 1 - 5　呼吸频率异常

分类	成人安静呼吸频率	常见情况
呼吸过速	>20 次/分	发热、疼痛、贫血、甲状腺功能亢进
呼吸过缓	<12 次/分	颅内压升高、麻醉药和镇静药过量

2）节律异常：潮式呼吸，见于药物引起的呼吸抑制、充血性心力衰竭、大脑损伤（通常于脑皮质水平）。间停呼吸，可见于颅内压升高、药物引起呼吸抑制、大脑损害（通常于延髓水平）。抑制性呼吸，常见于急性胸膜炎、胸膜恶性肿瘤、肋骨骨折及胸部严重外伤等。叹气样呼吸，见于神经衰弱、精神紧张或抑郁症。

3）呼吸深度变化：呼吸深快，常见于尿毒症酸中毒、糖尿病酮症酸中毒。②呼吸浅快，常见于呼吸肌麻痹、肺炎、严重鼓肠、腹水和肥胖。

（3）呼吸困难：见表 18 - 1 - 6。

表 18 - 1 - 6　呼吸困难

分类		常见情况
肺源性 呼吸困难	吸气性呼吸困难	喉头水肿、喉头有异物等
	呼气性呼吸困难	支气管哮喘、慢性阻塞性肺疾病等
	混合性呼吸困难	重症肺炎、重症肺结核、大面积肺栓塞（梗死）、气胸等
心源性呼吸困难		左心和/或右心衰竭
中毒性呼吸困难		代谢性酸中毒、药物、化学毒物中毒等
神经精神性呼吸困难		神经性呼吸困难：脑出血、脑炎、脑膜炎等。精神性呼吸困难：焦虑症、癔症
血源性呼吸困难		重度贫血、高铁血红蛋白血症等

4. 血压

（1）血压正常值：在安静状态下，正常成人收缩压为 <120mmHg，舒张压为 <80mmHg，脉压为 30~40mmHg。

（2）异常血压：见表 18 - 1 - 7。推荐我国成人高血压的诊断界值为收缩压≥130 mmHg 和/或舒张压≥80 mmHg。

表 18 - 1 - 7　异常血压

分类	说明
高血压	多数是原发性高血压，部分继发于其他疾病，称为继发性高血压，如慢性肾小球肾炎、肾动脉狭窄等
低血压	急性的持续低血压状态多见于严重病症，如休克、心肌梗死、急性心脏压塞等
脉压增大	见于甲状腺功能亢进、主动脉瓣关闭不全、动脉硬化等
脉压减小	可见于心包积液、缩窄性心包炎、严重心力衰竭等

四、院前急救流程

院前急救是指针对急、危、重症伤病员在进入医院以前所进行的医疗救护，包括伤病员的就地抢救、维持基本生命体征、途中医疗监护，并被快速安全运送到医院的医疗急救过程。院前急救流程一般包括现场急救、搬运和监护运送。现场急救技术常包括现场个人防护技术、初级心肺复苏术、气管内插管术、喉罩通气术、电除颤与电复律术、气管异物阻塞清除术、临时心脏起搏术、胸腔穿刺术、环甲膜穿刺术、便携式呼吸机等。

五、患者的转运与准备

1. 做好安全转运措施

（1）迅速评估，稳定病情后转运。

（2）加强院前急救人员管理，提高急救及搬运技术。

（3）做好随车急救物品管理，按要求做到用物齐全，定点放置，专人管理、用后及时补充，使其随时处在完好有效状态。

（4）转运前充分准备：①转运前要认真检查患者携带的各种治疗管道连接是否紧密，静脉用药有无渗漏、途中是否够用，留置气管导管者要标明深度，必要时记录，防止移位。②在运输中的特定环境，防止因颠簸、刹车等原因致输液管、给氧管、导尿管、通气管道、闭式引流管等管道脱落。

（5）加强途中监护，维持生命体征平稳。

（6）在转运前，要与接诊医院做好沟通，保证接收方同意接收，防止盲目转院。

2. 转运途中的监护和护理

（1）院前转运的主要工作是监护救治，所以转运途中最关键的就是运用车载救护和监测设备持续监测、评估和稳定患者的生命体征，积极抗休克和进行持续气道管理等。转运过程中医护人员的预见性处置和护理尤为重要。

（2）急危重症患者转运途中的救治：①对于心搏骤停患者，应立即予以持续、高质量的心肺复苏术。②原发或继发肺损害和/或呼吸中枢损害者，应注意保持呼吸道通畅和进行氧疗，必要时给予呼吸兴奋药、支气管扩张药和/或人工通气。③心源性休克患者，应排除并处理致命性心律失常，积极处理低血压。④对危重创伤患者，应即刻救治、复苏，稳定后尽快运送。

第二节　急救技能

一、徒手心肺复苏技术

1. 判断心搏骤停　对于专业急救人员建议判断呼吸的同时应该判断患者的循环征象，常用方法为触摸颈动脉（患者平卧位，头后仰，示指和中指触摸到甲状软骨，向外侧下方滑动2~3cm，至胸锁乳突肌凹陷处，检查有无动脉搏动），判断时间不超过10秒。如10秒内仍不能确定有无脉搏，应立即实施胸外按压。

2. 早期心肺复苏　心肺复苏是指在发生心搏骤停后旨在提高生存率的一系列救治行为，救治顺序为"C—A—B",即<u>胸外按压（compressions）→开放气道（airway）→人工呼吸</u>（breathing），见表18-2-1。一旦确立心搏骤停的诊断，应立即进行。确保患者仰卧于硬板床等<u>平坦、坚实的表面</u>或在其肩背下加垫板，注意不要因为放置垫板而延迟心肺复苏。

表18-2-1　早期心肺复苏

步骤	操作要点
胸外按压	①将一只手的掌根放在胸部中央（胸骨下半部分），另一只手的掌根重叠放在这只手背上，手掌根部横轴与胸骨长轴确保方向一致，两手平行，手指不要接触胸壁。②按压时肘关节伸直，依靠肩部和背部的力量<u>垂直向下</u>按压，使胸骨按下幅度为<u>5~6cm</u>，放松时双手不要离开胸壁，按压和放松的时间大致相等，保证每次按压后胸廓回弹。③按压频率为<u>100~120次/分</u>。尽可能减少胸外按压中断，若必须中断，也应将<u>中断控制在10秒内</u>
开放气道	①仰头抬颏法，用于没有头颈部外伤的患者。②对于头颈部外伤患者疑有脊柱损伤时，则应采用推举下颌的方法开放气道。应清除患者口中的异物或呕吐物，义齿松动应取下
人工呼吸	每次人工呼吸的时间要在1秒以上，给予足够的潮气量（500~600ml），可以见到胸廓起伏。1或2名施术者均应采用30:2的按压和通气比例进行心肺复苏，即每30次胸外按压后连续给予2次人工呼吸，<u>交替进行</u>

二、洗胃术

1. 适应证　①口服毒物中毒，<u>清除胃内未吸收的毒物</u>。②治疗完全性或不完全性幽门梗阻。③治疗急慢性胃扩张。

2. 禁忌证　①吞服<u>强酸或强碱</u>等腐蚀性毒物时，切忌洗胃，以免造成穿孔。②严重的心肺疾病患者。③惊厥未控制者不宜洗胃，强行插管可诱发惊厥，引起窒息。④消化道溃疡、食管堵塞、食管静脉曲张、胃癌等患者应慎重洗胃。⑤<u>神志不清</u>或不配合者。

3. 注意事项

（1）在插管过程中遇到患者有恶心或呛咳：应将胃管拔出，休息片刻再插，以防误入气管。

（2）胃管插入困难：<u>应查找原因</u>诸如气管插管影响、食管痉挛、患者躁动不配合等，不可强行插管。

（3）毒物不明：应抽出胃内容物送检，洗胃时可<u>选用清水</u>。

（4）洗胃时：随时观察患者的呼吸、心搏、血压及腹部情况。洗胃机压力设置不宜过大，以免损伤胃黏膜。注意变换体位，以利于盲区毒物的排出。

（5）洗胃完成后：胃管宜保留一段时间，以利于再次洗胃，尤其有机磷农药中毒患者胃管应保留在24小时以上。

三、创伤的止血、包扎、固定

1. 止血　见表18-2-2。

表 18 - 2 - 2　止血

方法	内容
指压止血法	①用手指压迫动脉经过骨骼表面的部位，达到止血目的。②头颈部大出血，可压迫一侧颈总动脉、颞动脉或颌动脉。不要同时压迫双侧颈动脉，以免造成脑部缺血。③上臂出血可根据伤部压迫腋动脉或肱动脉。④下肢出血可压迫股动脉、颈动脉。⑤手指出血要同时压迫手指两侧的指动脉，否则止血效果不好
加压包扎止血法	最为常用。四肢的小动脉和静脉、头皮下毛细血管的损伤出血均可用此法。包扎的压力要均匀，范围应够大。但伤口内有碎骨片时，禁用此法，以免加重损伤
填塞止血法	用于肌肉、骨端等渗血。此法止血不够彻底，且可能增加感染机会
止血带法	一般用于四肢伤大出血，且加压包扎无法止血的情况

（1）使用止血带时，接触面积应较大，以免造成神经损伤。止血带的位置应靠近伤口的最近端。现场急救时可选用旋压式止血带，操作方便，效果确定；急诊室和院内救治时，以局部充气式止血带最好，副作用小。紧急情况下，可用橡皮管、三角巾或绷带等代替，但应在止血带下放好衬垫物。禁用细绳索或电线等充当止血带。上臂中、下 1/3 部扎止血带容易损伤桡神经，应视为禁区。

（2）使用止血带的注意事项：①不必缚扎过紧，以能止住出血为度。②应每隔 1 小时放松 1~2 分钟，且使用时间一般不应超过 4 小时。③上止血带的伤员必须有显著标志，并注明启用时间，优先后送。④松解止血带之前，应先输液或输血，补充血容量，准备好止血用器材，然后再松止血带。⑤因止血带使用时间过长，远端肢体已发生坏死者，应在原止血带的近端加上新止血带，然后再行截肢术。

2. 包扎

（1）目的：保护伤口、减少污染、压迫止血、固定骨折、关节和敷料并镇痛。

（2）材料：最常用的是绷带、三角巾和四头带。无上述物品时，可就地取材，用干净毛巾、包袱布、手绢、衣服等替代。

（2）注意事项：①动作要轻巧，松紧要适宜、牢靠，既要保证敷料固定和压迫止血，又不影响肢体血液循环。②遇有外露污染的骨折断端或腹内脏器，不可轻易还纳。若系腹腔组织脱出，应先用干净器皿保护后再包扎，不要将敷料直接包扎在脱出的组织上面。

3. 固定

（1）先止血、包扎、固定，然后搬运。四肢骨折时，由于骨折断端比较锋利，容易刺破血管和刺伤毗邻的神经。前者损伤易出现大出血，后者损伤易出现相应的肌肉和肢体的瘫痪。这两种状况对于伤病员来说都是致命的二次伤害。

（2）骨关节损伤时必须固定制动，以减轻疼痛、避免骨折端损伤血管和神经，并有利于防治休克和搬运后送。固定范围一般应包括骨折处远和近端的两个关节。伤口出血者，应先止血并包扎，然后再固定。外露的骨折端不要还纳伤口内，固定的夹板不可与皮肤直接接触，须垫衬物。

（3）昏迷伤员要注意保持呼吸道通畅，防止窒息。颈椎损伤应有人协助牵引、固定伤病员头部。

第十九章　专业基本技能

第一节　临床基本技能

一、物理诊断技能

1. 甲状腺的检查　见表 19 - 1 - 1。甲状腺位于甲状软骨下方和两侧，表面光滑，柔软不易触及。

表 19 - 1 - 1　甲状腺的检查

方法		检查操作
视诊		观察甲状腺的大小和对称性。检查时嘱被检查者做吞咽动作，可见甲状腺随吞咽动作而向上移动
触诊	甲状腺峡部	站于受检者前面用拇指或站于受检者后面用示指从胸骨上切迹向上触摸，判断有无增厚；请受检者吞咽，判断有无肿大或肿块
	甲状腺侧叶	①前面触诊，手拇指施压于一侧甲状软骨，将气管推向对侧，另一手示、中指在对侧胸锁乳突肌后缘向前推挤甲状腺侧叶，拇指在胸锁乳突肌前缘触诊，配合吞咽动作，重复检查。②后面触诊，一手示、中指施压于一侧甲状软骨，将气管推向对侧，另一手拇指在对侧胸锁乳突肌后缘向前推挤甲状腺，示、中指在其前缘触诊甲状腺，配合吞咽动作，重复检查
听诊		当触到甲状腺肿大时，用钟型听诊器直接放在肿大的甲状腺上。如听到低调的连续性静脉"嗡鸣"音，对诊断甲状腺功能亢进症有帮助

2. 淋巴结

（1）检查方法：见表 19 - 1 - 2。一般查体仅能检查身体各部表浅的淋巴结。

表 19 - 1 - 2　淋巴结的检查方法

检查方法	内容
视诊	注意局部征象（如皮肤是否隆起、有无皮疹等），也要注意全身状态
触诊	是检查淋巴结的主要方法。将示、中、环三指并拢，其指腹平放于被检查部位的皮肤上进行滑动触诊

（2）检查顺序：见图 19 - 1 - 1。

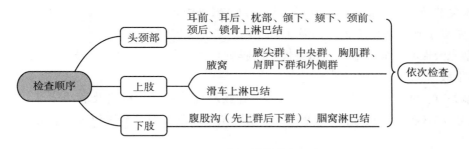

图 19 - 1 - 1　淋巴结的检查顺序

3. 乳房

（1）视诊要点：包括对称性、皮肤改变、乳头、腋窝和锁骨上窝。

（2）触诊要点：①先健侧，后患侧。②检查者的手指和手掌应平置在乳房上，用指腹轻施压力，以旋转或来回滑动的方式进行触诊。③左侧乳房从外上象限开始按顺时针方向，由浅入深触诊，右侧以同样方式沿逆时针方向进行。④触诊时注意硬度和弹性、压痛、包块。

4. 脊柱

（1）脊柱弯曲度：见表 19 - 1 - 3。

表 19 - 1 - 3　脊柱弯曲度

分类	内容
生理性弯曲	正常人直立时侧面观有呈 S 状的 4 个生理弯曲，即颈段稍向前凸、胸段稍向后凸、腰椎明显向前凸、骶椎明显向后凸
病理性变形	包括颈椎变形、脊柱后凸、脊柱前凸、脊柱侧凸

（2）脊柱活动度：检查时，让被检者做前屈、后伸、侧弯、旋转等动作，以观察脊柱的活动情况及有无变形。已有脊柱外伤可疑骨折或关节脱位时，应避免脊柱活动。

（3）压痛：被检者取端坐位，身体稍向前倾，检查者以右手拇指从枕骨粗隆开始自上而下逐个按压脊椎棘突及椎旁肌肉。

（4）叩击痛：检查方法有直接叩击法（多用于检查胸椎与腰椎）、间接叩击法（疼痛阳性见于脊柱结核、脊椎骨折及椎间盘突出等）。

（5）特殊试验：如颈椎的压头试验、前屈旋颈试验，腰骶椎的摇摆试验、拾物试验、直腿抬高试验等。

5. 四肢与关节

（1）上肢

1）长度：双上肢长度正常情况下等长，长度不一见于先天性短肢畸形、骨折重叠和关节脱位等，如肩关节脱位时，患侧上臂长于健侧，肱骨颈骨折时患侧短于健侧。

2）肩关节：正常双肩对称，双肩呈弧形，如肩关节弧形轮廓消失肩峰突出，呈"方肩"，见于肩关节脱位或三角肌萎缩。两侧肩关节一高一低，颈短耸肩，见于先天性肩胛高耸症及脊柱侧凸。

3）肘关节：肘关节后脱位时，鹰嘴向肘后方突出，肘关节三角关系改变。

4）腕关节及手：腕垂症由桡神经损伤所致。餐叉样畸形见于科利斯（Colles）骨折。杵状指（趾）常见于呼吸系统疾病（如慢性肺脓肿、支气管扩张和支气管肺癌）、某些心血管疾病（如发绀型先天性心脏病、亚急性感染性心内膜炎）和营养障碍性疾病（如肝硬化）。

（2）下肢

1）髋关节：注意有无异常步态、畸形、肿胀及皮肤皱褶、压痛及活动度等。疼痛性跛行可见于髋关节结核、暂时性滑膜炎等；鸭步见于先天性双侧髋关节脱位等；髋关节病变时臀肌萎缩。

2）膝关节：有无膝内外翻、反张、肿胀、肌萎缩、压痛、活动度等。膝关节间隙压痛提示半月板损伤。必要时做浮髌试验和侧方加压试验。

（3）踝关节与足：有无肿胀、局限性隆起、畸形、压痛点、活动度，足背动脉搏动情况等。

6. 胸部检查

（1）体表标志：包括骨骼标志（如胸骨角、腹上角、剑突）、垂直线标志（如锁骨中线、胸骨旁线、腋前线）、自然陷窝和解剖区域（如锁骨上窝、肩胛上区）、肺和胸膜的界限（如肺尖、肺上界）。

（2）胸壁、胸廓的检查：检查营养状态、皮肤、淋巴结、骨骼肌发育、静脉、皮下气肿、胸壁压痛、肋间隙；有无胸廓改变，如扁平胸、桶状胸、佝偻病胸等。

（3）肺和胸膜的检查：见表19-1-4。

表19-1-4　肺和胸膜的检查

方法	内容
视诊	呼吸运动、频率、节律
触诊	胸廓扩张度、语音震颤、胸膜摩擦感
叩诊	①叩诊音（清音、过清音、鼓音、浊音和实音）。②肺界叩诊。③肺下界移动范围
听诊	正常呼吸音、异常肺泡呼吸音、异常支气管呼吸音、异常支气管肺泡呼吸音、啰音（包括湿啰音和干啰音）、语音共振和胸膜摩擦音

7. 腹部检查

（1）体表标志：包括肋弓下缘、剑突、腹中线、腹上角、脐、肋脊角、髂前上棘、耻骨联合等。

（2）腹部分区：①四区分法，分为右上、右下、左上、左下腹部。②九区分法：包括右上腹部（右季肋部）、右侧腹部（右腰部）、右下腹部（右髂部）、上腹部、中腹部（脐部）、下腹部（耻骨上部）、左上腹部（左季肋部）、左侧腹部（左腰部）和左下腹部（左髂部）。

（3）检查方法：见表19-1-5。

表 19 − 1 − 5　腹部检查方法

方法	内容
视诊	①腹部外形，有无膨隆、凹陷。②呼吸运动。③胃肠型和蠕动波。④腹壁静脉、皮疹、色素、腹纹等
听诊	肠鸣音、血管杂音、摩擦音，搔刮试验
叩诊	腹部叩诊音；肝脏及胆囊，胃泡鼓音区及脾脏叩诊；移动性浊音；肋脊角叩击痛；膀胱叩诊
触诊	腹壁紧张度；压痛及反跳痛；脏器触诊；腹部肿块；液波震颤；振水音（清晨空腹或餐后 8 小时以上仍有振水音，提示幽门梗阻或胃扩张）

8. 泌尿生殖器

（1）男性生殖器：主要检查阴茎、阴囊、前列腺、精囊。

（2）女性生殖器：主要检查外生殖器（阴阜、大阴唇、小阴唇、阴蒂、阴道前庭）和内生殖器（阴道、子宫、输卵管、卵巢）。

9. 肛门与直肠

（1）检查体位：常用肘膝位、左侧卧位、仰卧位或截石位、蹲位。

（2）检查方法：见表 19 − 1 − 6。

表 19 − 1 − 6　肛门与直肠检查方法

方法	内容
视诊	有无肛门闭锁与狭窄、瘢痕与红肿、肛裂、痔、肛门直肠瘘、直肠脱垂
触诊	先检查肛门及括约肌的紧张度，再查肛管及直肠的内壁

10. 神经系统检查　①脑神经检查，包括嗅神经、视神经、动眼神经、滑车神经、展神经、三叉神经等。②运动功能检查，包括肌容积、肌力、肌张力、共济运动，有无不自主运动、舞蹈样运动。③感觉功能检查，包括浅感觉、深感觉、复合感觉。④神经反射检查，包括浅反射、深反射、病理反射和脑膜刺激征。

二、临床常用检验结果解读

1. 血液学检查正常参考区间　见表 19 − 1 − 7。

表 19 − 1 − 7　血液学检查正常参考区间

项目	正常参考区间				
	血红蛋白（Hb）	红细胞计数（RBC）	白细胞计数（WBC）	血小板计数（PLT）	红细胞沉降率（ESR）
成年男性	120~160g/L	$(4.5\text{~}5.5) \times 10^{12}$/L	$(4\text{~}10) \times 10^9$/L	$(100\text{~}300) \times 10^9$/L	0~15mm/h
成年女性	110~150g/L	$(3.5\text{~}5.0) \times 10^{12}$/L			0~20mm/h
新生儿	170~200g/L	$(6\text{~}7) \times 10^{12}$/L	$(15\text{~}20) \times 10^9$/L		
儿童			$(5\text{~}12) \times 10^9$/L		

2. 尿液检查

（1）尿量：成人尿量大于 2500m/d，称为多尿；少于 400ml/d 或少于 17ml/h，称为少尿；少于 100ml/d，称为无尿。

（2）尿蛋白：①生理性蛋白尿，多见于青少年。②病理性蛋白尿，包括肾小球性蛋白尿（可见于急性肾炎等）、肾小管性蛋白尿（可见于肾盂肾炎、间质性肾炎等）、混合性蛋白尿、组织性蛋白尿、溢出性蛋白尿（可见于溶血性贫血、挤压综合征）。

（3）尿糖：参考范围为阴性。当血糖浓度 >8.88mmol/L 时，尿液中开始出现葡萄糖，这时的血糖浓度称为肾糖阈。食入过量糖类、情绪激动可引起暂时性糖尿。糖尿病、甲状腺功能亢进症等可引起血糖过高性糖尿，慢性肾小球肾炎、肾病综合征等可引起血糖正常性糖尿。

（4）尿酮体：参考范围为阴性。糖尿病性酮尿、中毒性休克、急性胃肠炎伴严重脱水、严重呕吐、分娩后、严重高热、严重饥饿等尿中可出现酮体。

（5）显微镜检查

1）红细胞：离心尿液中红细胞数量增多，>3 个/HP，且外观无血色的尿液称为镜下血尿。

2）白细胞：主要用于尿路感染的诊断。如果尿液中白细胞数量增多，>5 个/HP，称为镜下脓尿。

3）上皮细胞：对泌尿系统疾病有定位诊断的价值。

4）管型：见表 19－1－8。

表 19－1－8　尿液管型

分型	临床意义
透明管型	①少量管型，可见于剧烈运动后及高热、心力衰竭。②大量管型，见于肾小球肾炎、肾病综合征、肾盂肾炎、恶性高血压等
颗粒管型	肾实质性病变伴有肾单位淤滞
红细胞管型	急性肾小球病变、肾小球出血
白细胞管型	肾脏感染性病变或免疫性反应
蜡样管型	肾单位长期阻塞、肾小管有严重病变，预后不良
脂肪管型	肾小管损伤、肾小管上皮细胞脂肪变性

5）结晶、细菌、真菌和寄生虫的检查。

3. 大便检查　见表 19－1－9。

表 19－1－9　大便检查

项目	内容
正常大便	为成形软便，呈黄褐色，有少量黏液，有便臭味；无红细胞，偶可见到白细胞；一般无食物残渣
量和次数	胃肠道、胰腺有炎症或功能紊乱时，排便次数和排便量增多

续表

项目	内容
性状	米泔样便可见于霍乱、副霍乱；鲜血便见于直肠癌、直肠息肉、肛裂等；脓血便见于细菌性痢疾、溃疡性结肠炎等；细条、扁片状便见于肠痉挛、直肠或肛门狭窄
颜色	白陶土色便可见于胆汁淤积性黄疸，或服用硫酸钡、金霉素等；柏油色便可见于上消化道出血，或服用铁剂、活性炭等；果酱色便可见于阿米巴痢疾、肠套叠等
寄生虫	肠道寄生虫感染时大便中可出现寄生虫
隐血试验	对消化道出血，特别是消化道肿瘤的诊断与鉴别诊断具有重要价值
显微镜检查	主要观察细胞和食物残渣、结晶、细菌、真菌、寄生虫及虫卵

4. 临床生化检查

（1）肝功能检查：酶学检查（谷丙转氨酶、谷草转氨酶等）、胆红素测定和蛋白质测定（血清总蛋白和白蛋白、球蛋白比值）。

（2）肾功能检查：血肌酐、血尿素氮、肾小球滤过率、血 β_2 – 微球蛋白、血尿酸测定等。

（3）血糖相关检查：空腹血糖、葡萄糖耐量试验、糖化血红蛋白测定、血清胰岛素检测和胰岛素释放试验、血清 C – 肽检测等。

（4）心肌酶检查：特异性高的有肌酸激酶同工酶、心肌肌钙蛋白（cTn）。心肌肌钙蛋白 T（cTnT）是诊断 AMI 的确定性标志物，心肌肌钙蛋白 I（cTnI）对诊断 AMI 与 cTnT 无显著性差异。

（5）淀粉酶检查：适应证：①急性胰腺炎的监测和排除（出现急性上腹部疼痛）。②慢性（复发性）胰腺炎。③胰管阻塞。④腹部不适、外科手术、食欲缺乏和食欲过盛等。⑤逆行胰胆管造影术（ERCP）后的随访。⑥腮腺炎（流行性、酒精中毒性）。

（6）血脂测定：包括血清总胆固醇、甘油三酯等。

（7）脂蛋白测定：包括高密度脂蛋白胆固醇、低密度脂蛋白胆固醇、血清载脂蛋白 A_1 及 B。

（8）血氨测定：见表 19 – 1 – 10。

表 19 – 1 – 10　血氨测定

项目	常见情况
生理性升高	过多高蛋白饮食和运动后
病理性升高	严重肝损害、尿毒症、上消化道大出血、肝外门脉系统分流形成
病理性降低	低蛋白饮食和严重贫血

（9）常用电解质检查：见表 19 – 1 – 11。

表 19 – 1 – 11　常用电解质检查

分类	正常参考区间/(mmol·L^{-1})	分类	正常参考区间/(mmol·L^{-1})
钾	3.5~5.5	钙	总钙为 2.25~2.75；钙离子为 1.02~1.60
钠	130~150	镁	0.6~1.4
氯	94~110	磷	0.97~1.62

（10）血气分析常用指标：见表 19 – 1 – 12。

表 19 – 1 – 12　血气分析常用指标

指标	临床意义
pH	参考范围为 7.35~7.45，可作为判断酸碱失调中机体代偿程度的重要指标。pH > 7.45 为碱血症，pH < 7.35 为酸血症
动脉血氧分压（PaO_2）	参考范围为 95~100mmHg。<60mmHg 提示有呼吸衰竭
动脉血二氧化碳分压（$PaCO_2$）	参考范围为 35~45mmHg，有助于判断呼吸衰竭类型与程度、酸碱失衡
动脉血氧饱和度（SaO_2）	参考范围为 95%~98%，可作为判断机体是否缺氧的一个指标
剩余碱（BE）	参考范围为（0±2.3）mmol/L，正值提示代谢性碱中毒，负值提示代谢性酸中毒

5. 临床免疫学检查

（1）病毒性肝炎标志物检查

1）甲型病毒性肝炎（甲肝）：抗 HAV – IgM 阳性是早期诊断甲肝的特异性指标。抗 HAV – IgG 阳性提示既往感染。

2）乙型病毒性肝炎（乙肝）：①HBsAg 阳性见于急性乙肝的潜伏期。②抗 – HBs 阳性提示机体有一定免疫力。③HBeAg 阳性表明处于活动期，传染性较强。④抗 – HBe 阳性表示乙肝病毒复制减少，传染性减低。⑤HBcAg 阳性，含量较多表示复制活跃，传染性强。

3）丙型病毒性肝炎（丙肝）：抗 – HCV IgM 主要用于早期诊断。抗 – HCV IgG 阳性表明已有 HCV 感染但不能作为感染的早期指标。

4）丁型病毒性肝炎（丁肝）：抗 – HDV IgG 阳性是诊断的可靠指标。抗 – HDV IgM 可用于早期诊断。

5）戊型病毒性肝炎（戊肝）：抗 – HEV IgM 可作为急性感染的诊断指标。恢复期抗 – HEV IgG 效价超过或等于急性期的 4 倍，提示有 HEV 新近感染。血清、胆汁和大便中的 HEV RNA 阳性，可诊断急性戊型肝炎。

（2）肿瘤标志物检查：常用的有甲胎蛋白（AFP）、癌胚抗原（CEA）、前列腺特异性抗原（PSA）等。

（3）其他常用指标：类风湿因子（RF）、抗链球菌溶血素"O"、C 反应蛋白、免疫球蛋白。

三、影像诊断技能

见表 19-1-13。

表 19-1-13 影像诊断技能

项目	常用方法	特点
X 线成像	普通检查（荧光透视、X 线摄影）、特殊检查（软 X 线摄影、X 线减影技术、体层容积成像）、X 线造影检查	①X 线图像是黑白灰度图像，在被照物体厚度相同的条件下，图像上的黑白灰度反映的是组织结构的密度差异，诊断描述时分别称之为低密度、中等密度和高密度。②当病变造成影像密度改变时，诊断描述时称之为密度升高或密度降低
计算机体层摄影（CT）	平扫、增强扫描、造影扫描、高分辨率 CT 扫描	①CT 作为一种无创性的影像学检查，整个检查过程非常快速，有一定的辐射损伤。②CT 图像具有较高的密度分辨力，CT 图像的密度能够进行量化评估。③CT 图像是断层图像，明显提高了病灶的检出率
超声成像	超声成像的主要类型有 A 型超声、B 型超声（二维超声）、M 型超声和 D 型超声（多普勒超声）	①无放射性损伤，检查的安全性高，检查便捷，易于操作。②能同时获取功能和形态学方面的信息，有利于病变的检出和诊断。③由于骨骼和肺、胃肠道内气体对入射超声的全反射，限制了这些部位超声检查的应用范围
磁共振成像（MRI）	平扫检查、特殊平扫检查、对比增强检查、磁共振血管成像、fMRI 检查等	①MRI 设备产生强磁场，需特别注意患者检查的安全性。②MRI 增强检查所用的含钆对比剂，肾功能严重受损者禁用。③MRI 是多参数成像，具有较高的软组织分辨力，可直接获得人体任何方向断面的图像，有利于病变的定位。MRI 血管成像为不需要对比剂、无射线辐射的无创性检查
核医学成像	单光子发射计算机体层显像（SPECT）和正电子发射体层显像（PET）	放射性核素成像技术具有灵敏度高、可定量等优点

四、临床操作技能

1. 内科 要求掌握系统查体和物理诊断、吸痰术、胸部 X 线读片、心电图机操作、书写心电图诊断报告、直肠指诊检查技术、临床常用检验正常值及临床意义。

2. 神经内科 要求掌握神经内科查体、头颅 CT 阅片。

3. 儿科 要求掌握小儿生长发育与评估、小儿查体方法、婴儿配奶方法、小儿用药特点和药物剂量计算方法。

4. 外科 要求掌握外科疾病的查体和物理诊断、无菌操作、小伤口清创缝合、各种伤口换药与拆线、体表肿物切除、浅表脓肿的切开引流、小夹板和石膏固定、疼痛封闭治疗、肛门指诊操作。

5. 妇产科 要求掌握围产期保健、围绝经期保健、计划生育。

6. 急诊科 要求掌握初级心肺复苏技术、电除颤术、简易呼吸器的使用；洗胃术操作方法及准备工作；创伤的包扎止血固定。

7. 眼科 要求掌握视力检查、检眼镜的使用及正常眼底的识别；眼冲洗治疗；外眼一般检查，结膜异物处理方法。

8. 耳鼻喉科　要求掌握外鼻、鼻腔、鼻窦、外耳、鼓膜及咽喉的检查方法；鼻镜、耳镜的使用方法。

9. 全科医疗服务技能　要求掌握健康档案的书写与使用、健康教育、家庭访视、规范管理高血压、规范管理糖尿病、管理家庭病床。

第二节　全科医疗服务技能

一、全科医疗接诊及病历书写技能

1. 全科医疗接诊技能　见表 19 – 2 – 1。

表 19 – 2 – 1　全科医疗接诊技能

应诊内容	①确认并处理现患问题。②对慢性病症和问题进行连续管理。③根据需要适时提供预防性照顾。④改善患者的就医和遵医行为
接诊技巧	①程序化沟通。②改善遵医行为

2. 全科医疗病历书写技能　病历书写基本要求：①内容真实，书写及时。②格式规范，项目完整。③表述准确，用词恰当。④字迹工整，签名清晰。⑤审阅严格，修改规范。⑥具有法律意识，尊重权利。

二、个体化患者教育技能

1. 患者个体化健康教育特点　①针对性强（不同问题/行为方式）。②个体化（性格、文化程度、信念等）。③目标设定基于需要与需求的评估。④教育内容，考虑优先顺序。

2. 临床医师做患者教育的基本原则　①患者对疾病的认识程度。②对健康教育内容所能掌握的程度。③对疾病有利及不利的习惯及行为。④患者想知道什么。⑤评价患者需要知道什么。⑥根据以上评价结果确定教育内容的优先顺序。⑦根据患者个体化的特点，选择教育方式。

三、随访和家访技能

1. 随访是由医师提出、患者认可的持续性观察，可以在诊室进行，亦可以在家中进行，先由医师与患者提前预约随访时间，随访频率依具体病情而定。

2. 如对自限性问题一般不需要十分正式的随访预约，医师通常告诫患者若过一段时间后仍未完全改善，或情况有任何重大变化，就应随诊。

3. 患有急重症问题的患者往往住院治疗，出院后应进行随访，实现管理的连续性。对慢性病患者的常规指导和周期性复查是良好临床管理的基础，从早期发现问题到治疗的任何阶段，随访中需做很多事情：验证诊断的正确性，回顾治疗是否得当，检查患者的遵医行为，预见和确认可能的并发症，评价患者在生理、心理、社会等各方面的功能状态，使之达到相对健康和生命质量的最佳状态。

四、社区调查和评估技能

1. 社区调查　全科医师通过社区调查，可以关心未就医的患者以及健康人的需求。

2. 社区需求评估　通过社会诊断、流行病学诊断与环境诊断等一系列手段，了解社区特点，社区人群的人口学特征，人群的生产、生活环境及其生活质量，了解影响社区居民健康问题的主要危险因素如吸烟、酗酒、肥胖、不运动、膳食不合理、生活和工作紧张度等，确定目标人群的主要健康问题。

五、社区常见疾病处理和管理技能

与专科医师在医院接诊的症状谱和疾病谱相比，全科医师在基层涉及的症状、疾病或健康问题通常具有以下特点，处理和管理上也有相应的方法（表 19 - 2 - 2）。

表 19 - 2 - 2　基层常见健康问题的特点及处理

特点	处理
广泛性	全科医师接触首次就诊患者遇到的临床问题常常是没有经过其他医师筛选的，临床评估诊断过程需要从整个医学范围内进行考虑
多维性	健康问题涉及生理、心理和社会适应等多个层面，由多种原因综合作用而致，知识、态度、信仰、情绪、行为、关系以及社会环境的相互作用，影响患者的患病体验。因而，全科医疗实践中更需要系统、整体的思维方式，这也增加了全科医疗中的复杂性
变异性	处于早期、未分化阶段的健康问题在全科医疗中十分常见，这可能是急性或重症疾病的早期表现，也可能是自限性、轻微的功能改变，这两种情况的鉴别诊断需要具备经过充分训练乃至娴熟的临床技能。处理尚未分化的疾病是全科医师应具备的核心能力之一
健康问题多于疾病	常见病、多发病多于少见病、罕见病，在基层门诊，疾病发生的概率与医院门诊是不同的。疾病患病率不同，预测值也就不同，因而诊断思维也有所不同
其他	诊断明确的慢性病或慢性病健康问题很常见，随着医学诊疗技术进步以及人口老龄化进程的加剧，慢性病共病即同时患有两种及两种以上的慢性疾病或健康问题的患者日益增多、需要采用系统整体论的方法进行推理和提供全人照顾